北大科学文化丛书

韩启德　主　编
张　藜　副主编

反弹琵琶

医学的现代性批判

Playing the Reverse Pipa:
Modernity Criticism of Medicine

王一方 ◎ 著

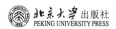

北京大学出版社
PEKING UNIVERSITY PRESS

图书在版编目（CIP）数据

反弹琵琶：医学的现代性批判 / 王一方著 . —北京：北京大学出版社，2024.1

（北大科学文化丛书）

ISBN 978-7-301-34464-4

Ⅰ . ①反… Ⅱ . ①王… Ⅲ . ①医学－人文科学－研究 Ⅳ . ① R-05

中国国家版本馆 CIP 数据核字（2023）第 180296 号

书　　　名	反弹琵琶：医学的现代性批判
	FANTAN PIPA：YIXUE DE XIANDAIXING PIPAN
著作责任者	王一方 著
责 任 编 辑	赵　维
标 准 书 号	ISBN 978-7-301-34464-4
出 版 发 行	北京大学出版社
地　　　址	北京市海淀区成府路 205 号　100871
网　　　址	http://www.pup.cn　　新浪微博 @ 北京大学出版社
电 子 邮 箱	编辑部 wsz@pup.cn　　总编室 zpup@pup.cn
电　　　话	邮购部 010-62752015　发行部 010-62750672
	编辑部 010-62707742
印 　刷　 者	北京中科印刷有限公司
经 　销　 者	新华书店
	710 毫米 × 1000 毫米　16 开本　23 印张　350 千字
	2024 年 1 月第 1 版　2024 年 1 月第 1 次印刷
定　　　价	99.00 元

目 录 ▶ CONTENTS

丛书序

韩启德

对于科学文化和科学精神的公议，可以上溯至"五四"时期，是在救亡图存、思想启蒙背景下对科学发展水平相对滞后的反躬自省。然而，为什么在科学发现和重大成果不断涌现，科技实力显著增强的当代中国，科学文化会再度成为一个众所瞩目的焦点话题？回顾近二十年来社会各界对于科学文化议题的广泛讨论，可以从中提炼出一个共识：新的时代背景下，当代中国科技发展仍然面临着诸多考验，而科学文化或许将成为破解困局的锁钥。

当前，重大原创性成果缺乏、高水平科技创新能力不足，这仍然是制约中国当前科技发展的"阿喀琉斯之踵"。如果说科学文化是孕育科学技术发展与创新的温润土壤，人们就不免要进一步追问，科学文化究竟是如何影响科学技术与社会发展的？我国当前的科学文化存在哪些短板？科技自立自强需要什么样的科学文化生态？如何培育和建设具备先进性的科学文化？

科学文化的经典范式常以西方文明为参照，然而面对百年未有之大变局，任何既有探索恐怕都无法成为适应未来的"标准答案"，人们期待更具多样性、普适性、共享性、创新性的融合方案。而对中国科学文化及其底色的反思，本质上是对科学文化的源头和价值的探求，对科学与文明、历史、社会、时空关系的重新审视，势必会帮助我们摒弃成见，破旧立新。全新形态的科学文化，必将带着世界眼光，以更加包容开放的姿态，卓然屹立于传统文化的沃土之上。

无论科学文化向何处发展，其中历久弥新、一以贯之的"道"，是科学先贤们追求真理、实事求是、理性质疑、勇于探索的科学精神。但这种精神只有不断映射到新一代科技工作者身上，并为社会公众所理解和认同，才能焕发生机。因此，科学文化建设必须以建立公众尊重科学、理解科学、推崇创新、包容失败的社会氛围为终极目标，这不仅是一个学理问题，更是一个实践问题。

坐而论道不如起而行之。为中国科学文化建设尽一份力，是我多年以来的夙愿。我所在的北京大学，从诞生之日起一直是中国科学文化建设的先锋旗手，那么今时今日的北大人更应责无旁贷地肩负起科学文化建设的历史使命。得益于北京大学校领导、中国科协领导在这一问题上的高瞻远瞩，2018 年 11 月，北大科学技术与医学史系暨中国科协—北京大学（联合）科学文化研究院正式落成。当时我提出了"六个一"，作为当前这所机构在科学文化建设领域的重点任务：建立一支较强的教学科研队伍，实施一项科学史研究工程——"北大理科百年史"，创办一个有广泛影响力的"科学文化论坛"，办好一份专注于科学文化研究的学术刊物，构建一个国内外学术交流合作的网络，编写一套具有北大特色的"科学文化丛书"。经过五年的艰苦摸索，其中的一些得以实现，一些尚在努力之中。

令人欣喜的是，作为这"六个一"中融合学理与实践的重要一环，由北大科学技术与医学史系暨中国科协—北京大学（联合）科学文化研究院同人共同参与的"北大科学文化丛书"即将问世。虽然这不是国内学界的首套"科学文化"类丛书，但我们仍然希望它在内容和体系上能有所创新：

1. 以史为鉴，注重交叉

科学文化研究有着极为宽阔的学术边界和丰富的研究主题，是一个历史学、哲学、社会学、传播学等领域共同关注的跨学科领域。为了彰显北大科学技术与医学史系暨中国科协——北京大学（联合）科学文化研究院的研究特色，本丛书将以科学技术史、医学史的研究为基础，从科学哲学、科学与社会、科学传播等多个研究维度深入，紧扣科学技术的文化哲学阐释、科学文化在各国工业革命与现代化进程中的地位与作用、科学文化的交流与传播等主题，以包容和多元的理念对人类科学文化进程予以理性的观察和评判，阐明科学文化的渊源、科学精神的演变以及科学家精神的发展。

2. 多级体系，互为支撑

为了回应科学文化研究领域丰富的内涵与纵深，本丛书将包含若干在著者、选题、体例等方面都有所差异的子系列，以求更加系统、完整地反映科学文化领域的动态发展：

论著系列，以北大科技医史系暨科学文化研究院优秀学者的学术成果为主体，力求呈现中国科学文化领域的经典研究；

译著系列，对全球范围内科学史、科学文化研究与传播的优秀成果进行译介，为我国科学文化研究与建设提供更多可资借鉴的学术资源；

青年文库，以科学文化研究领域青年学者的成果为主体，反映该领域的最新关切，促进研究力量的成长与培育；

北大理科史系列，围绕"北大理科与中国现当代科学文化发展"这一主题，通过史料结集、口述资料摘编、北大课程实录等方式，呈现北大在中国科学文化建设中所发挥的独特作用。

3. 知行合一，彰显特色

本丛书希望立足中国实践和中国语境，对诸如"科学的本质""科学探索与发现的文化机制""科学文化与社会文化之间的互动"等经典议题进行具有时代性、地域性、实践性的多重反思，探索出一条具有中国特色的科学文化研究路径。更宏远的目标则希望以理论研究助推文化实践，充分回应现实问题，有的放矢地为科学文化建设提供具备操作性的意见与方法。

科学文化是一个综合性、跨学科的研究领域，科学文化建设更需要一心同归、八方勠力。可以预见的是，随着科学文化日益成为一个全球性的共同话题，在学术研究、科学教育、科学传播等诸多层面上，对于相关研究著作、优质课程、科普读本的需求将越来越大。有鉴于此，本着野人献曝的初衷，我们希望通过这套丛书将北京大学对于科学文化的一点思考与探索奉献给学界，唤起同人的关注和讨论，为推动我国科学文化建设、促进科学文化的公众传播略尽绵力。

自序：忒修斯之船与挪亚方舟

忒修斯之船，也称为忒修斯悖论，是公元 1 世纪普鲁塔克提出的古老命题。他设想这艘船上的木板在逐年的大修中陆续被替换，直到所有的木板被换过 N 遍，再也不是原来的木板，那么这还是原来的那艘船吗？联想到人体内的新陈代谢，远比船板更新快，细胞、组织的更新必然带来器官功能的演化、衰退，整个人体也在逐渐强盛或衰老，壮年、暮年逼近，青春不再，如同一首歌所唱，"再过 20 年，我们来相会"，你还是你，我还是我吗？倘若有一天，克隆技术、智能机器人技术越过伦理藩篱，闯入寻常生活，不死的"我"，不老的"我们"，活法完全沦为算法，人生意义大相径庭，那就不再只是本体意识的困惑了，而是医学价值、生命意义的危机。由此看来，医学价值的反思绝不是哲学意义上的"无事生非"，而是医学正遭遇现代性的真实"悬崖"。无疑，医学需要绝壁攀岩，也需要安身立命，回应"我是谁"的终极诉求。

联想到中国古代智者对于船舶的哲思，他们就不曾在船板上做文章，而是思考激流中的水—船—人—物的关系。一个"刻舟求剑"的寓言让人心生以变治变的处世哲学，凡事都不可拘泥于时空刻度，而要在流变中求规律。"水能载舟，亦能覆舟"的辩证思维更是揭示了世间万物的荣辱清浊、升降开阖，一半是夏花之绚烂，一半是秋叶之凋零，所谓"是非成败转头空"，只感叹"滚滚长江东逝水，浪花淘尽英雄"。无疑，历史才是最好的批评家，所谓"知兴替"。不过，我们不能将所有批评的任务都推给历史，当下的批评也很紧迫，本书就是一次将批评的火辣镜头拉近到当代医学的尝试。

历史仿佛有着某种自觉，让批评与建设、建构与解构，保持着适度的张力，一旦技术的霞光四射时，批评的猫头鹰就会起飞。追溯"技术批判"的文化流脉，不能忘却的人是200多年前的青涩少女玛丽·雪莱（Mary Shelley），19岁的她以一部名为《弗兰肯斯坦》的科幻小说告诫世人，科学家不可以僭越，不可以去充当上帝，不然将接受惩罚。随后，阿道司·赫胥黎（Aldous Huxleg）在《美丽新世界》中又一次忠告我们，与幸福不相容的事情不只是艺术，还有科学。科学是危险的，我们必须非常小心地给它套上笼头和缰绳。近50年间，越来越多的科学幻想成为现实。弗兰克·赫伯特（Frank Herbert）在科幻小说《沙丘》中描述了一种叫"美兰极"（Melange）的香料，它不仅可以延长生命，增加智慧，提高活力，还具备一种超感能力。如今人们似乎找到了仙药"美兰极"，纷至沓来的生命新技术和医疗新奇迹让人眼花缭乱，婴儿可以设计了，基因可以编辑了，大脑可以移植了，病残器官可以3D打印替换了，治疗可以精准（靶向）了，濒死可以冷冻了（来日复活），不病、不老、不死的生命图景似乎越来越清晰，目标越来越接近……这一切却扰得哲人们坐不住了，纷纷跳出技术的逻辑，从生命哲学角度质疑：生命技术提速的前景是美妙新世界，还是深渊险壑？

与早期技术批判文化不同的是，科学营垒里杀出一批反叛者，聪睿过人的斯蒂芬·霍金曾经警告：科技是人类的威胁。刘易斯·芒福德（Lewis Mumford）《技术与文明》也曾警示：我们处在人类历史的关键节点，这既是一个非常危险的境地，也是一道充满新希望的门槛，更新生命的使命降临在我们肩上，非常沉重。他的基本判断是：如果放任造成当下社会文明解体的机械文化的刚性特征和甘于受控、逆来顺受的惯性持续下去，最终会造成有机生命的价值基石彻底动摇。耶鲁大学的温德尔·瓦拉赫（Wendell Wallach）在《科技失控》一书中对基因工程、转基因等掌控人类遗传密码的技术，超越生命极限（长生不死）的努力，以及赛博器官（人工智能器官）、赛博人类（半机器人）的命运表示了极大的担忧，提醒人们要从伦理、法律、公共政策等多方面严密监控高新生物可能带来的技术风险，具体的路径是社会的知情决策和共同体的知情审议，使得技术发展的速度始终处于人类可掌控能力的范围之内，尤其是在技术提速（加速度）的转折点上。

为历史做注解的大多数依然是思想家，弗朗西斯·福山（Francis Fukuyama）在《我们的后人类未来》一书中，将其历史终结论拴扣在科技疯狂的战车上，告诫人类"除非科学终结，否则历史不会终结"，并进一步警示世人"生物技术会让人类失去人性……但我们却丝毫没有意识到我们失去了多么有价值的东西"。哈佛大学的名嘴迈克尔·桑德尔（Michael Sandel）在其题为《反对完美》的系列演讲中直接对基因改造、定制婴儿、生化药物创造体育奇迹开火，睿智地向社会发出预警。吕克·费希（Luc Ferry）更是在其新作《超人类革命》中，勾勒了"生物进步主义"（他眼中的"超人类主义者"）与"生物保守主义"的对垒形势。这位曾经做过法国教育部长的哲学家，一方面也质疑医学的目的究竟是改善还是增强，人类是否应该敌视衰老与死亡；但另一方面也相信那些热爱生命的人，以及所有害怕死亡的人，一定会像接纳优步（共享汽车）软件一样热衷并推进这场超人类革命。好一幅"天要下雨，人类要革命"的图景。在他看来，强化监管是苍白的，矫正价值选择的坐标才是正道。

这个坐标的原点在哪里？难道生命认知与干预就没有边界，医学就没有罩门？人文学者们大多信奉历史的"后视镜"里可以洞悉未来，后视镜与未来表面似乎不搭界，但熟练的驾驶员们都知道，正是因为后视镜帮人积累了人车关系的镜像距离感（车感），驾驶员才能妥善规避前方风险（或减速，或绕开）。历史的后视镜则建构了人与自然的基本关系准则，这份基线认知帮助人类在遭遇"革命""奇点"时保持一份清醒，建立规避人类演进过程中战略性风险的洞察力。就如同航母上既需要起飞时的弹射器，也需要降落时的拦阻绳。孙悟空神力无边，紧箍咒是它的罩门，现代医学千帆竞发，也需要有一道哲学罩门。

说起批评营生，主题与尺度、格局与工具、能力与坐标是要优先解决的问题，还有批评的见识与洞察——一方面是鉴定真问题的能力，另一方面是分析与批评、论证的能力，从而拨云见日。无疑，批评是当代学者的基本功，通过解构、反思来抵达更大格局、更高品质和更合理（合伦理性，即人类福祉诉求最大化）方向的建构，因此，它是更高层次的学术忠诚与奉献。

中国智者喜欢"放眼量风物"，如果让他们对忒修斯之船进行考察，其眼睛不会只盯着每一块船板，忽视龙骨结构、材料、动力、导航系统，而是有系统思维。如今，再也不是"听惯了艄公的号子""看惯了点点白帆"，木质船舶早已被钢筋铁骨的现代舰船所替代，纤夫与风帆做动力的田园诗般的航运格局早已不复存在，代之以机械动力、核动力和全球定位系统，这样才能适应远洋航行的需要。现代"飞船"概念的诞生，更让船舶脱离水的依托，腾跃进入太空，成为星际旅行的载体，哪还是那条忒修斯之船？

对医学的批评也一样，不能只考察知识单元的延续和先进技术的加持，更要关注其哲学基石的嬗变与价值体系的解构和建构，哲学审视本质上是一种战略透析、趋势之辨。因此，本书展开了对于健康、医学、医院、生死母题的拷问和思想史的观照，同时借鉴医学大师的洞察力，希望缘此开启生命母题的思辨之旅，透过哲学隐喻打通古今生命智慧的割断，为返本开新创造契机，夯实平台。在中国，叙事医学就是返本开新的"周到"范例。在《大学》中，"意诚—心正"与"格物—致知"是一体两面，情本位的传统医学总是强调"通情—达理""合情—合理""情—理交融"。然而，科学技术的长足进步，令"意诚—心正"与"格物—致知"有了裂痕，也导致医患关系出现鸿沟。尽管现代语码的叙事医学解释体系并未凸显"共情"与"情本位"的理论联结，但本土化的叙事医学实践无法回避社会—文化—心理的投射。

最后一刻，让我们重新潜入寓言，告别忒修斯之船，登上挪亚方舟——这艘由挪亚奉命建造的圣船是人类的终极避难所，是生命获救、重生的象征，肩负着拯救苦难的宏伟使命。人们毫不吝啬地将医学、医院喻为"挪亚方舟"，谁承想，有一天忒修斯的修船师也登上这艘船，可能的境遇是，他发现挪亚方舟有一些船板没有及时更换而分明是一艘漏船。他还将这个警讯告知了船长，这还了得！满怀希望的被拯救者开始躁动起来，一种可能是，忒修斯的修船师被赶下船去……

哲学叩问

医学的哲学隐喻

哲学是高深的学问，常常跟思辨、形而上学联系在一起，不曾告别抽象的理论诠释。其实，抽象的意识、观念大多源自生命的意象、想象，很自然就跟日常的生活叙事有不解之缘。爱智传统本就是对智慧故事与隐喻的传承。在医学演进的长河中，饱含着历史叙事、生死苦难的文学叙事、生命伦理叙事，但生死、疾苦、救疗的哲学叙事何在？需要悉心去寻索。其实，医学、生命的哲学叙事就隐含在历史、生死苦难的文学叙事及生命伦理叙事之中，但并非全部的叙事内容，只有那些能抽离出二阶的哲学思辨和价值叩问的各类叙事才可归于哲学叙事。由于哲学叙事兼具哲理启示与文学感染的双重魅力，因而对人们心灵具有更强烈的震撼，使人有更通透的开悟、更持久的回味。

中国古代思想史家们都喜欢用寓言故事为意象，映射出哲学的意涵与隐喻，大家熟悉的成语故事很多都富含生命的哲理。譬如《左传·成公十年》中的"病入膏肓"，膏肓之间是绝对空间，那是一个无法抵达的境遇，喻示医学存在着永恒的盲点，无法抵达全知、全能、全善之境，一切试图跨越这个不确定性边界，抵达膏肓彼岸的人（医生）都是痴妄之徒。《山海经》中的"混沌之死"，面目混沌恰是其生存的本相，当混沌被西王母一厢情愿地改造得眉目清秀便是它的末日，隐喻生命存在着永恒的不确定性，不可归结于实证主义路径的绝对真相，不确定性、偶然性、偶在性的消灭恰恰催生出生命的末日。《庄子·养生主》中的"庖丁解牛"，以解牛为业的庖丁手中那把刀用了十年，仍然跟新刀一样，缘于他善于用刀，从不以刀刃去硬劈骨头，而是穿行于骨节之间，喻示生命中有许多风险，只有规避那些林林总总的生存风险，才能游刃于无刃之间，无伤真气元神，长生久视。陶渊明笔下的《桃花源记》，樵夫穿越的秦人洞分明是一条生死隧道，洞外的桃花源分明就是奈何桥外的极乐世界，在那一方净土上，不仅生命空间得以转换，时间、身份也全都丢失，隐喻生命轮回，遁入另一个更美妙的世界，死亡不足惧，甚至还有些可爱。《长阿含经》卷十九中的"盲人摸象"则隐喻人们在自然面前，认知总是相对局限的，无法包罗全貌，碎片化的认知视野只会让人做出以偏概全的判断。

在医学的现代性批判语境中，许多深刻的哲理与隐喻都由哲学叙事来铺陈，在此列举几则，作为思维的示范。

1. 古希腊神话中的"医神之死"（救死扶伤与起死回生间有一道不可逾越的深壕）

古希腊人创造了丰富的神祇体系，诸神诞生，才有百业传承。医有医神，他是阿斯克勒皮俄斯——太阳神阿波罗和宁芙仙子科罗妮丝的儿子，健康女神则是美丽的少女海吉娅。阿斯克勒皮俄斯的经典形象是手执蛇杖，目含神圣，从容而淡定地迎击人类疾苦。古往今来，医界都将蛇绕木杖作为职业的象征。海吉娅则手持装有蛇的银碗，身旁环绕象征吉祥平安的橄榄枝。相传，海吉娅是医神阿斯克勒皮俄斯的女儿，因此她才沿袭了蛇的图腾。阿斯克勒皮俄斯操蛇杖救死扶伤，几乎抵达起死回生的境界。谁曾料想，其精湛医术引起众神之王宙斯的忧虑，宙斯担心起死回生术越位，改变人类生死格局，便雷霆处死阿斯克勒皮俄斯。阿斯克勒皮俄斯之死告诫我们，医生是人不是神，神尚且如此，何况非神的医者。尽管我们付以百倍的努力，仍然无法企及决生死的高度，因为在救死扶伤与起死回生之间有一道不可逾越的深壑。所谓"道高一尺，魔高一丈"，不可狂妄，也不可狂玩。虽有一往情深，难逃万般无奈；没有生机无限，只有危机重重。苦难、生死都是人类宿命，无法逾越。那些试图踏平苦难、消灭疾病、征服死亡、永远健康的乌托邦念头还是趁早放弃为妙。

2. 柏拉图的"洞穴囚徒"（虽置身现场，却不知道真相）

在《理想国》第七章中，柏拉图构筑了一个永恒的洞穴。人一生下来就犹如囚徒，被锁在这个洞穴里，手脚被（固有观念、意识、习俗）捆绑着，躯体与头颅都不能自主动弹。他们的眼前是洞壁，背后是舞台，舞台背后是篝火，火光将舞台上的表演映射在洞壁上。身在现场的囚徒便以为他们看到的影像是绝对真实的，其实，那只是影子，与幻觉无异。柏拉图要告诉我们的是"可见的不可见性"，没有绝对真相，即使你在现场；真相在火光、映射、影像中早已丢失，我们捕捉到只是光影，是被建构的镜像关系，是真如，而非客观的真相或本相。在当代，思想家苏珊·桑塔格（Susan Sontag）复活了柏拉图的"洞穴囚徒"隐喻，告诫人们不必迷恋影像空间里的真实。具体到医学界，不应该陶醉于那"并非真实本身而仅仅是真实影像"的虚拟世界，警惕"拍片"是对这个世界真相的篡改，此像非彼相，有影像未必有真相。摄影"既是核实经验的一种方式，也是拒绝经验的一种方式"，"既是一种虚假在场，也是不在现场的标志"。临床诊疗中，遭遇痛苦（体验）是一回事，向拍摄下来的痛苦影像讨生活（工作）是另一回事。影像泛滥会造成医者心灵的"钝化效应"，对苦难的关注度、敏感度会下降，同情、共情能力下降，道德麻木，技术化生存与道德异乡人体验纠缠的结果是人性的迷失。

3. 哈里·柯林斯与特弗雷·平奇的《勾勒姆医生》(审视那些被异化的创造物)

勾勒姆（Golem）是犹太神话中亚圣用黏土和水制成的有生命的个体，它的实际操作技能比人类强，但它无法控制自己；医学也是一个由人类智慧建构的勾勒姆，它的错误应该由人类来买单。面对生命本身的多样性、复杂性、不确定性和偶然性，医学这个"勾勒姆"可能因为自我（技术）惯性或狂妄、莽撞而产生异化，继而给人类带来不测。由此，作者哈里·柯林斯（Harry Collins）和特弗雷·平奇（Trevor Pinch）牵引出医学目的与价值分野的争论：作为科学价值诉求的医学讲究真理性，作为救助手段价值诉求的医学讲究实用性，医学究竟是一门以群体利益、长远成功率为重的纯科学，还是一门以个人利益、短期效益为上的救助手段？两者不可通约，发生冲突时如何平衡？由于"勾勒姆"的隐喻对医学界而言比较陌生，需要进一步的诠释，因此，作者不厌其烦，以安慰剂效应、江湖医生得宠、扁桃体诊疗、替代医学、雅皮士流感和纤维肌痛等有争议的疾病来认知、对抗死亡：心肺复苏术（CPR）的无奈、艾滋病激进主义分子的权益、疫苗接种与父母的权利等案例，从社会建构的维度揭示了医学作为纯粹科学、乐观技术的荒诞性，也向人们展示了哲学叙事的路径与修辞空间。

4. 玛丽·雪莱的《弗兰肯斯坦》(医生不能够也不应该充当上帝)

《弗兰肯斯坦》是 19 世纪初叶在英国流行的一部科幻小说，也是一部惊悚小说，作者是当时年仅 23 岁的玛丽·雪莱，她是诗人雪莱的第二任妻子。故事里的男主和怪物都叫弗兰肯斯坦，男主是一位聪慧而自负的医学家，他脱离科学共同体的伦理原则和监督，凭着强烈的探索欲与创新冲动，通过盗墓获得优秀的局部器官（教授的大脑、铁匠的骨骼和肌肉），拼接出一个有生命的同名怪物，成为生命制造意义上的"父亲"。后来这个怪物作怪，祸及男主自身及其家人、同学，高智商的他还嫁祸于人。最后，弗兰肯斯坦本人和怪物产生了仇恨，相生相杀，二者都死于这场创新的游戏，"弗兰肯斯坦"也成为疯狂、邪恶的科学家（医学家）的代名词。深究起来，这场危机绝不是技术创新和生命管理危机，而是对人性迷乱、技术疯狂的节制与拷问。弗兰肯斯坦的悲剧给科学共同体留下三个巨大的问号：一是人类能否轻率地启动人造人的技术进程？二是为什么高新技术不仅可以造福人类，也可能祸害人类，技术双刃剑锋利的刀刃如何接受伦理刀鞘的约束？科学家能否扮演或充当上帝？如果科学家僭越自然秩序，撕去生命的神圣面纱，抛弃敬畏之心，去充当上帝的角色，就必然要承受这个世界赋予的道义秩序责任。如今，器官移植在技术上已经没有多少瓶颈约束，能够发生的技术创新就应该发生、必然发生吗？再生医学、基因编辑能实现人类功能的增强，脑移植可以创造奇迹，低温技术追求死后复活，种种诱惑正在考验着医学界的道德智商。非不能也，实不敢妄为也。

5. 卢瑞亚的《老虎机与破试管》(医学大量吞噬金钱，只绘出支离破碎的生命图景)

《老虎机与破试管》是 1969 年诺贝尔生物医学奖得主萨尔瓦多·卢里瑞（Salvador Luria）的自传，他以其一生的微观研究洞察、彻悟出一个道理，那就是医学界的技术竞赛如同往老虎机里塞角子，消耗大量的社会资源，结果如何？只不过在还原论的光环下造就了一支"破试管"，即医学研究吞噬大量金钱，却只绘出一幅支离破碎的生命图景。在实验研究如日中天的黄金时代敢于剑指还原论的研究纲领，需要学术勇气，更需要理论洞察力和穿透力。不过如何逃离还原论的羁绊而实现范式突围，作者并没有给出合理的建议和解决方案。即使如此，已然十分难能可贵，要知道还原论背后强大的理论支撑是实证主义、证据主义、客观主义、机械论、对象化、数据化，在基因组学、蛋白组学、细胞组学、循证医学、大数据研究风行一时并构成巨大惯性的当下，卢瑞亚的哲学隐喻实在是一副难得的清醒剂，要真正悟透卢瑞亚命题的价值启示还需要时日。

6. 卢森伯格"来自陌生人的照护"（"越需要，越撤离"的病中情感支持）

哈佛大学医学史与医学社会学教授查尔斯·卢森伯格（Charles Rosenberg）曾告诉大家，医学本质上是"来自陌生人的照护"，凭着一张小小的挂号单，医生成为病人个人生活的"闯入者"。为了医疗和保健的目的，患者要将个人的秘密告诉医生，让医生观看、触摸私密部位，甚至冒着巨大的风险去迎击伤害性药物与手术的干预，而他们对医生的德行技艺却知之甚少。为什么人们在健康时，生活在适意、恬静的家庭氛围中，尽情地享受着亲人的眷顾与温情，而病魔缠身时，却要暂别亲情的环绕，被迫进入"陌生"的环境，去向"陌生人"倾诉，并接受"陌生人"的救助与照顾？在各个悖论中，医护人员如何面对这种疾速建立的亲善关系，如何共情，才能与患者缔结情感共同体、道德共同体、价值共同体、命运共同体？这是横亘在当下紧张的医患关系，从失信语境到信任重建，以及未来民主化的医学格局前的一道难题。

7. 战场伦理的异数：给重伤的战友补一枪（不是哗变，不是伤害，而是成全）

这是伦理原则的一次战场畸变。战场上，奋力杀戮敌人、牺牲自我的自杀性袭击都会得到鼓励，牺牲者通常被尊为战斗英雄，获得军功，并通过国家公祭活动得到哀荣。但枪口绝对不能对准自己的战友。什么时候可以例外？只有基于战友尊严的他杀、自杀与协助自杀才被默许。譬如部队奉命转移时，通常要处置那些丧失了战斗力且无法转运的重伤员，这一行动会得到本人的认可甚至恳求："兄弟，给我补一枪吧!"战地指挥官也会即时认可或默许，这里没有内讧，更没有叛乱或哗变，而是内部协商和深情依恋下的自裁。大家都深知伤员死在自己的阵地上远比死在敌人的残忍折磨下更舒坦，此时，执行（补枪）者也通常是其战友。他们开枪时一般不会有罪恶感，反而认为是在成全友人。由此类推，当癌症晚期患者经受巨大的痛苦煎熬，且现有的医疗水准无力阻止病情恶化、无法解除身心痛苦的折磨，死亡才是唯一的解脱之途时，医护能否应患者或家属的请求提供慈善助死服务？如果战场伦理在一般医护中得到论证与认可，也就消解了医者救助危难的"单行道"思维和行为，软化了其永不言弃的立场。此事关涉医者的尊严与价值，也牵系他们的伦理底线与情感跌宕。没有医生与护士会否定临床行为的价值，深陷技术主义泥沼的人们有一千条理由为自己辩护，诸如：医者救死扶伤是天职；百分之一的希望，百分之百的努力；积极抢救原则指导下的心肺复苏（CPR）是本分，尊重患者意愿的不选择积极抢救（DNR）是"大逆不道"；认定一切死亡都是病魔作乱的非正常死亡，都有抢救的空间，都应该借助技术的力量予以抵抗和阻断；没有圆寂，没有寿终正寝，唯有高技术抗争。救过来，皆大欢喜；救治失败，无限遗憾。而人财两空的局面更是令人无法接纳与平衡，或者造就了技术支持下生存的植物人状态。欲生不能，欲死不甘，而病人的家人与社会投入巨大。医学总是在无限危机与有限治疗、生之诱惑与死之宿命、生命（神圣）无价和医疗有价之间荡秋千，英勇的医者不必像战士一样战斗到最后一颗子弹，而要像将军一样，既要与死神决战，也要与死神讲和。

8. 五味太郎的"鳄鱼与牙医"与孙思邈的"虎撑"寓言（奋不顾身与奋而顾身）

五味太郎创作的一本儿童绘本《鳄鱼怕怕，牙医怕怕》，讲述了鳄鱼看牙医的故事。鳄鱼犯了牙病，准备去牙科诊所看医生。它出发前踌躇再三，知道牙科诊所里全是各种刀叉钻磨的"五金器械"，牙医们都是"钳工"，在牙齿上舞刀弄钻，想起来就很痛苦，本来就牙疼，再去接受治疗岂不更痛？此时，在牙科诊所值班的大夫听闻鳄鱼要来看牙，也惊出了一身冷汗：那鳄鱼一口凶悍的牙齿，在治疗时它一不小心合上牙床咬下去，两个胳膊就完蛋了。于是双方都陷入恐惧之中。这一天终于到来，双方各自怀揣着恐惧和不安在诊室里相遇，怎么办？好好沟通，解除因不信任而产生的恐惧感，然后再进入诊疗环节。当然，绘本的本意是劝慰小朋友要好好刷牙，不要等到看牙时再后悔，然而，身处医患紧张关系中的医生、护士则从五味太郎的叙述中，读出医患"双恐惧"的隐喻。正是这份恐惧与不安让现代社会陷入两难。对于患者来说，医疗获益、风险、代价总是交互纠结，不可两全；对于医者来说，是奋不顾身，还是奋而顾身？

孙思邈的"虎撑"隐喻为这一困局提供了解决之道。孙思邈（581—682），隋唐京兆华原（今陕西铜川）人氏，技术精湛、医德高尚，被后世尊称为"药王"。传说当年孙思邈进山采药，回家途中被一只斑斓猛虎拦住了去路。惊恐之余，药王发现它眼里并无凶光，只是趴在地上，张着大嘴，默默地望着他，像是有所乞求。孙思邈壮起胆子上前端详。原来，那老虎的咽喉处被一块骨头卡住了，咽之不下，吐之不出，疼得它浑身直抖。药王欲伸手帮它拔出，但担心拔出时老虎一闭嘴，咬住自己的胳膊。正在为难之时，他猛一抬头，看到扁担上拴有两个铜环。孙思邈急忙取下一个放入老虎口中，将血盆大口牢牢地撑住，然后一只手从环里伸进虎口，迅速地将骨头拔出，并涂抹上止痛生肌的药膏，救了老虎一命。很长一段时间里，每每药王上山采药，这只老虎都默默跟随，暗中保护它的恩人。后来，人们把铜环制成手铃状，称之为"虎撑"，它也演变成游方郎中（串雅）的道具。他们身背药囊，走街串巷，问疾治病，却从不吆喝，而是手持虎撑，边走边摇，街坊邻居听闻铃声就知道看病卖药的郎中来了。在今天看来，"虎撑"撑起的是医患之间的信任，患者不再担心自己的病无人治，医生也不再担心自己在治疗中受到伤害。这个寓言告诉我们，医者要创造条件为患者解除痛苦，同时也要有效地规避风险，奋而顾身比奋不顾身更明智；同时也昭告社会，作为野兽的老虎尚知感恩，何况作为万物之灵的人类呢？

毫无疑问，哲学叙事是一副有穿透力的思想眼镜，有了这副眼镜，人们就可在医学文献和文书的书写中不断地捕捉有意思、有意蕴、有意义的哲思颗粒，帮助医者、患者彻悟生命的真谛、医学的本质、疾苦与死亡的意义。

近年新创立的叙事医学为哲学叙事提供了更加开阔的思维空间与写作平台，平行病历的书写为临床哲学叙事开启了全新的通道。倾诉与倾听、共情与反思、圆桌讨论与认知豁达，叙事医学要抵达的不仅是医患之间同甘共苦、同病相怜、感同身受、换位思考，继而实现共同决策，还要挖掘医患之间不同境遇的"主客间性"。临床思维并非基于绝对的客观与对象化的客体，而是穿越患者主观、主体体验与意向的医者客观、客体认知，医患之间由情感—道德—命运共同体达成和谐共荣；同时要考虑"伦理性"，医者的无伤害性、获益性、公平性、自主性的伦理承诺常常是不充分的，存在着极大的相对性，可能人财两空，因此，叙事医学中的伦理叙事超越是—非、真—伪，抵达尊—卑、善—恶、荣—辱、高—下、清—浊，赋予医学生活以道德价值；也要考虑"时间性"，医者的救治（技术）时间与患者的苦难体验（折磨）时间、家属的等候（煎熬）时间无法共用一个时钟，医患救治速度认知的分歧常常源自这个时差；还要考虑"空间性"，医者常常执着于形态—功能—代谢的生理、病理空间（物理空间）与心理空间，而患方则盘桓于亲人苦熬别离的情感空间、记忆空间、灵性空间，不可通约。医患世界的分野与对话可能通过哲学叙事获得新的认知与解读，由此来对冲、软化单边思维的客观主义、证据主义，以及单向度的技术主义。因此，叙事医学的诞生不只是医学叙事意识的觉醒、能力的倍增，还致力于文学情怀、人类学路径、哲学洞识的融合，以及思维境界的提升，为临床医生开启哲思之旅、思辨之窗，推动临床医学的转身：研究者从客观性到主体间性，临床医生从价值中立到参与、对话和体验、移情，医学思维从一元到多元（全人），临床实践从事实描述、证据采集到疾病意义的诠释、建构，现代医学从追求科学、崇尚技术到彰显人文、表达人性。

很有趣，《叙事医学：尊重疾病的故事》一书中，丽塔·卡伦（Rita Charon）曾经就自己的名字做了一次哲学叙事的尝试。她询问自己同为医生的父亲，为何姓氏里有一个"Charon"，老父亲深沉地告诉她，Charon 的本意是"冥河摆渡人"。传说生死之间有一条冥河，医生家族的子弟就是穿行于这条河流的摆渡人。摆渡人的工作不是绝地反击，也不是逢凶化吉，而是深情地陪伴、呵护、见证，它将给病人带去魔法般的欣慰，让病人在陪伴中与死亡和解，陪伴者也可发现生命的意义。一位好医生并非能够彻底击退疾病和死亡，而是能够帮助病人面对疾病与死亡威胁却仍然感知到恩宠与充满勇气。绝症病人最绝望的事不是疾病本身，也不是病痛本身，而是极为强烈的被抛弃感，这让他们感到无比痛苦……丽塔·卡伦从父亲的叙事中发现了自身的使命，开创了叙事医学这一新学科。

医学的真谛与哲学求解

何为医学的真谛？简而言之，医学的真谛就是对医学内涵超越时空的本质性把握或驾驭，医学的本质特征就是学科的杂合性与复杂性。中医先贤有"医者易也"（变化的学问）、"医者意也"（思辨的学说）、"医者艺也"（艺术化的技术）之说。近代医学大师威廉·奥斯勒（William Osler）《生活之道》认为，医学是不确定的科学与可能性的艺术，由此标定了医学与经典科学的差异性。大凡科学都追求并捕获自然的确定性，驯服偶然性，但医学却似乎无法抵达这一彼岸。尤其是临床医学，具有类同于艺术创作的无限可能性。E. L. 特鲁多（E. L. Trudeau）将自己对医学的本质思考刻在墓碑上："有时去治愈，常常去帮助，总是去抚慰。"从而谆谆告诫医者在临床中不仅要明是非，还要知敬畏，疗愈只是小概率事件，陪伴、见证、抚慰、安顿才是大概率事件，照顾比救治重要。昔日征服传染病进程的霞光未必能在老龄社会慢病重疾的救助境遇中重现，未来的日子里依然会遭遇无力、无奈的尴尬，依然要知进退收放。

现代医学思想家佩里格里诺（Edmund D. Peilegrino）认为医学本质上是二元互治的，既是科学之途，也是人文之径，而且是科学中最人文、人文中最科学的学科。但技术与人文的关系却很难协调好：它们像是两只翅膀的平衡，一只翅膀飞不高；也像是左右手的关系，两手都要硬，如今人们总是一手硬一手软；又如两条腿走路，应该先左脚后右脚，不能只迈左脚不迈右脚，但如今技术与人文的关系却如醉汉的步态，一脚高一脚低，一脚深一脚浅，亟待修正。在佩里格里诺那里，人文也不是抽象的情怀，而是一份对人类苦难不可遏制的关注、关切与关怀，因为患者是怀揣一串心事来求助的弱者、伤残者，还可能是失能者、失智者、失落者、失意者、失败者，他们的每一份诉求都是苦难中的需求。医者心中永远有智慧与德慧权重的纠结，有良心、良知、良能的拷问，而新知未必是良知，名医未必是良医，能人未必是善人。医疗（手术）是良心活，这个指标该不该查，这个手术该不该做，这个钱（红包）该不该收，这些不能仅靠制度约束，必须有一口生命甘泉不息地流淌着德性，洗涤心灵，规范言行。

叙事医学的创始人丽塔·卡伦认定患者有强烈的个体性、独特性，每一位患者都是唯一，因果偶然性（因缘、宿命）常常超越因果必然性。同时医疗活动有着鲜明的时间性、伦理性，医患之间在救治的时间节点、临床获益、风险判定标准上截然不同，因此，医者不仅要关注生命的客观性（事实）、眷顾主观性（价值），还要关注主客间性（同理心）。也就是说，临床医学中的客观性是不可穷尽的，主观性是漂浮不定的，唯有主客间性（由共情而派生的医患水乳交融）的佳境偶成才能成就医患交往的和谐。叙事医学虽然明面上只是鼓励大家讲故事、写故事、做生命书写，继而倡导共情、反思，本质上却具有强烈的反建制倾向，如同在眼睛里揉进了沙子。它将文学化的虚拟、虚构、情感、意志、信仰等价值引入医学。它挑战了逻辑实证主义的传统，拓展了以求真务实为基本诉求的坚硬的医学实证价值。它构成与现行循证医学体系的对垒、互补情势，如丽塔·卡伦所言，仅有证据是不够的，故事也是证据。这样的价值导入必定是痛苦的蜕变历程，而绝不是轻松的知识谱系的拓展或者现有临床认知条块的整合。丽塔·卡伦曾经在叙事医学原理的叙述中忽明忽暗地亮出过她的底牌，那就是要凸显"主客间性"，这个词被许多研究者忽视了、轻慢了，因为我们很长一段时间里的思维镜像就是客观性、主观性的二水分流，要么用客观性去取代主观性，要么用主观能动性去抗辩绝对客观性，而不曾琢磨过主观、客观之间还有什么"间性"。推而广之，大到科学与人文，小到观察与体验，都有间性需要丈量，需要解读。如何拓展间性思维？需要"搅拌器"。或许，间性思维会让许多临床一线的大夫望而生畏，丽塔·卡伦本人就是一位实实在在的临床大夫，她没有疏远临床生活，而是贴近临床探索出一种实践理性的路径，那就是多元思维、问题思维之外的并行思维，具体操练就是书写"平行病历"，其背后隐含着并行诊断、并行决策的双轨思维，由此抵达共情、反思的临床觉悟与解放，实现医患和谐（共同决策）。平行病历也是并行病历，在思维板结的标准化的技术化病历之外实现人文突围，使病情不离心情、社情，也是疾病中情感、意志、信仰维度的还原。平行病历的要害在"平行"（"并行"），推而广之，不仅病历可以平行，病理也可以平行，有细胞病理、基因病理和病理解剖、病理生理，那就一定会有一个人文病理，包括心理病理、社会病理、文化病理。这样的演绎一定会引起病理科专家的不悦，病理学是临床医学中科学主义与技术主义的坚固堡垒，素有"医生中的医生"的美誉，要在它的领地里打入楔子，谈何容易！好在由医生作家、医生与患者叙事共同建构的肿瘤文学已经开辟了肿瘤人文病理的新天地，医疗剧也不断地将人文病理的理念延展到急诊、重症、护理等境遇，唯有这样，才能真正破解临床沟通的困局。其实，一切临床沟通困境都在于眼中只有生物病理，而对人文病理视而不见、听而不闻。推而广之，临床药理也可以平行，实验室药理学之外还有人文药理学（心病还要心药治，正是安慰剂的妙用），药物代谢动力学之外还有药效心理动力学（服药的依从性）、文化动力学。笔者的理想是不久的将来，在医学院开设病理学、药理学、诊断学课程的学期，并行开设人文病理学、人文药理学、人文诊断学。

无疑，对医学真谛的叩问必然抵达哲学的视域。提起哲学，人们常常联想到哲学智慧、哲学思想、哲学态度、哲学眼光、哲学境界和哲学反思等，这份联想也映衬出哲学所具有的精神价值，包含人类各种智力活动与学术关怀。医学哲学聚焦于医学职业的精神困惑，表现为医学的终极关怀与医者的命运关切。医学哲学立足于探究生死、疾苦、健康、救疗、预防、康复这些独特的人类生命境遇，必然有一些基于这些生命境遇的认知基线，构成其核心观点、基本原则。

1. 生命的多样性与丰富性

生命多样性不同于生物多样性，它要揭示的真理是每一个生命都是唯一，每一个个体都有自己不同于他者的指纹、基因图谱、脑像图、心理特征、行为偏好、灵性觉知，所以，信奉普遍性原则的现代医学必须学会谦卑、敬畏，在许多认知与诊疗场合尊重疾病的个别性。外科大夫要知道，有些阑尾炎患者的阑尾长在左边，甚至还有全反位的解剖镜像。内科大夫也不要把感冒药"白天吃白片，晚上吃黑片，大人吃两片，小孩子吃一片"的医嘱滥用。每一个患者都需要量身定制诊疗方案，而非照着指南画葫芦，千人一药，万人一术。

2. 生命的神圣感与保持敬畏

接受生命的多样性与丰富性并不难，在现代诊疗装备面前仍然接纳生命的神圣感，继而接纳医学的神圣感却不容易。什么是神圣？那就是基于生命多样性、丰富性的神秘、神奇、神灵、神通，以及圣洁、圣明，坚信在生命的深处有一个不可抵达的黑洞，人类必须保持谦恭、虚怀若谷。唯有保持这份神圣感，才不会在现代技术的催化下过度膨胀，才会在医学探索和诊疗实践中永葆敬畏、悲悯、共情、关怀。

3. 疾苦感受的意向性

人类疾苦既是镜像，更是境遇（遭遇），具有鲜明的主体性、亲历性、体验性、默会性，而疾苦体验常常因人而异，且不被理化检测所捕获，表现得既不可测（无法检测出阳性指征，痛苦就无法显影），也不可言说（词不尽意，多以"难受"之类的模糊语言来形容），他者的洞悉无法代替主体感到煎熬、折磨。因此，对于苦难的同情不是共情（人情，同理心），对于苦难个体而言，仅有肉身的穿越（其间）是不够的，还需要哲学与宗教（精神）的超越（其上），才能实现拯救和救赎。

4. 医学的不确定性

它包含了诊疗局面的复杂（混沌）性、生死的偶然性，医患之间的主客间性，临床干预的双向性，医学认知的无限延展性。生命永远存在一个不可知的盲点，真理的彼岸不可终极抵达，也就是说疾病不会在医学探索和技术拷打前吐露全部秘密。医学总是有缺陷的，不可能做到全知、全能、全善。这份生命觉悟是敬畏之心的理论基石。

5. 诊疗活动的艺术性

奥斯勒认定医学具有"科学—艺术"的二元性，康德将艺术判断力看作超越纯粹理性与实践理性的认知形态，杜威是实用主义的鼻祖，但其晚年的体悟却是"艺术即经验"。在炉火纯青的艺术境遇中，没有绝对的主客两分，主体性囊括了客体性。其实，任何临床操作都不是机械重复的工艺流程，而是"心摹—手追"的手艺活，每一天的太阳都是新的，每一台手术都是"初恋"。因此，手术大师每每追求"心手合一""出神入化"的境界，在这里，直觉、灵感、悟性才是成功的引擎。

作为精神桅杆、思想风帆的医学哲学正在为医学巨轮的远航提供更厚重的价值引领、更深沉的精神塑造，让这一时代的医学书写绘出超越技术、超越现实的思想画卷来。

在医院，或在去医院的路上

——关于医院的哲学叙事

无疑，现代人跟医院有着不解之缘，如同巴黎人的那句戏言："要么在咖啡馆，要么在去咖啡馆的路上。"人这一辈子何尝不是"要么在医院，要么在去医院的路上"。即使是医者也会有脱掉白大褂换上病号服的那一刻。随着医院分娩逐渐取代家庭分娩，每个人都生在医院；而随着求生欲望的膨胀与维生技术的发达，大多数人都死在医院；保健意识的增强，让人即使没有疾病，也要定期去医院做体检。总之，医院是不想去，又不得不去。

人们常说，医院是哲学家的摇篮。此话怎讲？首先讲残酷的现实，医院是死亡谷的入口。医院里的死亡率每每大于家庭与社区；即使遇到名医，能逢凶化吉，医院也是疾苦的悬崖、身心的绞架。病人们在疾苦、死亡交相压迫之下，在无常宿命的拷打之下展现出人性的颤抖、生命与灵魂的本相。此时此地的这份哲学思考使人睿智，帮助人们穿越痛苦，豁达生死，敬畏生命，尊重宿命。

说到底，医院的征象是"转场"，一旦住进医院，就喻示着人生可能转场：不仅是躯体转场——从家庭到医院，从医院到殡仪馆；还是心理、社会、心灵角色的转场；更是命运的转场——从健康人到患者，婴儿从温暖的子宫到冷暖交集的人间，母亲从少女到少妇，重症监护室（ICU）里的转危为安或回天无力、生机无限或危机重重，低温技术干预下从活体生命到遗体冷冻。在生产力低下、物资匮乏的漫长时代里，疾病曾经是饥寒交迫的必然产物，疗愈疾病就是济贫解困，医院就是改善温饱之所。而今，疾病成为科学索因、技术干预的非常状态。现代医院的分级、分科、分序的建制又折射了个体的身份、地位、财富、道德，见证着世态炎凉、人格高下、人性清浊、世相陆离。有人因拮据而贫病无医，有人喜炫耀而小病大诊，有人重疾缠身却不住院，有人小病微恙而非要住院，有人感念医护关怀而知恩图报，有人稍有不便就心生怨愤而绝不感恩，甚至恩将仇报、伤医毁院，由此造就了医患关系的复杂性。因此，毫不夸张地讲，医院文化就是生死、苦难、救疗哲思的文化。不过，医院哲思不能高高在上、不接地气，而应该走进"办医院"与"住医院"的真实困境与心灵关切，成为解决眼下办院人与住院人诸多难题的钥匙。

一、医院里的隐喻

关于医院的隐喻很多，但以"医院即监狱"最为知名，这一论断因米歇尔·福柯（Michel Foucault），加之法国哲学的批判性传统而名声显赫。其实，福柯只是从疯人院的历史和精神病管制格局中洞悉这一隐喻，在他看来，监护即监视、监督即监控，别无二致。另一个佐证是巴黎迪厄医院（Hotal-Dieu）因火灾重建选择了全景建筑（panopticon）形式，这一设计范式源自法国监狱的设计。其主体为一幢环形建筑，被放射状分隔为一个个小房间（囚室，病房），中心是一座高塔，站在高塔上可以鸟瞰整个建筑的全貌，也可以监视任何一个角落的动静；而各个小房间里的人因为逆光无法看到监视人员，构成单向玻璃效应。全景建筑的发明者是英国哲学家边沁（Jeremy Bentham）和他的弟弟塞缪尔（Samuel），灵感来自巴黎的一所军事学校的建筑设计图。因此，全景建筑的初衷是便于管理学生，而非监控囚犯。医院管理也需要增进效率，借鉴全景建筑范式并无不妥。因此，福柯的这一结论不失偏颇，况且现代医院建筑普遍采用普威廉布局（Pavillion Plan），优先考虑病房通风与换气。经过南丁格尔的大力推崇，英国的圣托马斯医院、美国的约翰·霍普金斯医院都采用了这种建筑风格。现代医院管理中早已摒弃疯人院与麻风病院的管制模式，随着医院人文的倡导，南丁格尔开辟了以照顾为中心的专业化服务，以及以舒适为中心的设施改造运动，努力让患者享受良好的生活、治疗环境。如今人性化、艺术化的医院境遇比比皆是，并逐渐蔚为风尚。

第二个隐喻是"陌生—亲密关系"的夹生饭，这个隐喻来自查尔斯·卢森伯格的医院史主题专著《来自陌生人的照护》（*The Care of Strangers*）。这一隐喻背后隐藏着深刻的悖论，人们在健康时，享受着亲人的眷顾与温情；而在病魔缠身，躯体与心理遭受伤害时，却要暂别亲人被抛入"陌生"的环境，向"陌生人"倾诉，并接受"陌生人"的照护。医学是"来自陌生人的照护"，患者对医生的德行技艺知之甚少。如前所述，为了医疗和保健的目的，患者要将个人情况告诉医生，牺牲隐私，甚至冒风险去接受伤害性药物与手术。患者要享受专业照护，即必须接纳陌生环境与陌生人，而熟人、亲情往往跟非专业照护为伍。伦理学家戴卫·J. 罗思曼（David J. Rothman）的著作《病床边的陌生人》（*Strangers at the Bedside*）进一步揭示了医患关系的本质，那就是陌生人之间的博弈。H. T. 恩格尔哈特（H. T. Engelhardt）在《生命伦理学基础》（*The Foundations of Bioethics*）一书中将这份"陌生亲密关系"的核心定义为"利益共同体，道德异乡人"。医患关系的递进遵循一定的位序，由利益共同体（博弈，搏杀）逐步过渡到道德共同体、情感共同体，最后才能升华为价值、命运共同体。这中间，我们不能仅以自我道德原则为基点，只是将心比心，与人共情，力求"己所不欲，勿施于人"。

二、医院里的悖论

医院里充满着悖论，旁人不明白，有时连圈内人也蒙圈。都有哪些悖论呢？

科层悖论：医院里有"金院士，银主任，铜院长"的排序，若具体到医疗决策究竟听谁的，常常会出现院士、主任权威大于院长权力的现象。在许多院内决策中，行政权力让位于技术权威，似乎违背了科层制原则（柔性等级制），向刚性、僵化的官本位提出了挑战。在行政系列里，长官意志至上，一级管一级，而在医疗决策中，行政院长服从学科专家，因为专家的仲裁权与原创力是医院的核心竞争力。医院学科建设的核心是摆脱人为的桎梏与解放个性，这种"逆袭文化"恰恰是医院活力的源泉。

主客悖论：医疗活动中，医护无疑是服务主体，医院也是主场（相对于家庭医学），但医疗决策的原则却是弱者诉求优先，患者利益至上。此时，专家权威必须放低身段，去倾听患者的声音，给予陌生他者、无权势和缺钱财的患者更多的人道眷顾与人文关爱。通俗化解读，那就是决策中既要尊重科学、遵循规范，又要听命于患者的情感、意志偏好；适时变通，引导医护人员在诊疗服务中能屈能伸、张弛有道，努力做到冷静而不冷漠，淡定而不淡漠，职业神圣而有温度，高贵而不傲慢，实现医者亲和力与权威性的统一。

是非曲直悖论：医院运营如同"戴着镣铐跳舞"，必须在不确定的医学、无常的生死归途中寻求确定性的优质服务、高效管理。一百年前，医学大师奥斯勒指出，医学是不确定的科学与可能性的艺术，这被后人称为"奥斯勒命题"。这一命题揭示了生命、疾病转归、苦难与死亡降临具有永恒的不确定性，生命的独特性、医学的不确定性、干预的多样性、疗愈进退的不稳定性，赋予医学神圣性，赋予医院文化特殊性，使之具有更多的人性开阔（情感、意志等心理、社会、文化习俗投射）。

医院中常常出现"人财两空"的窘境。即使在技术高度发达的今天，还有相当多的病因、病理不明确，病情的进展不可控，疗效不确定，预后（向愈，恶化，残障，死亡）不可测。因此，临床医学是不完善的，更是不完美的；诊疗是必需的，花费是必需的而且越来越大，医院、医生的技术和精力投入是必然的，医疗探索与职业进取是积极的，但这些依然不能改变这个"不确定性"的现实困境。现实中存在巨大的心理失衡，对于某一个患者和家庭来说，可能的局面是以确定的（高昂的）经济支付与难以忍受的苦难体验换来完全不确定的疗效和生死预后，以高代价、高风险、低（零，负）医疗获益、可能出现"人财两空"的结局，使得患者及家属"花钱买命"与"花钱赌命"的希冀破产。

如何应对"人财两空"的局面？管理者不能一股脑地无端指责医护人员，而要弄明白究竟是无计可施，还是有计难施，或许是有技误施，从而厘清"无过失"伤害和"不可抗力"危机，帮助患者与家属树立风险与代价意识，破除"零风险""低代价"的侥幸心理……这一切都考验着管理者的人文智慧。无疑，医学常常是在与死神交易，"道高一尺，魔高一丈"，抢救室里从来就没有生机无限而只有命悬一线、危机重重，医者满腔热情的救治可能换来的是回天无力、万般无奈，这不是管理流程与细节上的缺陷，而是人生的宿命。在诸多全力—抢救—无效的案例中，人文管理的要义是突出"尽心了""用力了"的全力与抢救，而非"无效"（无力—无奈）的结局，以帮助患者接纳苦难、豁达死亡。

伦理悖论：医院倡导不伤害原则，但手术、药物本身就是对躯体完整性与功能元状态的伤害，关键在于如何处理相对伤害与绝对伤害的关系。医院倡导获益原则，治疗中只能期望以小伤害（代价）博取大收益，但真实世界里也可能是以大伤害（风险）获取小收益。医院倡导自主原则，但急性（诊）手术因情况紧急存在医方代理决策的境遇（无法做到知情同意）。医院倡导公正原则，但由于优质手术资源短缺，使得就诊、候床、择期、择人存在巨大的人为裁量空间，无法做到绝对公平，只能追求相对公平。医院只能遵循先到原则，重症优先原则，特需、竞价优先原则等。

职业境遇悖论：医院、医生常常被赞颂为危厄中的逆行者，白衣执甲，逆风而行。他们不仅在人类灾难时刻，其实在道德与情感的斜坡上，也是逆行者。他们必须在一个价值多元的时代依然坚定地追求利他的职业价值，明白利他即利己、助人即助己的道理；在一个信仰迷茫的时代依然保持坚定的职业信仰，敬佑生命，救死扶伤，甘于奉献，纯粹厚道；在一个真爱稀薄的时代依然在诊疗中保持爱的温暖，并不懈地传递着人间大爱；在一个崇尚任性的时代依然保持敬畏悲悯之心；在一个视天真为幼稚的时代依然保持天性与率真；在一个道德重建的时代率先践行共情—共荣的医患信任，超越利益共同体，率先缔结情感—道德—价值共同体。

三、医院的观念与价值之辨

关于医院的哲思，本质是观念、价值之辨，旨在帮助医院、医生们咀嚼自己的责任、使命与愿景，完成各自的价值锚定。首先是"医院"（hospital）与"病院"（infirmary）之辨。hospital 源自 hospice（临终照护场所，安宁病房），但其拉丁词源为 hospes（外地客）、

host（主人）、hospitality（款待）、hotel（旅舍），凸显接待与服务功能；而 infirmary 源自 infirmity，指体弱、虚弱者，暗喻需要同情与悲悯的照护。东亚历史上，日本明治维新之后出现"病院"一词，第一所病院可以追溯到 1557 年由耶稣会士路易斯·德·阿尔梅达（Luis de Almeida）创立的"悲悯圣家"。中国最早的博济诊所（1835）则是医院建制。这两者的微妙区别在于，医院强调医生（技术）的存在，病院强调蒙难者（疾苦）的存在。其次是"患者"与"病人"之辨。中文"患者"一词最早出现在《妙法莲华经》"无量寿第十六"，经文为"救诸苦患者，形如倒悬中"。在英文中，患者与病人共用一个词 patient，但 patient 源自 patience，意为苦难中的"忍耐"，更接近于患者的意涵。再次是"治疗"（cure）与"照护"（care）之辨。医院情境中，治疗通常由医生主导。照护则由护士主导，在传染病肆虐的年代，治疗的急迫性被大大强调；而慢病时代，则照护逐渐成为医学的主责。当然，治疗—照护两手都硬，才是当下医院实力的象征。

时至今日，人们还特别纠结于"全科"与"专科"（价值）之辨。在许多人心目中，从全科诊所、药店接诊到专科医院是医药学的巨大进步，细分带来诊疗的精准化，也逐步形成"强专科，弱全科"，即"高水平的是专科医院，低水准的是全科医院"的意识。于是，肿瘤医院、妇科医院、儿童医学中心、耳鼻喉医院、传染病医院、精神病防治中心，还有胸科医院、肝胆医院、肛肠医院，构成医院格局的多元化、细分化。如今，许多综合性医院也肆意强调自己的重点专科，忽视全科并进、科间协同效应；专科医院也有"性格"，不再是全科医院的来者不拒，而只接诊符合本专科范围内的患者。专科医院的另一个盲点是非专业人士的患者无从准确选择，因为产生不适症候的器官常常并非原发病灶所在器官，所谓"专科在专科之外"。此外，单科突进会导致科间协同与支撑力的削弱，甚至阙如，不利于多学科协作，综合解决复杂临床问题。如何在医院生态上协调好专科医院与全科医院的比重，表面上是一个区域医疗规划的问题，本质上是对医疗"细分"与"整合"趋势的把握。辩证的观点是有分有合、合中有分、分中有合、合久必分、分久必合，故把握"拐点"最为关键。

"住院与反住院"之辨也成为现代社会的焦点。告别温馨的家庭不是人生所愿，历史上很长一段时间都是医生出诊、服务到家庭，人们专程到医院里去看医生是很晚近的就医格局。无疑，门诊与住院是两种诊疗模式，背后是病情掌控与干预"点""线""面"的区别。疾苦早期、轻症患者大多选择"点"式诊疗观察与干预，以点带面，即可达到痊愈的目的，而且可以减少医疗投入，控制医疗费用。突发伤害、重症患者，自然首选住院，以增加医患的接触界面，最大限度地调动医疗资源，从而更充分地掌控危机局面，赢得转圜的机遇。但是，随着诊疗技术的改进，手术、药物安全性的大幅度提升，尤其是微创手术的开展，住院与非住院的临界点发生了漂移，"反住院"思维逐渐兴起。这表现在日间手术范围日益扩大，肿瘤日间治疗中心业务繁忙，许多需住院观察下给药的化疗药物都可以在日间治疗中心施打。可以预期，"日间治疗"理念将不断刷新门诊业务谱系，让患者获得有效、安全、费用可控的治疗模式。

健康中国理念催生了"治已病"与"治未病"之辨。这一理念源自《黄帝内经》，所谓"上工不治已病治未病"，下先手棋，提前布局。这一思想与健康中国的理念极为吻合，于是传统理念复活了，许多医院新设"健康中心"与"治未病科"，但是困扰医院也困扰普罗大众的问题有二：一是既然没有病为什么要干预，亚健康者愿意花钱买治疗，却未必愿意花钱买健康干预，各种未雨绸缪的健康干预是否会被他们及家属误判为"冗余医疗"或"过度医疗"，引发医德讨伐；二是健康干预的投入与收益相对于疾病干预与收益要缩小很多，而现行的医保政策按照单病种结算，而非按照社区居民健康状态及获益结算。这一机制只激励医院"等人生病，生大病"，医院全力干预必须动用高科技、高费用的大病，才能维持正常运营，而没有从社区居民健康投入中分账的激励科目，导致医院"治未病"意识无法真正落地，也造成健康促进、健康教育成本、费用无法列支，难以达成健康干预环节中的收支平衡。

新型冠状病毒感染这场世纪瘟疫暂时平息，尽管武汉疫情风暴之后，我们再也没有出现医疗挤兑、医院爆棚，医院叙事依然牵动着众人的心弦。但愿我们远离医院，但医院却仍然枕戈待旦，为"黑天鹅""灰犀牛"的偷袭做好准备……

生命之思与医学之悟

——葛文德的医学人文系列序

葛文德（Atul Gawande），何方神圣？首先，他服务的机构在国人眼里颇为荣耀——美国波士顿的哈佛大学医学院，职位是外科教授。大伙儿印象中的外科大夫大多比较明快、潇洒，他也不例外。更厉害的是，这位老兄还是世界卫生组织（WHO）全球病患安全挑战项目负责人，克林顿、奥巴马两届美国民主党政府的医改顾问。这说明什么呢？能耐与境界，够水准。不过，读书不是读身份，要读文章气象，还要读文字品位是否优美、雅致。这一点上也不含糊，这位外科医生不仅手术做得漂亮，文字也够典雅，他是一位畅销书作家，《纽约客》上有他的专栏。

打开葛文德的档案袋，你会发现，这位天才是印度移民的后裔，从照片上看他就是一个印度文艺青年的范儿。他的父母都是医生。他1987 年毕业于美国西海岸的斯坦福大学，两年后从伦敦郊外的牛津大学贝利奥尔学院拿回一个哲学、政治与经济学的学位。谁知他校园情缘还未了，1995 年毕业于哈佛大学，这一回成了医学博士；之后还不满足，回身又在哈佛获取了一个公共卫生硕士学位。

葛文德的医学著述映射的是他的生命之思与医学之悟。在他看来，医学之美在于思维之花的绽放，从不思（老师教，学生练）到寻思，从浅思到深思，从顺思到反思，从技术之思到哲理之思。葛文德最新出版的三本书的书名就充满哲学意味和宿命感：从《医生的修炼》（Complication）到《医生的精进》（Better），再到《最好的告别》（Being Mortal），寓意生命必须穿越复杂性（混乱、麻烦、不确定性、偶然性、多样性），追逐纯美的境界，但完美永远无法抵达，生命必然走向死亡。

无论是医生，还是患者，都要接纳临床的复杂性，预设一份豁达，如此才能体验到技术征服、超越后的愉悦，才能体验到医术是心术，有不可先知、不可全知的不确定性。一半是直觉思维（叙事思维），一半是循证思维（精准医疗），二者水乳交融；一会儿是直觉后的循证，一会儿是循证后的直觉，二者完全配合。外科干的是手艺活（鹰眼、狮心、女人手），蕴含着高度的技巧化，流淌着手艺思维。好的外科医生应该关注手艺的养成，品味手术的境界（炉火纯青）。医学的奥妙就在于超越不确定性去追求完美，这可能吗？葛文德在书中描述的印度医生的故事告诉我们：低配置＋高效率，完全有可能！

其中一个案例是印度乡镇医生用腹腔镜修补消化性溃疡穿孔的奇迹。印度的消化性溃疡病例很多，而且大多病情严重，许多人一直到发生穿孔才来就医。一位叫莫特瓦的基层大夫发明了一种新的手术方法，用腹腔镜修补穿孔性溃疡，手术切口只有0.6厘米，平均费时45分钟。葛文德现场观摩过这样的手术，虽使用价格低廉而老旧的腹腔镜设备，但莫特瓦手法一流，动作敏捷。结果显示，他的手术比起传统的开腹手术并发症少、恢复快。在印度南部尘土飞扬的偏僻小镇上，他创造了世界一流的腹部外科手术，令美国同行刮目相看。

葛文德在《医生的修炼》一书中讲述了亲历的十几个故事，通过这些故事揭示了临床医生的精神发育历程。临床医学分科越来越细，专科化、专门化的趋势不可遏制，临床医生的成长必然经历"小专科＋大人文"的蜕变历程。第一个故事是关于他早年经历的新手上路的疑惑与开悟，外科的历练从柳叶刀开始，初为医生，还必须学习并熟练掌握中央静脉导管的安置术。这个活儿可不好干，反反复复，跌跌撞撞，他才算闯关成功。因此，从踏上从医之路的第一天起，他就发现医学的永恒困惑——不确定性的前提（缺损配置）与对完美结局（无缺陷）的希冀。医生每天都要面对变化莫测的疾病和病人，信息不充分，基础理论（病因、病理）也不明了，医生个体的知识、能力、经验都不平衡，但无论资深人士还是毛头小子，却都要做出近乎完美的临床应对，达到患者对疗效的最优预期。

即使到了高年资阶段，葛文德依然认为医学中最大的困惑还是不确定性。病人因为无法确诊而惶恐不安，医生因为不能确诊而左右为难，医疗费用因为不确定性的探究而节节攀升，社会舆论因为不确定性而质疑医学的科学性。在形形色色的不确定性煎熬中，医生应该转变自己的态度，不把呈现确定性作为职业的唯一价值，转而以友善与共情去安抚惶惑的病人和躁动的家属。他还有一个不同凡响的理念：诊疗中的不确定性使法律问题根本无法厘清，无法知道医疗风险究竟来自疾病自身的不确定性转归（不可抗力的凶险），还是应该归咎于医生的过失。因此，贸然起诉某个医生成为一个前提谬误的命题。

临床中，要战胜医学的不确定性，信心与技巧都是从实践中习得的，但这都必须以活生生的病人作为训练对象，但谁又愿意把自己作为新手的练习对象呢？如果谁都不愿意做此让步，那么，成熟的医生如何培养出来呢？医学院教学医院每一天都在给病人最好的治疗、照顾与给医学新人增加练习机会之间犯愁。临床医学的进步无法削减技术试运行阶段和新人试手阶段的代价。为保证病人安全，要尽可能缩短，甚至消灭技术的学习与适应阶段。

葛文德在书中还谈及外科机器人与人机博弈命题。如今，达·芬奇机器人已经成为许多三甲医院的常规配置，人们对此充满乐观，其实，这背后隐藏着人机博弈的阴影。1996 年，瑞典兰德大学附属医院负责心脏监护的资深专家沃林主任与电脑识别仪比赛，分别对 2240

份心电图资料（其中一半是问题心电图）进行分析识别。结果，沃林识别出 620 份，电脑识别出 738 份，电脑仅以 20% 的优势击败资深专家。几乎在所有的竞赛中，电脑要么与人类战平，要么胜过人类。或许数码医疗的前景是人机水火不容，而不是相辅相成。对立的观点认为，智能机器人的冰冷服务会消解医疗中的人性温度，使病人更加孤独；而互治的观点则支持医生摆脱事务性纷扰，专注于医疗中的人性关怀。

葛文德常常问一些很"傻"的问题，譬如"医生为什么需要年会"，答案是医疗年会是名利场，也是医生相互间表达学术欣赏和精神取暖的地方，将满足医生内心深处的孤独与交往渴望，使之缓解孤岛生存境遇，收获心灵慰藉。他感叹年收入 6 位数的医生最爱厂商散发的价值才几美元的小礼物，其实是以此作为自己出席年会的见证。在年会上他有一个意外的发现，呆呆的医生们太专注于当下，而漠视学科历史。有一个复制外科历史文献的摊位门庭冷落，引起了他的悲悯和敬畏。

在医生队伍里，常常会有一些问题医生需要矫治，问题是医疗过失并不集中在个别医生头上，如何区分坏医生的恶意伤害与好医生的概率差错？美国的问题医生各种各样：酗酒、吸毒、好色（性骚扰或性侵）、责任感丧失、毫无同情心、贪婪。在《医生的修炼》一书中，葛文德提到了一位叫哈里森的问题医生，详细分析了他的心灵堕落史。当然，问题医生会面对同行的责难，但是，最终的拯救行动必须靠专业的矫治中心。不然，让问题医生泛滥才想到行业自救似乎就太晚了。

在《医生的精进》一书中也有很多有趣的故事，如"洗手这回事"、"医疗中的性骚扰"（并非只是问题医生骚扰病人，也有问题病人骚扰医生）、"薪酬的奥秘"、"死刑室里的医生"、"一个都不要放弃"、"产房里的故事"、"印度之行"，细细品味，韵味无穷。

很显然，即使是医神，也不能宣称自己全知全能。一次，朋友问了葛文德一个医学问题："腹腔神经丛到底在哪儿？"他被问住了。朋友讥讽他："你这医生到底干什么吃的，这都不知道？！"生活中，"灯下黑"的境遇比比皆是：他的妻子曾遭遇两次流产，第一个孩子出生时主动脉缺失；女儿曾因为跌倒而肘部脱臼，他却没有意识到；妻子的某个他从未听说过的手腕部位韧带也撕裂过。每每遭遇这类事情，他都觉得自己的医学知识太贫乏了。在他看来，医生需要掌握的知识在容量和复杂程度上已经大大超出了个体所能承载的极限，根本就没人能全部掌握并理解这些知识。结果，医生和科学家们的分工越来越细微、越来越专业化。如果医生无法处理13600种疾病，那好，也许应付得了50种——或者至少有一种疾病是能主攻的。就这样，医生变成了一位专家，关心的只是自己专业范围之内的事，而医学能否让整个医疗系统更好地造福人类这一层次的问题，渐渐不在考虑范畴之内。出路在哪里？医学需要整个系统的成功运作，这个系统包括人和技术，其中最大的困难是如何使他们协同工作，光有一流的配套设施是不够的。

葛文德提到一个百密一疏、功亏一篑的案例。史密斯先生34岁那年遭遇了一场车祸，腿部、盆骨和手臂骨折，双肺衰竭，内出血不止。医院的外伤治疗小组立即投入抢救，他们将断裂的腿、盆骨和手臂固定住，在胸腔两侧插入导管对肺部进行再扩展，输血并摘取了因破裂而出血不止的脾脏。三个星期后，史密斯终于熬了过来。临床医生们几乎把每件事都做到了最好，但他们忽略了一个小小的细节：忘记给史密斯打疫苗了。对于每个接受脾脏摘除手术的病人来说，疫苗是必须打的，因为疫苗会帮助对抗侵犯人体的三种病菌。外科医生以为ICU医生会打，ICU医生以为初级护理师会打，而初级护理师以为外科医生已经打过了，大家都忘了。两年以后，史密斯在海滩度假时偶发链球菌感染，感染迅速蔓延。虽然史密斯最终幸存了下来，但代价是手指、脚趾全部切除。

在美国，接受过紧急脾脏切除手术的病人中，进行过基础疫苗接种的人只有一半。为什么病人接受的治疗是不达标的？这一问题的答案在于我们没有认识到科学的复杂性已经从根本上改变了医学领域，那种靠一个工匠式的医师拟定一个治疗方案就可以挽救病人的年代已经一去不复返了。我们必须向机械工程师学习，让各部分配件默契配合，在为人类提供救助和慰藉时，要于细微之处让整个系统张弛有度地获得上佳表现。这个行业需要科学（规范），需要艺术（直觉），需要革新（创造），也需要谦卑（敬畏）。

在新书《最好的告别》中，葛文德似乎变得开始相信宿命，他深知，医学再怎么发奋图强，依然无法摆脱一个很确定的结局，那就是永远也无法战胜死神，生命的最后一课必定是衰老与死亡。于是，刚刚满50岁的葛文德把目光聚焦于人类的衰老和死亡。他依然是给大家讲故事，讲他妻子的外祖母高龄独居的故事（从自信走向自欺，再到可悲的历程）；讲一对医学专家夫妇一步一步迈入衰老栈道，亲历失能、失明、失智，生活品质逐渐下滑，最后滑向深渊的故事；讲一个有创意的社区医生突发奇想，改造传统养老机构的故事（一个允许喂养宠物的决定顿时令养老院生机盎然）。美国的普通家庭为养老奉亲承受难以负担的经济压力，社会福利养老机构总是有各种死角和盲点，而居家养老又无法提供社群交往的支撑。这些矛盾几乎无法调和。

恋生恶死是人之常态，但死亡面前人人平等。无论你是国王，还是车夫，是大亨，还是乞丐，地位与金钱都无法改变个体生命必死的事实。人生的最后一道考题就是如何面对死神的召唤，恐惧、沮丧、忧伤是人之常情，再坚强、豁达的人在死神面前也无法高傲、从容起来。现世的花红柳绿、死亡过程的挣扎抗拒和对于来世的困惑迷茫都是死亡降临时不可避免的纠结。但是无论怎样纠结，我们还是需要迈过那一道门槛，去远方遨游。安顿不安的灵魂，是现代安宁缓和医疗的首要课题，也是每个凡人需要借助灵魂修炼才能坦然面对的生命节目。

从对医学不确定性的认知到对死亡必然性的豁然，葛文德大夫完成了一个医生最完美的精神发育，也昭示了现代医学在高技术、高消费驱使下飙车遇阻（衰老死亡是最后的刹车）的警醒。死生有度，生命无常，原来，这么朴实的真谛却需要我们用人生那宝贵的3万天的一大半来感悟，真是应了孔老夫子那句名言："五十而知天命。"

健康的哲学修辞

——互文性、范畴与身体间性

在健康提升为国家战略，健康事业获得长足发展的当下，人们对健康的认知不应该只满足定义的内涵拓展、外延丰满，还必须完成哲学化的思辨与叩问，即哲学修辞。而哲学修辞的过程可以是健康定义互文性的发凡，健康范畴的建构，身体间性的开掘，由此推动对健康意义诠释与生命建构的深化。

一、健康：从定义的内涵拓展到哲学修辞

健康理念的拓展常常源自词语定义、修辞的变易。众所周知，世界卫生组织（WHO）关于健康的定义是身心兼备，人的生物学属性与社会学属性并重。据 WHO 官网的正式表述，健康不仅为疾病或羸弱之消除，而系体格、精神与社会之完全健康状态。（该定义的文献资料出处为：1946 年 6 月 19 日至 7 月 22 日在纽约召开的国际卫生会议通过、61 个国家代表于 1946 年 7 月 22 日签署 [《WHO 正式记录》第 2 号第 100 页] 并于 1948 年 4 月 7 日生效的 WHO《组织法》的序言。自 1948 年以来，该定义未经修订。）[1]30 年（1978）后，WHO

1　"What is the WHO definition of health", http://www.who.int/suggestions/faq/en/index.html,
2021-12-20.

在国际初级卫生保健大会上发表了《阿拉木图宣言》，重申健康不仅是躯体无疾病或不虚弱，还包括精神健康和社会适应良好。该宣言指出，健康是基本人权，人们达到尽可能的健康水平，是世界范围内一项重要的社会性目标。11 年（1989）后，WHO 又优化了健康的内涵，在躯体健康（physical health）、心理健康（psychological health）、社会适应良好（good social adaptation）之外，追加了道德健康（ethical health）。[2] 这既考虑到人的自然属性，又考虑到人的心理、社会、道德属性。不过，历时 40 年的"健康是什么"命题，认知拓展基本上聚焦于个体，沿着内涵要素的丰度做文章，没有变换思维原点。在 2016 年 8 月 19—20 日召开的全国卫生与健康大会上，习近平同志提出要把人民健康放在优先发展的国家战略地位，以普及健康生活、优化健康服务、完善健康保障、建设健康环境、发展健康产业为重点，加快推进健康中国建设，全方位、全周期地保障人民健康（一个"优先"，两个"全域"，空间轴上提出"五个"健康面向，时间轴上提出生命全流程覆盖）。这个健康认知的新表述将全要素（身—心—社—灵）、全方位（国家治理思路，政治—经济—社会—文化，卫生—计生，社保）、全生命流程（生—长—壮—老—已，生命周期曲线，青壮年上坡，中老年下坡）有机统一起来。WHO 健康定义的要素在全国卫生与健康大会更丰满并立体拓展，修辞的突破引入群体、动态的认知维度，必然带来健康观念、行动（动员、传播）的更新。

哲学修辞的介入使得健康的内涵进一步拓展，也带来哲学化的健康认知，不过，主流的参考书似乎并没有担当起这一使命，譬如 Jennie Naidoo & Jane Wills, *Health Studies: An Introduction* (3rd Edition)[3]

2　徐斌：《从 WHO 的健康定义到安康（wellness）运动——健康维度的发展》，《医学与哲学》2001 年第 6 期，第 53—55 页。

3　Naidoo J. and Wills J., *Health Studies: An Introduction* (London: Palgrave Macmillan, 2015), pp.1-20.

（《健康导论》，尚无中译本），内容可谓洋洋洒洒、面面俱到，但唯独回避了健康主题的哲学开掘，不能不说是一种遗憾。又如 Mildred Blaxter, *Health*（中译本《健康是什么》[4]），作为该书的译者之一，笔者深感其特点是在互文性中建构健康（生命）的认知体系，尤其是社会学境遇，不少精彩的论述使得健康哲学化的思辨空间得以丰满。不过，作者为资深的社会学家，而非哲学家，亦非临床大夫，因而，她更关注健康的群体趋势，对健康本体论的挖掘及临床境遇的丰富性着墨不多，需要后人进一步梳理与拓展。

二、互文性分析与健康范畴谱系的建构

健康的思辨性与哲学化向度，常常体现在健康的哲学修辞方面，而互文性分析是揭示健康范畴认知的新向度。健康—失健康（渐进过程与状态，衰减—衰退—衰弱—衰亡，不断逼近非健康），健康—非健康（疾病、失能、失序、残障、衰老、死亡），健康—反健康（观念—行为），健康—伪健康，健康—亚（似是而非）健康（间性），都是健康概念互文性分析的基本范畴。只有通过对概念的内涵约定性、外延排他性和概念间的交叉性（交叠性、矛盾性）的悉心勘查，才能准确地描绘出健康的边界。互文性不仅可以凸显健康的多义性，后现代社会的价值变迁和医学模式的演进，也不断叩问着健康的"是—非"基线，健康与非健康、病与非病、我与非我（克隆人备份）、生命与非生命之间原本清晰的边界变得模糊起来，身—心—社—灵的断裂、个体健康权利和公众健康福利之间的分歧都需要被重新审视和修复。

4　米尔德丽德·布拉克斯特著，王一方、徐凌云译：《健康是什么》，当代中国出版社，2011，第11—38页。

本文基于《健康是什么》一书中的"互文性分析"，提出与现代健康有互文互释关系的若干关联概念（理念）。它们分别是：

1. 健康与失健康、非健康（虚证，非疾病状态）

两者之间有一条被建构、被约定的边界，从个体的口述不适（身心难受）到集体的指标检测，某些人在比较中被标定为异常。健康与否，证据从身心感觉到客观的躯体指征的偏离，尤其是检测临界值边缘的个体、系统误差的假阳性个体，健康与非健康、病与非病，全系一纸报告。这使得人缩窄生命感受的同时，还需听命于循证指标，然而平均值（大样本）并非正常值。指标制定者成为众矢之的，或许其科学素养与专业水准无需怀疑，但医药利益集团对健康/疾病指标日益增加的介入与操控引起人们担忧。

2. 健康与正常、超常，健康与异常，健康与疾病

作为常识，健康就是正常、无疾，疾苦、异常就是不健康，而现实中有一种"带病的健康"（语出《罗密欧与朱丽叶》中的唱词："亮的烟，冷的火，病的健康！"）。这不是很矛盾吗？生活中若是依照生理正常值来筛查每一项指标，世界上就没有几个纯粹的健康人。一切健康都是相对健康，而非绝对健康。相反，某一个体终身无疾，连感冒这样的微恙都未曾罹患，那他/她绝对是健康人，但绝非正常人（常人食五谷杂粮，一定会生病），而是超人。

3. 健康与残障

据统计，残障失能群体中只有15%是先天的身体损伤（失聪、失明），85%属于后天因素所致，[5] 后者由健康人群遭意外（灾难、车

---

5 孙小玉：《失能研究与生命书写》，中国台湾中山大学出版社，2014，第44页。

祸，运动伤）而瞬间失能，许多人仍拥有青春活力和健康技能的记忆参照，于是在这份参照下残障显得尤其不能被接纳、认同。传统的认知是残障必然失能，无法与健康人一样施展体能，但现代康复技术以及器官替代、器官增强（人工）技术具备恢复甚至超越原个体生理功能的效能，打破了残障人士失能而不健康的铁律。最普遍的情形莫过于近视人群的屈光矫正，极端的案例如南非残疾运动员奥斯卡·皮斯托瑞斯（Oscar Pistorius），他肢体残缺，因残而障，被归于非健康人行列，但他装备了特别研制的假肢，残而不障，行走如飞，步速比健康人还快。他是残疾人 100 米、200 米和 400 米短跑世界纪录的保持者，被誉为"刀锋战士"，也是一位肢体功能健全的残障人士（当然他后来因杀害女友而获刑，表明其在心理、社会交往方面并不健康）。[6]

4. 健康与灾害

世间难免不可预期、不可抗力、雪崩式的生命溃败。地震、台风、泥石流、雷暴、洪水、战争、饥荒、瘟疫、暴恐袭击、车祸等，会在瞬间催生大量的疾苦、残障和死亡，健康顷刻灰飞烟灭，健全的身体机能片刻间丧失，完全不以人们的意志为转移。这足以证明在自然灾变事件面前，人类的卫生（维生）、救治、康复能力是十分脆弱的。此时，人们获得救助的希望十分强烈。敬畏、悲悯、共情、拯救是战胜宿命、绝望的迫切追求。

5. 健康与反健康

反健康是一种社会意识和价值选择，本质上是对公认的健康价值

6　《"刀锋战士"脱去假肢出席庭审》，http://news.163.com/photoview/00AQ0001/2187079. html#p=BPLT7CDD00AO0001，2021-12-20。

约定的排斥、拒止，包括邪教信念、享乐主义驱动的反健康行为。反健康的最大诱惑是强烈的过程快感和荣耀感，如为某种意念控制的集体自杀、吸毒、酗酒、滥交。反健康行为还具有一定的疾苦美学，如剖腹仪式中的残酷美学与结核病患者的病态美学（午后桃花妆）。

6. 健康与亚健康（交叠差异，间性差异）

亚健康人群是一个巨大的"非病非康"的中间人群，甚至大于健康与疾病人群。据有关资料统计，全世界符合世界卫生组织（WHO）关于健康定义的人群只占总人口数的15%，同时还有15%的人群处于疾病状态，其余的70%的人群则处于第三状态（即亚健康状态）。[7]从动态把握与趋势驾驭的角度看，健康中国的当务之急是尽可能地吸纳亚健康人群加入健康人群，而非把他们推向疾病人群；而且亚健康人群的健康问题不在躯体与器官层面，而在功能、环境与生活方式层面，调摄（干预）起来比较顺畅，收效也很明显。

7. 健康与长寿，健康与死亡

长生久视，不老不死，很长一段时期被视为健康的金标准。帮助面对衰老所带来的失能（躯体）、失智（心智）、失控（免疫）、失意（情感）、失速（生命节奏）、失落（灵魂）、失望（信仰）、失重（无意义生存），赋予长期休养与长期接受照顾的老人有生之年的良好生命品质与生活质量，是健康促进的题中之义。但一旦进入无品质、无尊严的生命终末期，健康的指针就应该及时调整，跳出"好死不如赖活"的心理黑洞，坦然接纳死亡，豁达面对死亡（圆寂、涅槃），将安康、安全的目标转变为安心、安宁、安详、安顿。

---

7 苏承武、唐东平、郭钦源等：《亚健康的医学哲学思考》，《广西医科大学学报》2008年第S1期，第31—33页。

8. 健康与幸福

健康、幸福都是生命品质与生活质量指标，但一个是福利，一个是福祉。幸福的权值要高于健康，健康侧重于卫生、医疗服务方面，而幸福则涵盖人生体验的诸多面向，包括信仰、财富、名誉、地位、爱情等。一味把健康诉求理想化，内涵泛化，使之等同于人类幸福，不利于健康事业的定位与发展。

三、由互文性（范畴）分析走向身体间性思辨

对健康概念的互文性思考，目的是让人们认识健康之多样，疾病之偶然，死亡之必然，生命之坦然，从健康忠告过渡为生命的沉思。如果再进一步挖掘，还可在三个维度上予以斟酌：语汇—语义学（词与义）、语用学（使用中的）和跨文化（东西方）比较。

健康哲学化的另一个维度是"身体间性"的思辨研究。身体间性在概念上既包含空间关系，也涵盖时间关系。身体间性研究有三重空间有待打开，一是时间向度上的客体间性，其研究非健非疾、非健非残状态，关注健康的衰老、健康的死亡，讨论健康之客观事实关联度的渐进、逼近，包括两极转换的奇点与拐点区间，以及不可遗忘健康的发生学、生命历程——从婴儿的稚嫩到青壮年的强健，从青壮年的强健到老年的失能、衰老、死亡，上升曲线阶段人越来越健康，下降曲线阶段人越来越不健康，前一个间性与后一个间性差别巨大。成语中，祸起"萧墙"（内部失和）、风起于"青萍之末"（毫末之变）都是在凸显拐点的萌生。二是主体间性，即根据健康的认识论视角，不同主体（或不同的认知手段，如医生与非医生，中医与西医，视觉、听觉与触觉）在同一主题上的认知（建构）差异、表述（修辞）差异。如对身体（健康）认知的落差：大脑（中枢之谜，并非神经科学，还

有认知科学）与躯干—内脏（形态—结构—功能基本清晰），传统语境中有盲人摸象的认知之差和公理—婆理之别，现代语境中还有人类智能与人工智能之别。三是主客间性，侧重于健康本体论视角。现象学语境中的健康，主客是融合的、沉默的；科学境遇中的健康，主客是两分的、被言说的（我说，你说，他说），言说即建构。科学语境中健康的基本特征是，健康建构在科学认知（还原论）之上，健康研究者信奉实在论与逻辑实证主义，反对迷信和不可知论。其研究结论具有普适性，指标可检验，误差可证实；健康的证据链具有自洽性，科学共同体具有复核及纠错功能。但他者（对象化、客观性、客体化）观察与自我（本我化、主观性、主体化）体验之间既有认知（建构）差异，也有表述（修辞）差异。疾病的主客间性可以体现为感觉上不舒服、体检无疾病症候，主观感觉健康、体检有疾病症候，也可表现为疑病者（杯弓蛇影）与健康自恋者（忌医讳药）。

临床上，医患对诊疗认知的分歧（重视程度、投入大小、遵医行为）基本上源自医患的主客间性和患者个体的主客间性，以及对健—疾间性的投射。科学哲学意义上的健康具有批判视角，质疑其客观性，追问究竟是被发现的健康、疾病，还是被建构的健康、疾病。因此，科学知识社会学（SSK）认为健康是科学与医学修辞规制下的生命书写。何谓健康人，何谓病人，不过是身份建构（医者评判，客观检测＋自我意识、定义，自我建构）、身体政治。弱者、依赖者（累赘）、被照顾、被歧视、被边缘、自我罪感，通常被视为病人。而健康人与病人之间其实存在一个模糊的灰色地带，表现为虽然不正常，但无疾病，身心可接纳，如很长一段时期关于"神经衰弱"的诊断、中医虚症的诊断。

传统中医学术体系中关于身体与健康间性的思想资源很多，源自中国哲学"道有三分"的思辨（道生一，一生二，二生三，三生万物）。庞朴认为"一分为三"是人类所创造的全部精神财富中最精彩、最引人探索的重要部分之一。"一分为三"的诗意表达是李白的"花间一壶酒,独酌无相亲。举杯邀明月,对影成三人",诗中只有李白一个人是实的,其他两个(月亮、月下影)都是虚的,但是他这首诗意味深长,奥妙无穷。[8] 生活中,左右之间有间性,所以才有左右逢源;刚柔之间也有间性,所以才有刚柔相济;经纬之间有间性,所以才有经纬相织。中医学认为,重疾常常蛰伏于身体的间性部位,而非某一深渊、黑洞,膏之上、肓之下,即膏肓间性。中医辨证全在挖掘间性,如八纲有间性:阴阳间性为少阳病;表里间性为半表半里;寒热间性为寒包火;虚实间性为虚实夹杂,虚不受补。临床上,虚证是健康的第三极,无病可查,有证可辨,相当于现代医学所言的病前—病后综合征,前—潜疾病状态。亚健康状态不过是临界水平的健康,非健康也非疾病,此时应该干预其生活方式,而非进行药物治疗。所以才有内经的"治未病"思想,不治已病治未病,不治已乱治未乱。

梅洛-庞蒂在遗稿《可见的与不可见的》中,提出了"前客观存在"的概念,分列了三个子项,分别为唯我世界、身体间性、世界间性,但他只写完"唯我世界"就没有下文了(猝死而溘然长逝)。恰恰在可视的与可触的感官抵达落差中,他提出"身体间性"概念。他从审视身体开始,将身体分为肉身(本能的,欲望的,非灵魂的)、躯体(生物学的,客体化的,客观的,可视的,可触摸的,对象化的)、身体(可视的 + 可感受的、可感的 + 能知觉的,可视的 + 可触摸的 + 可体验的,主体性 + 客体性,客观的 + 现象的,主客间性)。[9] 他认为主客体之间存在着"交错与交织"的关系,前者是互为对立与对应的关系,

8 《一分为三:庞朴研究员 2005 年 5 月 22 日在华东师范大学的主题演讲》,http://theory.people.com.cn/GB/40536/3407025.html,2021 12 20。

9 梅洛-庞蒂著,罗国祥译:《可见的与不可见的》,商务印书馆,2021,第 169—206 页。

后者是互为交叉重叠的包容关系，或者称之为"间性"关系。在附录"真理的根源"的提纲中，既有"主体—客体"问题，也有"主体间性"问题。丽塔·卡伦在《叙事医学：尊重疾病的故事》中开辟专章讨论"主体间性"，她的主体间性可以上溯到胡塞尔的"交互性主体性"（认知主体的差异性与齐一性）及难以言说的"意向性"。她认定主体间性源自分析哲学，将其定义为两个主体同时观察一个外在物体时的情形。从胡塞尔和海德格尔开始，现象学家们深化了哲学关于主体间性的观念，指出其不仅包括感知和诠释的认知行为，还包括由人际关系引发的个人转化。[10]

此外，哲学化的健康思辨还包括对不确定性的探寻：健康是不等式，跟医学一样，具有永恒的不确定性、偶在性和偶然性。健康不是固定靶，而是浮动靶，是变化无常的魔方，而非点—线—面的积累性展开。我们不仅要关注健康的短板效应（关键节点溃败），更要关注健康的协同性。未来一段时期，整合医学的触角必将延伸到整合健康。[11]

---

10 丽塔·卡伦著，郭莉萍主译：《叙事医学：尊重疾病的故事》，北京大学医学出版社，2015，第 69 页。

11 Levy M., Dignan M. and Shirreffs J., *Targeting Wellness: The Core* (New York: McGraw-Hill, 1992), pp.1-2.

健康的哲学叙事与反思

可以预言，有两位院士不同凡响的学术举动，将在 21 世纪医学史上留下波澜。一是樊代明院士关于医学与科学关系的系统反思，它饱受关注，其意义不局限于医学的划界，而是对医学终极价值的深沉叩问与全新诠释，引发对健康范畴（绝对健康与相对健康）与张力的追问；二是韩启德院士对循证健康的深度反思，质疑的刀锋直逼"应然—必然"逻辑（如癌症诊疗的"三早"路径选择），为当代医学思想拉开了一道深度反思的大幕。在这个技术裹挟思想、惯性决定方向选择的时代里，其辉光如同一道道精神闪电，照亮新的认知与思辨空间。在序列化的实证评估与辨析之前，我们应该着手清理固有的健康观念。

英国医学社会学家米尔德丽德·布拉克斯特（Mildred Blaxter）在《健康是什么》一书中曾指出：健康一直被认为是一个客观事实，它真实地存在着，尽管其因果谱系即相关性还需要继续探寻，但似乎都不曾离开客观性、对象化的语境。其实，健康并不独立存在于外在的世界，而是由人类的生命认知所建构的。[1]

当下，除了依然痴迷于精细与精致的证据主义研究路径、模式之

---

1 米尔德丽德·布拉克斯特著，王一方、徐凌云译：《健康是什么》，当代中国出版社，2011，第 3 页。

外，智者常常会通过哲学叙事来揭示人类的生存本质，推动健康研究从多元走向多阶（层级），垒砌健康的"二阶研究"平台，对"健康"进行观念史、思想史及本体论探究，从而实现健康研究从术到道的跃迁，从科学到哲学的提升，从顺思到反思的转身，从知识到观念、知识到信仰、技术到信仰的涅槃。

1. 哲学隐喻的古老启示

哲学修辞的古老方式是哲学叙事，其特征是故事创造隐喻。很显然，隐喻不是科学论证，而是透过阐释进一步揭示健康演进中的不等式特征，找寻健康认知中有限与无限、绝对与相对、可知与不可知、可控与不可控的价值张力。

健康中的"洞穴盲点"：这是柏拉图的经典隐喻，指一群囚徒被困在洞穴里，身后有舞者在表演，囚徒通过火光映在洞壁上的光影来观摩表演而无法直视真正的表演，映入眼帘的只是光影，而光影投射的却不是真正的表演。这个隐喻警示人类，即使在生命研究的现场，也无法获得完全、真实、精细的健康图景（"虽置身现场却不知晓真相"的悖论）。

疾病中的"膏肓之谜"：这是中国先哲奉献的哲学隐喻。膏肓不是具象空间，而是绝对空间，人格化的疾病躲在膏肓之间，再高明的医生也无能为力。也就是说，医学无论如何进步也无法做到全知、全能、全善，人类不仅无法包治百病，也无法阻断衰老与死亡的进程。因此，人类难以企及无病、无痛和不老、不死的健康。

保健中的"芝诺悖论"：这是古希腊数学家芝诺提出的一系列关于运动不可分性的哲学悖论。在芝诺眼里，飞毛腿阿喀琉斯居然追不上乌龟，这看似笑话，实则可证。此类目标与过程无限细分、逼近与抵达存在鸿沟一样纠缠着对健康的研究者：对于绝对健康的境遇，人类只能无限逼近，却无法最终抵达。

生命中的"醉汉平衡"：醉汉的脚步总是跌跌撞撞，却踉踉跄跄而不倒，武林高手缘此发明了似醉非醉、于动态周旋中克敌制胜的"醉拳"，看似随机（偶然），实则蕴含着必然。生活中，漂浮（泊）性、随机性（偶然性、偶在性）主宰着我们的健康。因为健康测定与系统误差，人们可能遭遇假阳性与假阴性，这看似不确定，实际上是混沌中的秩序。生命研究中，混沌（Chaos）模型、湍流模型（Turbulent Model）都是最富有挑战的复杂系统。

2. 健康的宿命与诱惑

健与康、病与药，其实是一种生命的态度，是我们对待痛苦、死亡和医疗的基本态度。迄今为止，现代医学没有充分解释生命的偶然性与疾苦、衰老、死亡的必然性。人类的生存风险是不可避免的，有四大必然性——必病性、必痛性、必老性、必死性，还有很强的偶然性——疾病无常、痛苦无常、生死无常。不病、不痛是奢望，不老、不死是妄想。社会潮流中，每一个人都渴望不病、不痛、不老、不死的生命境遇。迷恋青春，拒绝衰老（恐老、讥老），恐惧死亡，人们把人生40岁之前的生命境遇（进步、进化、成长）推演到40岁之后（退化、下降、多病），一旦遭遇生老病死的逼近，便去寻求包治百病的药剂，以及强力的止痛药（麻醉剂）、长生不老药甚至起死回生药，但终究是不可能的。公众需要平衡宿命与欲望的关系，需要重新审视健康观、疾苦观、生死观、医疗观。[2]

健康的信念中，一半是希望，一半是奢望。生命中的希望是要托起的，应该满足的；奢望是需要抛弃的，无法满足的。但人们常常无法分辨什么是希望而什么是奢望，有时也把奢望当作希望。这折射出一个时期人们对待生命本质的认知，对金钱、享乐的态度，对医疗

2　王一方：《中国人的病与药：来自北大医学部的沉思》，当代中国出版社，2013，第1—3页。

（养老）保障水准的期许与心理落差，也涉及家庭关系与性道德、卫生习俗与习惯、闲暇节目与休闲品位、宴饮及嗜好的风俗，以及医—患冲突的形成与化解思维。

对宿命与诱惑的思考也催生了对健康的现代性反思（深入探寻健康的完整性、退行性、自限性，而非只是自由性、自在性、超越性）。在医学生活化的语境中（消费主义），"逛医"行为（doctor shopping，hospital shopping）以及恋生、恶死、拒绝苦难意识蔓延，加速了健康观的迷失（健康认知的泛化，科学主义、技术主义、消费主义的蚕食），健康观畸形导致疾苦观、医疗观的扭曲。悖论是医学越发达，医疗技术越进步，健康知识越普及，老百姓误解越多（无知反倒无畏），社会对健康越焦虑、对医疗不安全越恐惧。在死亡面前高技术也是无效（失灵）技术，它无法阻挡死神的脚步，只会让濒死的痛苦延长。高技术越普及，卫生费用支出及家庭负担越沉重，因病返贫的落差越强烈，生命终末期"穷生富死"的选择越常见。公众的健康指标（客观）与健康感受（主观）、实利上的获得感与心理上的满足感严重脱节。2014年，美国发布了《全球视野下的美国健康状态：寿命更短，健康状态更差》，调查报告通过与其他高收入国家国民寿命、各年龄段健康状态及常见病发病率等多方面的比较，发现美国人的寿命更短，健康状态更差，健康开支更多。报告从公共卫生体系、个人行为习惯、社会因素、客观环境、政策和社会价值等方面检讨了原因，同时分析指出：过分迷信市场因素，单一依赖高科技，造成道德失范，也是造成这一局面的重要原因。[3]

3. 反思"自然的本体化之误"

"自然的本体化之误"命题源自吴国盛教授30年前的同名专著，

3　吴国盛：《自然本体化之误》，湖南科学技术出版社，1993，第11—18页。

它当时被作为科学哲学的一个母题提出，理论展开与案例分析侧重于物理学范畴。[4] 如今笔者把这一观点引入对健康研究的反思，重点剖析人的物化、对象化、图像化、细节化以及数学化表述五个方面。

以科学认识代替哲学反思：割裂知识与信仰（健康也是一份人生信仰）、知识增长与精神发育（健康观）、技术进步与灵魂安顿的关系，将哲学思维科学化，认定健康科学的生物学奥秘就是健康哲学的终极关怀（信念）。把事实、知识（一阶）当作规律、观念（二阶），从而关闭了健康哲学的门扉。

以图像充当本体，以图像真相（真理）代替哲学本相（真谛）：认为生命只是 DNA 的存在图景，健康则是基因的有序表达，没有基因图谱之外的生命图景；武断地以物理学的解释范式统括生物学（人学）的个性存在与张扬。图像一旦成为本体，真正的本体则化作图像（本末倒置）。这是对生命价值的工具理性解读及精神矮化。

客观知识的"神目"观理解：将生命及健康研究简化为照相机（观察，反映论）与复印机（归纳，机械论）原理，坚守"独立于人，外在于人，优先于人"的客观性以及求真务实的对象化立场，否认"心灵镜头"的存在，不接纳生命演绎中的主体间性，以及灵性、情感、意志、信仰对知识生产的弹性校正。

异在性与先在性之谜：如同"鸡与蛋，孰先孰后"的无解争论，健康与疾病的互为前提也预设了异在性与先在性之间相互纠缠的逻辑怪圈。不正常的健康（病前、病后综合征，中医称之为"有证可辨，无病可查"）以及健康的不正常（阑尾长在左边）与疾病、保健干预的必然与或然关系都成为困扰人们的悬题。亚健康（介乎于健康与非

4　王宁、何裕民：《人道与科技失范的实例剖析——兼评〈全球视野下美国健康情况：寿命更短，健康状况更差〉》，《医学与哲学（人文社会医学版）》，2014 年第 1 期，第 26—30 页。

健康、病与非病之间）的对策（可干预，只警示而不干预）似乎破解了这一难题。

自然的数学化与统计学崇拜：这是生命对象化、客观化研究进程的必然归宿。现代医学使得健康从体验转向测量，也改变了健康的解释模型与路径，数字成为唯一的健康证据，而健康传播的困境在不断质疑健康指标数学化的趋势。其实，由医学科学提供的生命和健康的演化图景与数据是人类科学活动的产物，不具备终极的本体化意义，也不具备穿透心灵的情感力量。新兴的健康（长寿）叙事是对冲数学化描述与统计学崇拜的良策，是连接专家之学与公众之识的新焊点，也是促进公众理解健康的新语境。对公众而言，一打健康数据抵不过一个寿星的健康故事。因此，当下的健康促进不仅需要数据挖掘，还需要故事挖掘和智慧挖掘。

4. 继续反思还原论的视野缺损

要通过持续地对健康研究纲领还原论的反思，从哲学高度获得更大思域（超越生物学，超越技术）的知识整合（统筹兼顾）。还原论在近几十年来一直遭到质疑：一是它脱胎（借鉴）于物理学的细分思维与微观研究路径，缺乏独立的生物学创新；二是它只重视生物学分析单一向度上的拓展，缺乏综合研究的视野和姿态；三是它常常遭到伦理学的质问，被认为将人类生命等同于普通生物，忽视了对人的意志、情感、心理、行为的统合；四是它在方法上"剥洋葱皮"的研究定势大多浸淫于毫发之端，只见树木，不见森林。尽管如此，它在现代生物学与医学研究中的地位依然坚如磐石，无论是每年一度的诺贝尔生理学或医学奖颁奖加冕，还是日常的健康传播，几乎每一项新的健康研究成果都无法游离于还原论的思维和方法之外。然而，也不乏生物学前沿的科学家步入对其加以反思的精神隧道。

斯蒂芬·罗斯曼在（Stephen Rothman）《还原论的局限：来自活

细胞的训诫》一书中写道，还原论的思维方式将无可挽回地导致两重深层的混淆和误解，第一层是将生命的物质体现等同于或归因于生命本身，第二层是仅将生命组成部分之和错定为生命整体本身。[5] 书中他还虚构了两位顶尖的生物学家的对话和争执，揭示了人类还原整体抑或解读生命的艰难历程，以及寻求生命的"一切解释"与"解释一切"的生命真理的荒诞性。

吴家睿在《后基因组时代的思考》一书中写道，后基因组时代的基本特征就是告别还原论与线性思维模型，走向复杂系统理论和非线性（网格化、开放性、涌现性）科学的模型。他声称真正意义上的科学真理都是一种批判性增长的学说，我们甚至有必要复活"活力论"，来重新诠释生命系统与非生命系统的差别——随机性、坚韧性、可进化性，揭示复杂生命体的特殊活动规律。[6] 置身于基因研究前沿的他，还大声呼吁走出"基因决定论"的迷雾，表现出一种彻底的哲学清醒。科学从来就不拘泥于已知的世界，迷恋操控之中的统一性、齐一性，而是向往着未知的天地，追溯着永恒的差异性和多样性。

毫无疑问，人们对于还原论的挑战，旨在超越躯体，超越生物学（进入心灵、历史、哲学、社会学视域），是一种健康认知上的突围。世界卫生组织对健康的内涵重新定义，从躯体无疾延展到心理平衡、社会适应方面。30年后，恩格尔根据这一识见将生物医学模式也扩充到"生物—心理—社会"的大视野之中。如今，医学已经攀上技术主义、消费主义的悬崖峭壁，那里有三个坠落口，分别是健康的人工化、生命的技术化、医学的生活化，人们正毫无选择地飞身下滑。眼

---

5 斯蒂芬·罗斯曼著，李创同、王策译：《还原论的局限：来自活细胞的训诫》，上海译文出版社，2006，第53—55页。

6 吴家睿：《后基因组时代的思考》，上海科学技术出版社，2007，第27—28页。

前有什么，脚下是什么，未来又将如何，大家都陷入茫然。政治家正在为日益入不敷出的保健与医疗费用而一筹莫展，环保主义者正在为青山绿水的失去而泣声悲切，卫生监管官员为不断涌现的添加剂、食品污染事件而身心交瘁，百姓正在为高吊起来的健康欲望未能被满足而愤愤不平，为未能获取优质的保健资源而迁怒于医院和医生，难道健康是一个纵欲的黑洞？国民健康的欲求究竟需要多少技术才可以抵达，需要多少钱才可以买到？这实在是一道无解的悬题。

痛苦如何走向哲学

——痛苦哲学的内涵、隐喻与范畴

一、从疼痛哲学到痛苦（苦难）哲学

痛苦是什么？它是人类的基本困境，是个体生命的存在形式（人类第五体征），是人类社会的基本体验，也是人的社会化的必然代价。人类自从有了疼痛的体验，就萌生了疼痛的哲思，继而有了朴素的疼痛哲学，力求将痛觉的咀嚼升华到灵与肉的二元拷问上来。随着在疼痛体验之上投射更多的社会、心理，乃至政治、经济、文化光斓，人们不仅关注失控、失能、失智等躯体功能丧失之苦，还关注失意、失落、失重等心理之忧，更旁及失恋、失业、失独等社会事件之痛，疼痛哲学逐渐嬗变为疾苦哲学、苦难哲学。在哲学语境里，马克斯·舍勒（Max Scheler）在《痛苦的意义》一文中认为，对疼痛的纵容本质上是拒绝轻而易举地获得快乐和幸福；让·鲍德里亚（Jean Baudrillard）则认定痛苦是人生的"象征性交换"工具，由此来确立受苦的意义，认为它不仅是人生快乐与幸福的映衬与参照物，还是生命意志的磨刀石，是巅峰体验的前戏，是活力人生的源泉与进取人生的催化剂。贝尔特朗·维尔热里（Bertrand Vergely）归纳说，痛苦的意义不外乎生命信号（符号，符号即意义）、悟道（智慧）、宿命回报（报应）、得救（救赎）。在尼采的直觉里，激起人们反抗的并不是痛苦本身，而是"痛苦的无意义"（悲剧性）。[1]人生的真谛就是对苦难的穿越与超越，对死亡的直面与豁达。在医学语境里，一部疾病史就是人类的蒙难史、劫难史，一部医学史就是苦难的抗争史、抚慰史。苦难哲学本质上是患者的哲学，作为亲历者，穿越苦难、咀嚼苦难是患者的疾病境遇与疾苦体验；作为他者同时又是关怀者，回应苦难、阻断苦难是医者仁心、临床疗愈的永恒诉求；而理解苦难、超越苦难，更是人类精神豁然、升华、觉悟、解放的阶梯。

痛苦哲学也是时代思潮的晴雨表，痛苦意识折射出时代的反思。从临床实务上看，患者至上（患者为中心）的医疗服务文化必须建立在苦难哲学的基础之上。相反，技术至上、技术至善主义者常常以各种理由（虚玄，不被纳入循证医学的认知轨道）来漠视痛苦哲学，以实证主义、实用主义哲学来取代苦难哲学的价值深究。从因应疼痛（躯体）到回应痛苦、疾苦、苦难（全人），是当代医学必须完成的一次思想淬火，是人文医学不可或缺的自我警醒与建构。从关注疾病到关注疾苦，从关注病本身到关注病中被疾苦折磨的人，从止痛、镇痛到抚痛、抚慰，都是医疗行为必须要完成的价值拓展，是人文医疗的必由之路。近年来，全人医学模式的兴起、叙事医学为契机的现象学和存在主义哲学的复兴，都为苦难哲学的研究开启了新的航道。深究临床工作中的疼痛治疗，其位阶不高，不是病因学干预，也不一定是发病学干预，而只是症状学、安慰性干预，因此相应发掘不充分。有经验的临床大夫深知，充分止痛仅为初级干预，就疼痛的症状学处理而言，无论是末梢神经的局部阻断还是中枢性神经阻断，都只是权宜

1　贝尔特朗·维尔热里著，李元华译：《论痛苦——追寻失去的意义》，浙江人民出版社，2003年，第9—11、35—43、106页。

之计，而非根本性解决方案。高级干预更多的是关怀、关注、关切、关心和共情，倾诉、倾听和减压，就医患之间的疼痛体验展开对话，深情告知："你说出来，我在认真倾听"，"别害怕，这份疼痛体验我也经历过……"

国际疼痛研究协会关于疼痛的定义跳脱出单纯的生物学视野，认定疼痛是组织损伤或与潜在的组织损伤相关的一种不愉快的躯体感觉和情感体验，是一种与实际或潜在组织损伤相关并包括了感觉、情感、认知和社会成分的痛苦体验。[2] 近十年来，麻醉与疼痛管理逐渐由外科手术外溢到内科的过程疗愈，一个标志性事件是许多医院的麻醉科中分化出疼痛科，它们脱离外科协同的使命，专注于恶性肿瘤晚期的癌痛、生命末期的整体性疼痛，以及顽固性痛经、痛风和慢性疼痛等。从学科建设角度看，止痛、镇痛与抚痛、抚慰的张力考验着这个新兴学科的价值位序，更需要从痛苦哲学的高度来提升其精神海拔。

伴随着慢病时代与老龄社会的快速逼近，安宁疗护事业方兴未艾。慢性疼痛和衰老之苦、别离之苦正在不断聚焦，成为新的社会热点话题，仅仅基于生物学的疼痛干预显然不足以控制、管理好慢病历程，以及深度衰老境遇中的痛苦。究其根本，还是源自工具理性与价值理性的"剪刀差"。1967 年，西塞莉·桑德斯（Cicely Saunders）博士通过分析 1100 个生命终末期病案，提出"整体疼痛"（total pain）概念：包括躯体疼痛、精神心理的痛苦、社会的和心灵的困惑。[3] 因此，安宁疗护病房里仅有躯体镇痛是不够的，还需要心理疏导与心灵抚慰。随着人们熟知的特鲁多人文医疗纲领（有时去治愈，常常去帮

---

2 Raja S. et al., *The Revised International Association for the Study of Definition of Pain: Concept, Challenges and Compromises*, PAIN 00（2020）: 1-7.

3 Clark D., " 'Total Pain', disciplinary power and the body in the work of Cicely Saunders, 1958-1967," *Social Science & Medicine* 49（1999）: 727-736.

助，总是去抚慰）在安宁疗护中的逐渐落地，新的干预哲学产生了，那就是"有时去止痛，常常去抚痛，总是去关怀"。

虽然痛苦哲学与死亡哲学都可归于人生哲学，但两者是一对孪生子、一只双头鹰，生之苦与死之苦息息相关。很大一部分的死亡恐惧、焦虑都源自疾病、衰老的过程痛苦，疾苦心理与死亡心理也存在很多"共轭效应"，甚至潜藏着某种"循环加速机制"，深入研究这些并行规律，可以为临床难题提供连环纾解方案。近年来，死亡哲学逐渐得到重视，也有了较为充分的讨论，但痛苦哲学依然沉寂，这不仅阻滞了痛苦哲学自身的进阶，也无助于死亡哲学的发展。

跳脱出临床实务来探究苦难的哲学化命题，需要对其进行哲学辨析，也就是按照哲学思辨的范式对疼痛、痛苦、苦难的语义、境遇进行哲学修辞分析、隐喻追问和范畴建构，如此才能勾勒出"苦难如何走向哲学化"的认知轨迹。

二、疼痛、痛苦、苦难的哲学修辞

疼痛（pain）、痛苦（pain and suffering）、苦难（suffuring），无论在中文语境还是英文语境，都不是内涵齐同的概念，痛苦偏重于遭逢疾苦的主体，而疼痛偏重于疾苦的体验本身，苦难则侧重于躯体之外的复合感受。即使是非医学专业人士，也能感悟到躯体和心灵的两分与递延。也就是说，当人们不再把疾痛—疾苦仅仅看作一个躯体现象、医学事件，而是看作一个心理现象、社会事件时，哲学修辞就无可回避。劳特里奇（Routledge）公司2017年出版的杰尼福·考恩斯（Jennifer Corns）主编的《劳特里奇疼痛哲学手册》（*The Rountledge Handbook of Philosiiophy of Pain*），开篇就叩问疼痛的性质，以此作为建构疼痛哲学的基石（表现主义哲学、现象学哲学等）；随后从神经生物学、心理学、意识与认识论以及宗教、伦理、法律多个维度展开对疼痛的剖析，临床医学只是其中一个维度。[4] 2018 年，米歇尔·布雷迪（Michael Brady）在他的专著《苦难与美德》（*Suffering and Virtue*）中将苦难与道德、品格作为一对范畴来阐释。[5] 2020 年，劳特里奇公司推出大卫·拜恩（David Bain）联袂米歇尔·布雷迪、杰尼福·考恩斯写就的《苦难哲学：形而上学、价值与规范》（*Philosophy of Suffering: Metaphysics, Value and Normativty*）一书，很显然，三位作者是将既往的疼痛与苦难的哲思交互迭代进行深入阐析，追求更高层级的哲学化认知境界。[6]

奥利维尔·马辛（Olivier Massin）在"遭受痛苦"（Suffering Pain）一节中做了一个三分：疼痛（pain）、苦难（suffering）、负面感受（negative affects）三个概念交互套叠，负面感受是疼痛与苦难的集合，而苦难是悲伤、疼痛的集合，疼痛是躯体、精神感受的集合，其中的精神体验就是苦难。[7]疼痛感受常常在特定的部位（location），而苦难则是相对泛化的感受，没有特定部位，也就是说，苦难感受具有横断性、模糊性、隐匿性、混沌性、不确定性，难以言说，但会产生彼此的互动（interationlity）、丰富的表达（expression）、广泛的同情（compassion）。[8]佛教的人生"七苦说"（生、老、病、死、爱别离、怨憎会、求不得）基本上可以被称为负面感受，既包括疼痛也包括苦

---

4 Corns J. ed., *The Routledge Handbook of Philosophy of Pain* (New York: Routledge Press, 2017), pp.7-10.

5 Brady M., *Suffering and Virtue* (New York: Oxford University Press, 2018), pp.1-10.

6 Bain D.,Brady M. and Corns J., *Philosophy of Suffering: Metaphysics, Value and Normativity* (New York: Routledge Press, 2020), pp.1-17,77,84.

7 Bain D.,Brady M. and Corns J., *Philosophy of Suffering: Metaphysics, Value and Normativity* (New York: Routledge Press, 2020), p.77.

8 Bain D.,Brady M. and Corns J., *Philosophy of Suffering: Metaphysics, Value and Normativity* (New York: Routledge Press, 2020), p.84.

难，但更多的是苦难体验。

在临床沟通中，每遭遇"苦不堪言"与"难言之隐"的窘境，未受苦的"我"（医者）与正在受苦"他"（患者）之间便存在着词不达意的鸿沟。当主诉中出现"隐痛"一词时，一般具有不明原因、部位并不清晰、感受难以言说的特征，可以将其作为疾苦躯体化的例证，背后潜藏着两个可能性，一是社会心理行为失序的躯体化表述，并无确切的疼痛，而是心理、社会、精神遭逢挫伤、挫折的迁移性表述；另一种则是躯体真实痛苦的生物与技术逃逸。其一，疼痛无法显影，既测不准也不可测，且个体的疾苦阈值不一，疼痛量表（疼痛温度计）存在诸多的局限，临床上更多地依靠医者的观察记录与患者的疼痛叙事（强迫体位、眉心紧锁、面目晦暗、表情痛苦、嘴角抽搐、撕心裂肺的嚎叫、低沉地呻吟），如针扎、刀割、火烧、烙铁烙、巨石挤压—压榨一般，感觉如同锉刀挫神经一般，如毒蚂蚁噬咬一般，疼得把脑浆都吐出来了……痛不欲生，痛得天昏地暗，度日如年，顿觉人生灰暗甚至萌生自杀念头（不想活了）。其二，痛苦无法还原：神经递质学说无法解读疼痛机理，内源性镇痛内啡肽分泌有个体差异的或然性。那些试图将所有疾苦与苦难都置于生物学的魔镜之下，继而真相大白的外在化、客观化思维，难以契合存在着难以驯服的内在化、主体化、主客间性之真实世界的疾苦境遇、苦难叙事。

总之，不同于一般的语义分析，哲学修辞更注重价值内涵的钩沉，展现语义背后的历史与逻辑张力。首先，"疼—痛""痛—苦""苦—难"都是二元复合词，囊括了躯体与精神、感觉与幻觉、个体与群体、结果与过程、存在与价值等诸多范畴，从医学辐射到社会、心理、文化，最后归结于宗教、哲学。苦难的基质是躯体的疼—痛，继而延展为身心二元的痛—苦，最终抵达心灵的苦—楚、精神的罹难，汇合为人类无法摆脱的苦难宿命。

三、疼痛、痛苦、苦难的存在与隐喻

从疾苦—呻吟到苦难—呼号，不仅是痛苦程度的递进，作为生命表情，更寄寓着生命希望的残存与破灭之意，隐喻也无所不在。譬如，那些刻画疼痛的词汇，字面上相近，寓意则差之千里，如头疼与头痛、心痛与心疼。"头疼"是标识局部症状的特称概念；"头痛"则是饱含"隐喻"的集合概念，它是人生负面感受的集合，泛指一切烦恼，也包括头疼。"心痛"既是一个特称症候，指心脏部位的疼痛，也是牵挂、惋惜的表达；"心疼"则有亲缘关切的"隐喻"，充满了歧义，会因语境变化而改变所指。"难受"（网络热词"蓝瘦"）、"想哭"（网络热词"香菇"）的症候并不跟某一具体的疾病连接，但却是身心俱疲、生命力耗竭的指征，是心理纠结、精神压抑的"躯体化"象征。

关于疾苦与苦难的隐喻，在凯博文（Arthur Kleinman）的《苦痛和疾病的社会根源：现代中国的抑郁、神经衰弱和病痛》一书中被归结于"疾苦的躯体化"，不仅关涉躯体—精神之间的张力，还旁及跨文化比较的境遇。当个体经历了严重的身心创伤，常常通过身体这一外在化载体（容器）来解释、表达内心的精神和社会苦痛。凯博文认为，这事实上是一种关于自我以及社会境遇中话题与行动的隐喻，身体苦痛决定并调节着个体的感受、体验以及对社会不公境遇的解读。[9]前述的"头痛""难受"（泛化的疾苦）不过是疾苦"躯体化"的特例，极端的案例莫过于已经截肢的战士嚷嚷着肢体疼痛，其痛苦的感觉一部分来自感知惯性与幻觉，另一部分则来自截肢的罪感。

无疑，痛苦意义的精神化呈现出特有的"深井效应"：生命书写、

---

9 凯博文著，郭金华译，《苦痛和疾病的社会根源：现代中国的抑郁、神经衰弱和病痛》，上海三联书店，2008，第 49 页。

接纳痛苦、穿越痛苦、超越痛苦，于苦难中发现意义（灵性），苦难是人生的炼狱（凤凰涅槃，浴火重生，成年礼）、成功的阶梯（人生淬火）。孟子在谈论"生于忧患，死于安乐"主题时，有名句："故天将降大任于斯人也，必先苦其心志，劳其筋骨，饿其体肤，空乏其身，行拂乱其所为，所以动心忍性，增益其所不能。"其中蕴含着苦难哲学的逻辑开阖，精神的升华必然以躯体痛苦作为代价，苦难与快乐是一体两面，相互转圜。

有一些睿智的临床学家也加入了对痛苦哲学的探索，其中就有保罗·布兰德（Paul Brand）。他在自传体纪实《疼痛：无人想要的礼物》（与菲力浦·扬西合著）一书中，表达了"讴歌疼痛"的独特立场，他认定疼痛是造物主的"礼物"（隐喻），是人类的"卓越特权"，是生活中的必需品，是生命疗愈与个体健康的同盟军。这位印度裔（有着禁欲超世的宗教信念）手外科医生、麻风病医生，常常接诊末梢神经麻木（失去痛觉）的患者。在临床中，令他震撼的是一位先天性无痛症患者，对自我摧残行为完全无感。后来他发现林林总总的麻风病患者都有不同程度的疼痛缺失症，由此失去了对于危险境遇的预警功能，这一切都引发他对传统疼痛观念进行反思。于是乎，他大胆地提出了疼痛"礼物说"，以表达人类智者对苦难的别样感激。临床上也有"以痛止痛"（转移说，如针灸将疼痛转变为胀麻感、舒热感）的悖论。因此，许多医者并不期望，甚至不曾想象"无痛的生活"，如果医者手中握有"从这个世界上消除躯体疼痛"的特权，他也不会行使这个权利。[10]

与之类似，关于疼痛有益论（dolorist）的纷争也曾经甚嚣尘上，dolorist 这一术语最早出现在 1919 年法国《时报》的一篇评论文章中，

10　保罗·布兰德、菲利浦·扬西著，肖立辉译：《疼痛：无人想要的礼物》，东方出版社，1998，第 3—8 页，封底文字。

作家兼记者朱利安·泰普（Julien Teppe）通过他的畅销书（《为失常辩护》（*In Defense of Aberrations*）《专横的疼痛》（*Bossy Pain*）与雄辩，将这个术语推入大众视野，成为当时的一个热词。他不仅发表了《疼痛有益宣言》，还创办了《疼痛有益杂志》，其基本观点"我遭受疼痛，所以我在（我痛故我在）"有着浓厚的存在主义色彩。在他看来，疼痛是人性的宣泄，是一种在冗余的、偶然的、虚伪的现代性中挣扎并获得净化的途径，是人类超凡脱俗的理想境遇。"在所有的生理状态中，疼痛是最普遍的也是最强劲的，既在精神方面，又在肉体方面控制着人的全部活动；它不容许欺瞒和妥协，而展现出真实与决绝；它一登场就足够抵消其他所有的意念与欲望，是能够主宰我们生命和生活的因素。他具有超脱世俗的功能与价值，可以激发人性中的同情与悲悯，反省人性中的自私与贪婪、敌意和战争。""极度的痛苦，尤其是肉身的疼痛，就是为了在每一个个体中激发出绝对的理性主义信念，就人类创造与创新而言，它是完美的刺激。"[11] 医生的临床作为，一方面致力于减轻、消除患者躯体上的疼痛，另一方面则更有义务激发患者穿越痛苦之后的精神升华。

若以更大的视野审视人生，苦难是命运与时代的机缘。历史是一架飞驰的过山车，战争、饥荒、瘟疫、动乱总是周期性光顾人类，而且常常是无征兆地降临，于是便有了"四骑士"的隐喻。其启示有二：一是人类终究无法摆脱苦难宿命的纠缠；二是在苦难与幸福的交替中确认人类面对命运的挑战性、主体性，努力倡导并践行人道主义。医学作为人道主义信念的积极倡导者、笃定坚守者，必须见证苦难，在穿越中搏击苦难，继而驾驭、管理苦难，努力为人类造福。

---

11 罗塞林·雷伊著，孙畅译：《疼痛的历史》，中信出版社，2005，第306—308页。

四、疼痛、痛苦、苦难哲学的基本范畴

范畴论无疑是哲学化的高级形式，洞悉疼痛、痛苦乃至苦难的基本范畴也是建构痛苦哲学的内在需求。古往今来，这份理性诉求一直没有停顿，但 21 世纪的苦难哲学范畴应该具有更高的学术境界、更深的思想与价值内涵，以便回应、解读更复杂的临床生活、更先锋的技术境遇。

自从人类开始咀嚼痛苦的生命意蕴，就将其置于快乐、幸福的对立面。因此，从互文性角度开掘痛苦—快乐、苦难—幸福的意义就成为苦难哲学的基本使命。生活中，痛苦与忍耐、个体痛阈差异常常呈现出不同的苦情反应与苦难表达。这背后的支撑是信念（文化与宗教投射）、阅历（年龄与职业）等内在因素，以及医疗关怀与抚慰等外在因素，这使得人文医疗的胜任力在痛苦与干预中的权重起起伏伏，医者对他者苦难的敏感、共情成为医患和谐度和满意度的重要关注点。苦难的人性纾解并非依赖药物，而是依靠解读苦难来去的规律。面对疼痛、苦楚、苦难，患者同样也会经历"罗斯五步"：拒绝、愤怒、讨价还价、情绪沮丧、最后一刻无奈接纳。[12] 接纳痛苦之后的应对思路有三：其一，解决（抗争，制止，包括即时止痛）；其二，直面（迎击，不回避，不放弃生命的目标）；其三，解构（无意义的痛苦）与建构（重新赋予意义）。对于医者来说，面对躯体的精神化与精神的躯体化，抗争疾苦与接纳疾苦并行不悖，此时除了使用止痛剂之外，还可以给予患者痛苦觉悟、苦难解放的人生哲学启迪。以癌痛为例，医者常常会引入克尔凯郭尔的苦难寻因，而着眼于罪与罚（报应说）、辜与伐（好人无辜受难）、蛊与惑（阴谋论）的除魅，旨在帮助患者把握生命感知与生命意志的张力，寻找希望的星光。由于人们

12　罗斯著，邱谨译：《论死亡和濒临死亡》，广东经济出版社，2005，第31—92 页。

常常在疾苦变化中遭逢乐极生悲（悲伤即痛苦）或苦尽甘来的人生转圜，模糊了不幸与有幸，憎恨、诅咒疼痛与热爱、礼赞疼痛的是非边界，经过一番归因分析，享乐主义与禁欲主义（诱惑与决绝）的思索便进入苦难哲学的范畴谱系。"塞翁失马，焉知非福"的信条本质上是苦乐、祸福辩证的觉悟，既不用享乐主义的态度逃避苦难，也不用英雄主义的豪情去轻慢苦难。同样，医疗行为也存在着两面性，一方面消除疾苦，另一方面增加苦难。究其原因，既有医疗事故（有技误施）、临床中突发与不可抗力的意外与无奈（无技可施，有技难施），也有恶劣的医源性战争苦难，如 731 医生、纳粹医生等以医疗手段参与战争杀戮（背叛良知，其心可诛）。

认识并解读个体痛阈与疾苦体验的差异性，需悉心追问疾苦境遇中的客观性与主观性、客体性与主体性、外在性与内在性、外感受与内感受、疾苦感受的集束效应与分散效应、躯体疾苦的凝视效应与社会文化的泛化效应等各种范畴与张力，除此之外，别无门径。疼痛意识的特征十分复杂，它一方面是无意识的、模糊的感受，另一方面又具有高度的敏感性。临床上，疼痛患者既难以言说，又急于倾诉，呼唤认同与理解。现象学家梅洛-庞蒂建构的"可见的不可见性"意念，恰恰为破解疾苦感受的"精准与模糊"困境提供了哲学智慧，他在未完成的手稿中，提出"在场的肉身"(la chair du present) 概念，揭示"正在知觉中的、活动（漂浮、游离）的、带着欲望的、痛苦着的躯体"，以及作为前客观存在的"身体间性"。[13] 人是实在（身体）的，也是存在（感知）的，痛苦本不是某一个或一组绝对值所标定的客观指征，而是实在经历的存在体验的交织。现象学家兼脊髓侧索硬化症患者 S. K. 图姆斯（S. K. Toombs）在《病患的意义》一书中呼唤："医生，你只是观察，而我在体验！"揭示了医生世界与患者世界的两分。相对于医者

13　梅洛-庞蒂著，罗国祥译：《可见的与不可见的》，商务印书馆，2021，第3—4页。

"观察，故我在"，患者的"体验，故我在"更真切地抵达疾苦、苦难的渊薮与本质。[14]临床上，从疼到痛，从疾痛到疾苦，从痛苦到苦难，就是一个不断背弃精准性、迈向模糊性的"返祖"过程，也是医学不确定性与诊疗艺术性的真实呈现。任何"刻舟求剑"的疾苦认知都是幼稚的，甚至是愚钝的。

在循证医学如日中天的当下，疾苦似乎与新兴的叙事医学有更多的不解之缘，把握疾苦、驾驭苦难时更多的不是观察，而是聆听、分享患者的体验。疾苦体验虽有客观性，但主观感受与个体阅历、语言表达的偏好更占上风。相对于外感受的描述而言，患者对于疾苦的内感受、时间性、独特性、偶在性、因果偶然性、主客间性、伦理性依次凸显，这些内容在丽塔·卡伦的《叙事医学：尊重疾病的故事》一书中有专题介绍。疾苦叙事的重要性促使丽塔·卡伦修正医学的目的，不再拘泥于救死扶伤，而是致力于"回应患者的痛苦"。相对于救死扶伤，"回应患者的痛苦"的使命更加期待苦难哲学的完善，也更加关注证据与故事的张力。[15]阿瑟·克莱曼（Arthur Kleinman，也叫凯博文）的《疾痛的故事》丰富了慢性疾痛哲学的范畴，譬如疾苦的"个人境遇与社会境遇""疼痛的脆弱（疾苦人格）与脆弱的痛苦（疾苦的敏感性、漂移性）""生活的痛苦（底色）与疾病的痛苦（叠加）""慢性疾病中的痛苦：欲望与希冀、羞耻与罪感""疾病境遇中的痛苦与死亡逼近境遇中的痛苦""人类学方法与实证研究方法"[16]，这些话题的释出不完全源自学术探索，也来自

14　图姆斯著，邱鸿钟、李剑译：《病患的意义：医生和病人不同观点的现象学探讨》，广东高等教育出版社，2019，第7—33页。

15　丽塔·卡伦著，郭莉萍主译：《叙事医学：尊重疾病的故事》，北京大学医学出版社，2015，第51—85页。

16　阿瑟·克莱曼著，方筱丽译：《疾痛的故事：苦难、治愈与人的境况》，上海译文出版社，2010，第33、63、85、101、172、202页。

他十年间照护身患阿尔茨海默病的妻子（凯博艺）的真实感受与开悟。在需要长期照护的慢病时代，疾苦的泛化弥散到生活的每一个细节、生命的每一个节点。疼痛管理变得日常化、精细化、本土化，患者需要止痛药物，更需要陪伴、见证、抚慰、安顿，以及共情、关怀、呵护，这些有价值的照护技能却被排斥在医学教育的谱系之外，使得专业照护失去人情味。因此，痛苦哲学的新使命是反思以"数字化（证据、算法）"为特征的新技术主义，推动医学教育的改革进程。[17]

　　无疑，痛苦哲学之旅还在斜坡之上，本文对痛苦的哲思也仅仅只是吉光片羽的序章，期待有更多的高人参与这一母题的建构，尤其希望一线临床大夫奉献他们的疾苦叙事，分享自己的哲学洞悉，从而揭示痛苦对医学映射的丰富性，彰显痛苦与生命意志、痛苦与人类文明的张力。

17　凯博文著，姚灏译：《照护：哈佛医师和阿尔茨海默病妻子的十年》，中信出版社，2020，第223—238页。

医改讨论中的哲学思辨

——"夹生饭"效应及其解脱

"五四"转眼百余年，伴随着近代中国救亡与启蒙的时代大潮，科学与民主意识深植中华大地，也派生出诸多新的学术范畴与思想命题。譬如狄尔泰《精神科学引论》中关于"自然科学与精神科学（人文学科）"不同轨范的辨析，涉及主体性与客体性、必然性与或然性、内在性与外在性的哲学叩问；哈耶克《科学的反革命》中关于"理性滥用"（科学主义的傲慢与偏见）的反思，批判了唯科学主义；福柯关于知识权力与规训的批判性解构，衍生出知识社会学的反刍，直接质疑科学的合理性建构与真理性论证。不过，这些多是书斋里的话题，由韩启德先生发起的"科学决策、评估中的民主气候"讨论（从and到of的转身）则贴近中国当代的科学社会化实践，更能回应现实生活的困顿与挑战。

很显然，科学与民主话题或多或少要受到现代化（高歌猛进）与现代性（驻足反思）所纠结的时代主潮投射，存在着"夹生饭"的忧虑：一方面火候不足，未达醇境；另一方面又烧煳了（无论民主还是科学），过犹不及。思想家劳思光先生曾揭示现代性的三重困境叠加并彼此纠结：一是传统与现代化（经验与理性）的对立；二是现代理性的内在缺陷与不完整性（测不准，无能、无力、无奈）；三是反理性思潮暗流涌动，人们对于理性心存不信任。这些思考镜像还是基于理性主义的除昧遭遇，如果再加入民主镜像的反思，则会开启更大的认知涡流。民主源自希腊城邦制度，希腊城邦制是适合小国寡民的一种公民社会协商议政方式，放大到现代国家与全球化议题，则不得不采取代议制形式来凸显公民意志。无论是希腊城邦制度还是现代国家的代议制，无论是一般公共事务还是有关科学技术发展的规划与项目投资、评估，民主议事都是一次正反合的辩证历程，是各个利益主体之间的阳光博弈，而且必须是理想对话现实、战略统帅战术、整体大于局部、标本兼顾、理性感性（经验、体验）兼容，开放而不失焦点、深刻而不片面，批评与建设并举，既不要正方（主流、多数派）的霸道专横，也不要反方（边缘、少数派）的狡黠杯葛，而是正反双方的协商甚至妥协，继而达成意见的平衡与共识。当今社会似乎对前者深恶痛绝，对后者却不以为然，甚至心怀些许同情与纵容。尤其是在"弱者为尊"（反对者、挑衅者总是有理）的媒介社区，这种现象十分普遍，会造成公共事务讨论无法形成共识，形成科学—民主决策"夹生饭"的"舆论厨房"。"夹生饭"正是指科学的不足与过度（滥用）、民主的歧义与民粹的偏激。

中国的医改由经济向度、社会向度、科学（生物学）向度、技术向度、人文（人心与人性、文化习俗）向度等多元镜像交织而成，但人们常常迷信经济学路径，醉心于技术解决方案，进行单向度的科学（物理主义）的决策而缺乏人文的考量。医改还纠缠着民生、民主、民粹的混响，这使得医改的争论陷入"夹生饭"格局。首先，改善民生的诉求很得人心，没有人反对，但民生是一个系统工程，衣食住行、教育、养老、医疗，扶贫助弱和社会保障，都得统筹兼顾，不能将所有的民生资源全都押在某一处。即使将所有的 GDP 投入健康事业，也无法抵达"不病、不痛、不老、不死"的乌托邦。生命的本质（残酷的终极真相）是，生命必然由健康（强壮）走向衰退（衰老）—衰竭（器官功能抵达极限）—衰亡（正熵抵达负熵），由平衡走向失衡，由青春活力走向失能失智。因此，医改中的"需与要"是一个无法平衡的等式："需"（本分）是现阶段社会医疗供给能够满足、应该满足的均等、适宜的健保水准（保基本，保基础，强基层）；"要"（非分）是个人对于医疗的过度期许，如不病、不痛、不老、不死，以及医疗供给与效应的最大化，风险、代价的最小化。如前所述，健与康、病与药，都是一种生命的态度，是我们对待痛苦、死亡和医疗的基本态度。人类的生存风险不可避免，而每个人都渴望不病、不痛、不老、不死的生命境遇。人们会寻求包治百病的药、强力的止痛药（麻醉剂）、长生不老药、起死回生药，但无法实现。公众需要平衡宿命与欲望的关系，需要审视健康观、疾苦观、生死观、医疗观。尤其是医改进程叠加银发（老龄化）浪潮，慢病越治越多，诊疗的战争模型失灵，致病因子（敌人）不局限于外在的细菌、病毒，更多的是内在的生活失速、免疫失控、功能失调、心理失序、价值失落、灵魂失重、生命失焦—失意，更需要走出战壕，放下格斗思维。慢病的病程越来越漫长，诊疗的替代模型（技术化生存）遭遇高代价、低生命品质、躯体功能维持而精神凋零的困境。疾苦与失能、衰老与疾病的边界越来越模糊，使得卫生资源分配、医疗的极限与生命的不确定性、宿命与诱惑的张力更紧绷，人们的健康观、生死观、疾苦观、医疗观的颠簸更剧烈。这绝不是单向度的技术、商业思维所能破解的。人们应抛弃各种对医学的乌托邦式的误读误解，包括认定一切危症可以抢救，苦难、死亡可以阻断，衰老可以延缓，于是求医不甘；认为死亡是疾病作祟，是医学无能，于是死不瞑目。医学并不是技术与财富驱动的法拉利跑车。

生命的无常性、健康的多样性、医疗的不确定性是三道无法逾越的医改天花板，尽管医疗新奇迹让人眼花缭乱，如婴儿可以设计了，基因可以编辑了，大脑可以移植了，病残器官可以 3D 打印替换了，治疗可以精准（靶向）了，濒死可以冷冻了（来日复活），但世界上依然没有绝对的健康、理想的治疗、完美的康复、无憾的别离。健康与衰老、疾苦与诊疗、生命与死亡，都不只是一个技术标准。多少投入才及格？怎样的服务才能令人满意？不可否定，尊重、顺应自然、敬畏生命才是医改的价值底线、伦理原点。

在当下，医改理论（学术）界陷入"神仙打架"的窘境，市场主导与政府主导、乐观情绪与悲观情绪严重对立，政治叙事、福利叙事、经济叙事、科学叙事、伦理叙事交织不清。依据政府主导派的观点：中国应采取政府主导型的医疗体制，市场化非医改方向，医疗是苦难中的需求，医患之间是生命相托，日内瓦共识（人性至上）是基本道德遵循。"深改"就是政府继续加大投入，强化道德、伦理约束。依据市场主导派的观点：公共卫生与医疗服务两分，前者是公共品，后者是市场产品。单凭政府之手无法解决医改难题，资源配置应该市场优先。应该开放医疗市场，按照市场经济规律配置资源，放开价格管制，解除人才身份禁锢。首先市场发育与培育不充分，其次作为民生福利的补偿机制也不到位，再次医疗体制机制有待做结构性调整与修正，但不能将人文素养层面的职业信仰迷失、使命感疲软、伦理失范、道德滑坡统统归结于外在的体制机制。这的确是一碗"坚硬的稀粥"（二律背反）：一方面卫生资源短缺，一方面资源配置不均造成浪费严重；一方面医疗保障不足，一方面奢侈医疗盛行；一方面国民健康、卫生水准不高，一方面国民对生命（长寿）、健康、医学充满着过度想象；一方面技术创新不足而长期追随西方，一方面技术崇拜、工具理性至上；一方面随着技术进步健保费用日益高涨，一方面支付期待仍停留在低水平；一方面药价虚高、商家牟取暴利，一方面药价虚低、质量难以保证，适宜药物快速"淘汰"。

虽的确有个别医院、医生的医疗行为存在唯技术论、唯利是图的偏颇，但只是个别行为却被个别媒体放大为行业集体沦丧，于是医学被污名化、医生被妖魔化，医患关系陷入恶质化的困局。其实，医患关系存在着"火山口效应"：医疗冲突成为一个时期社会矛盾的"火山口"，成为各种社会丑陋现象的媒介代表，成为民众负面情绪发泄的"替罪羊"。这背后是"改革综合征"作祟：改革攻坚时期，利益调整面过大，失利的社会群体产生强烈的不满、怀疑、抵制等愤怒情绪，如医疗改革中商业性（市场性）与福利性（公益性）的比例关系缺乏令人信服的论证与说明。此外，医疗行业服务的普适性，容易使各种医患矛盾、冲突和医疗、药事纠纷成为民生受困的指标性事件。某些情况下，部分医生职业伦理与水准滑落，却依旧坐在云端、不近人情。社会有时也会将医生当圣徒，过分褒扬其职业清贫。某些患者的心态也十分矛盾，一方面逆来顺受，忍气吞声，甘受盘剥；一方面霸道寻衅，铤而走险，伤医毁院。医改步入深水区——岂止是深水区，还是浑水区。李玲教授声言：既得利益集团绑架政策与政府，同时妖魔化政策与政府；各利益攸关方冲撞对立，针尖对麦芒，缺乏价值共同点，也缺乏协商与回旋；是非—曲直、高下—清浊混乱，道德底线屡屡被击穿。

如何理解当下的"深改"？笔者以为，它是冰山底座上的改革，触碰到深层次的矛盾，探索解决根本性、结构性矛盾的办法；它是制度深水区（涉及复杂矛盾和复杂的利益格局）的改革，需要综合配套举措，才能走出"夹生饭"困境。"深改"还是观念"深水区"（灵魂深处）的变革，涉及国民疾苦观、生死观、医疗观的改造。它帮助人们树立正确的生死观，明白死亡不可抗拒，长生不老—长生不死是乌托邦，必须豁达生死；更新疾苦观，明白生命的本相是疾病与苦难，既要抗争，又要调和，必须接纳痛苦；修正健康观，明白绝对健康与相对健康（亚健康）的关系；重建医疗观，放弃战争模型而走向共生模型，放弃技术主义而重视人文关怀与生命品质和尊严；调整福利观，明白有限福利永远也无法满足无限欲望，必须遵循有限福利观，从而规划健康中国远景与医改战略，防止被民粹主义绑架。要知道，任何人，任何时候，死生有序，苦难常伴。死亡是夜幕降临，回到祖先的怀抱。医学治得了病，救不了命。面对疾病，不仅需要技术，还需要敬畏、悲悯、恩宠、勇气。因此，"深改"境遇如同沼泽地行走、沥青池游泳，需要"踏石留印、抓铁有痕"的韧劲。

"深改"还必须直面改革中涌现的新问题、新挑战，如为何改革之后医患矛盾更加白热化？应明白，这是一场"凌汛"，就像北国春天开河时的灾难。如同法国思想家托克维尔在《旧制度与大革命》中指出的，最危险的时刻通常就是开始改革的时候，此前人们忍受着苦难，以为这是不可避免的，而一旦有人出主意想消除苦难时，它就变得无法忍受了；然而，被消除的流弊似乎更容易使人觉察到尚有其他流弊存在，于是人们的情绪便更加激烈，虽然痛苦的确已经减轻，但是感觉却更加敏锐。

总之，世界上的医改林林总总，但没有最好，只有更好，逃不出芝诺悖论，倒霉的箭永远射不到幸运的鸽子，阿基琉斯永远追不上乌龟。不充分、不平衡的矛盾只能缓解，无法消除，卫生资源、医疗制度的缺损配置与医学的职业目标、国民健康诉求无限提升之间存在永恒的缺口。在生命、苦难、死亡、衰老面前，灵魂安顿与升腾是一个不断觉悟的历程。

辑二

大师启蒙

奥斯勒：毕竟是大师

威廉·奥斯勒先生的名字已经很久没有人提及了，最近出版的一本演讲集《生活之道》让我们重新认识了他。他的确是一位大师。尽管他生活的时代已经过去150余年了，逝世距今也一百余年了，对于习惯一切朝前看的当代医界来说，可能会认为其人其言已经腐朽落伍。其实不然，其"人"是近代医学史上的一座"昆仑"，其"言"充满职业洞察，其"智慧"穿越时空，他对当代医学职业生活依然大有裨益。

威廉·奥斯勒，1849年出生于加拿大，1872年毕业于加拿大麦吉尔大学医学院。当时，北美的医学教育比较粗陋，奥斯勒便负笈欧洲，在伦敦、柏林、维也纳进修生理、病理、外科、神经科与实验室技术，两年后回国执业并回母校执教，开创了"床边教学体系"。1884年他受邀赴美国宾夕法尼亚大学医学院，完善其临床教学的建制和流程。由此，他在医学教育界声名鹊起。1889年，他受命执掌新成立的约翰·霍普金斯大学医学院的医疗和教学组织工作，提出"以病人为中心"的教学原则，一方面完善了住院医师制度，另一方面改进了临床实习制度，使得约翰·霍普金斯大学医学院成为全美最优秀的医学教育机构和临床医学中心。奥斯勒1905年退休，举家迁往英国，兼任牛津大学的医学讲座教授。1919年5月，风烛之年的他出任牛津古典学会会长，同年12月底去世。奥斯勒是北美现代医学教育的开拓者、提升者，不过，他的成就主要不是在知识发现方面，而是在医学教育、职业生活拓展和职业精神塑造方面。他系统提出了近现代医学的三大困境：一是历史洞察的贫乏，二是科学与人文的断裂，三是技术进步与人道主义的疏离。它们至今依然阻碍着我们的医学和医疗的发展与改革。

一、叩问职业真谛

奥斯勒关于医学职业生活的建构是从职业叩问开始的，他认为行医是一种以科学为基础的艺术，是一种专业而非交易，是一种使命而非行业。今天看来，这富有强烈的理想主义情愫。他始终觉得医生绝不只是在治疗疾病，而是在医治独一无二的个人，一个活生生、有感情、正为疾病所苦的人。他深信医生的职业承担的是万世不变的人类悲伤和痛苦，如果医生不能奋起创造奇迹，纾解人类面对的悲剧，这一永恒的伤口就将成为难以承受的苦难。只有认识到这一点，医生才会在职业生涯中找到宁静和幸福。正是因为尊崇这样的职业观，他对医学生的思想与行为有严格的规范，譬如：医生必须有"整体的眼光与宁静的心灵"，临床工作中三条基线是"思路清晰，心地善良，心灵平静"，医生应该是那种"胸怀理想，眼界开阔，于历史渊源有过深入涉猎，能够洞察生命底蕴"的人。

他告诫学生，从事医学职业必须心存敬畏，不仅要对真相心怀敬重，而且在追寻真相的过程中，要虚心面对我们所遭受的困难。医生的三大敌人是无知、冷漠、堕落，医生的职业迷失常常表现为沙文主义、民族主义、地域主义、门户主义和派系主义。

奥斯勒劝导学生在整个职业生涯中都要寓学于医，把握好专与博的关系，认为专精必须辅以大眼光、大思维，并留意一门知识在其他领域发展的现状，否则就可能陷入所谓专家的峡谷。他十分重视智慧的养成，而医学教育的主要缺陷就是重知识、轻智慧，所谓"知识迎面而来，但智慧踟蹰不前"。在他看来，知识与智慧，绝非同一样东西，甚至不太关联。知识是在自家脑海里塞满别人的想法，智慧是在心灵深处聆听自己的脚步；知识常常以自己知之甚多而骄傲，智慧却以自己所知有限而谦卑敬畏。

他最先意识到新科学与旧人文的不匹配，意识到医学科学与医学人文之间正在失去平衡，认为人们过分地强调科学，很容易就会忽视医学的人性关怀与怜悯，而如何在科学和艺术之间找到平衡点，则对医学院的教学提出了新的挑战。恰恰是现代科学的异常发展有可能毁了自身，专业化在今天是大势所趋，但已经把专业切割得七零八落，人们困在琐碎的迷阵中失去了整体感，无论在哪个领域里，人们都陷在以利益为前提的小圈圈中，而且目光短浅。他开出的"药方"认为，"科学与人文互为酵母"，相互播撒、融合在各自的学术生活中。这在今天看来依然很有启迪意义。

二、拓展批评生活

在医学大师奥斯勒的学术生活中，批评是一个重要的侧面，可以说，没有批评就没有他心中的价值标杆的矗立。正是凭借不凡的批评眼光，才造就了他的睿智和深邃。这也揭示了奥斯勒的精神发育、价值创新不只是博采众长、独具慧眼，也源自犀利深刻的批评生活。

无疑，在历史上许多医学大师的职业生活中，职业批评都是不可或缺的，但不同于一般的拘泥于表象的蹇促批评、喜怒牵系于情感波澜的即兴批评、剑走偏锋的侠客式批评，奥斯勒展现的更多是对医学历史的鸟瞰与重温，对学术思潮的考量与思考。他极富建设性的理性批评，充满隐喻，透出潇洒、冲合、圆融，展现出独上高楼的哲人批评与思想家批评的风范。

1892 年，奥斯勒编写并出版了《医学原理与实践》（The Principles and Practice of Medicine），之后它成为当时最重要的教科书之一。此书运用了大量最新的微生物学、显微学和化学知识，在实用的病理学知识基础上建立了系统的疾病诊断和治疗体系。它随后被翻译为法、德、西班牙文和中文，在全球广泛使用。这一年，明尼苏达大学医学院新楼落成，邀请奥斯勒致辞。主办单位希望借重他的声名博取社会青睐，他却大谈医学教育改革的重要性，在致辞中声称"好大学不在大楼，而在学术使命感"。而学术使命感来自何方？正来自历史批评培育的洞察力。于是，他发愿要重新书写医学史，因为"五六十年来，史家在追溯历史轨迹时，大书特书的都是了不起的成就、伟大的发现及显赫人士的不懈努力，对于道德（责任）感的缺失以及由此带来的职业懈怠，都未曾做只言片语的认真批评"，而自此以后"新历史意识总算已经觉醒"，医学史等同于专科成就史的书写范式面临着崩塌，需要被重新书写，继而重新厘清医学的初衷。

对于一位临床大师而言，以新的批评眼光来改造医学史谈何容易，为此，他负重前行 20 年，终于在 1913 年出版了《现代医学的演化》（The Evolution of Modern Medicine）一书。它其实是奥斯勒在耶鲁大学系列讲座的结集，全书六章，编年通史格局。他以丰富的文献收藏与扎实的历史叙事重现了医学的演进历程。此书开篇是医学的起源，分述了古埃及医学、亚述及巴比伦医学、希伯来医学、中国和日本的医学之概貌，重点介绍了古希腊医学的构架（包括医神阿斯克勒皮俄斯、希波克拉底及其著述、亚历山大医学校），还特别评述了盖伦的功绩。对于中世纪医学，他并非一笔带过，而是尽可能发掘其现代元素，认为它既包含北意大利医学校的发端，又对拜占庭医学、阿拉伯医学有所传承。他还重点述说了医科大学的兴起，客观评价了中世纪的医学研究与医学实践，又旁及占星术与疾病预测的现象剖析。对于欧洲文艺复兴时期，他的笔墨重点泼洒在解剖学、生理学、病原学的兴起之上，介绍了安德雷亚斯·维萨里（Andreas Vesalius）与威廉·哈维（William Harvey）的贡献。奥斯勒并非厚古薄今，对于现代医学的兴起与发展，他也毫不吝啬笔墨，曾大篇幅评述内分泌研究与生物化学进步，以及预防医学的兴起。奥斯勒在给编辑的一封信中将他的这一系列历史主题的演讲描述为"一场跨越时空的飞行扫描"。实际上这只是一种对历史长河的鸟瞰，但细节异常丰富，耐人寻味：从原始人恐惧的情愫，迷信的情结，生命的护身符，神灵主义的疗愈观和对疾病的恶魔臆想，到现代理性主义的兴起，既往医学发展的起承转合都可以追溯到生命关怀和疾苦拯救信念的连续感……不同于其他专门史家的著述，奥斯勒的历史叙事有极强的个性，原因一是他对远古，尤其是古希腊文献的娴熟运用；二是他对主流医学史视点之外冷僻的人与书的挖掘。虽然时过境迁，现代医学最壮丽的篇章没有出现在奥斯勒的书中，但他的历史观与索微穷根的精神依然不可轻慢。他随后的批评亦无处不显示出其历史洞察力的深邃。

古往今来，医者的冷漠都是职业批评的主要靶标。1905 年 4 月，奥斯勒在他对美国医学界的告别演说中，将无知、冷漠、堕落视为医生职业生涯中的三大敌人，其中以冷漠为甚，他视其为医者最危险的劣性。许多人即使可以告别无知，拒绝堕落，却无法走出冷漠。它伴随着技术的进阶似乎愈演愈烈，一直饱受道德的严厉鞭挞。对此，奥斯勒的批评角度却彰显着自己的定见，"冷"并不可怕，可怕的是因冷而漠视，以及冷漠背后的技术傲慢。而在临床境遇中，医者不可以随着患者、家属的情绪而起舞，此时，必要的冷恰恰是优点，有利于对病况与趋势做出判断和驾驭，以医者特有的冷静、神圣、沉稳去平息患者与家属的躁动情绪，以忍耐、韧劲去闯荡未知的、充满不确定性的救治迷宫。

奥斯勒对批评修辞的讲究也是常人所不能及的，譬如他笔下常出现"彻底的品质"一词。他将"彻底"作为批评的标尺，那何为"彻底"，怎样才"彻底"？它不仅是职业的底线原则，是人生价值的底板，是终极价值的张望，还关乎人性的皈依与灵魂的救赎。在职业生活中，它是使命感和均衡感。在他看来："医学是艺术，而不是生意；是神圣使命，而非商业。"要达到"彻底"，既需要技术的精进，更需要人性的滋养；既需要具备达到"彻底"的清醒头脑，还需要慈悲的心肠。因此，医者要与一切不当的牟利行为划清界限，保持内心的澄澈。许多人将"彻底"只解读为学业与学术上的专精，奥斯勒认为那是误读，因为专精必须辅以大眼光、大思维，否则就可能陷入所谓"专家的峡谷"，只有深度而无宽度。长期局限于一个小领域会引发洞察力的丧失。

每一个时代都有自己的批判锋芒，当今时代，人们常常把科学主义、技术主义的异化，以及消费主义、资本主义的腐蚀挂在嘴边。但在奥斯勒的时代，科学的面团刚刚发酵，技术的嫩苗也刚刚吐绿，医疗消费基本上在低位徘徊。即使如此，奥斯勒也没有放下批评的武器，他以独特的敏锐提醒医界警惕极端的民族主义、地域主义、派系主义、门户主义与沙文主义，其核心是沙文主义。沙文主义是一个政治术语，因法国士兵沙文（Nicolas Chauvin）而得名，他狂热地拥护拿破仑一世的侵略扩张政策，主张用暴力建立法兰西帝国，这是一种病态的国家主义。医学学术上的沙文主义则表现为自我狂妄、唯我独尊，无法与他人合作，更容不得他人的批评；放大一点半径，就是过于维护本学派、本门户（本学校、本国度）医学的正统性，大搞近亲繁殖，完全不承认医学探索的多样性，只能一病一药、一病一术，贬低甚至否认其他替代医学的价值。因此，奥斯勒大力谴责那颗孕于猜忌、长于无知、不容异己的世俗之心。这样一颗狭隘的心，对任何非我族类的人和事都怀有敌意，甚至视之为寇仇。因此，我们要倡导整合主义，要敢于跟地域主义对抗，"知识无君王，唯才智是尊，亦无贵族，唯才子是问"。

在上文提到的1905年的告别演说中，他特别急迫地告诫科学的医学界接纳采用顺势疗法（Homoeopathy）的同业，甚至认为应该相互借鉴，"一个医师只满足一种体系的时代落伍了，对于一群拥有相同高贵传统、相同疗愈信念和目标，立志于拯救苦难的人，只是因为使用的药物不同，持有的干预主张不同，就将他们记入另册是不明智的"。在奥斯勒看来，医神阿斯克勒皮俄斯的袍服足够宽大，完全容得下多种诊疗思维、路径、药物，乃至各个不同的学派对医学不确定性、多样性、艺术性的学术贡献。联系到国内部分中西医之间的龃龉，奥斯勒一百年前的批评似乎又有了新的针对性，他的忠告似乎并未过时。

回望奥斯勒的批评生活，会发现它具有一种特别的气质，那就是现代技术主义的哲学透视与古典人文主义的深情呼唤。在他看来，科学的医学已经遁入过度的专门化境地，认知不免陷入偏狭，现代科学的异常发展有可能毁了自身。这实际上预设了当下科学主义、技术主义、消费主义批评的路径。古典人文学说的断层尤其让他痛心。晚年，作为牛津古典学会会长的奥斯勒爵士不时发出警世恒言，提醒人们忽视古典主义的人文传统是要付代价的。恰恰是希腊自由城邦的历史昭示我们，热爱生命中高尚而美好的事物，足以促进民主建设的发展。而当今世界的问题是，在一种以势为尊的文明中，这种热爱是否仍然得以开展？答案是不确定的，奥斯勒最后给我们留下一个问号，也为时代批评生活的内核留下一个充满悬念的谜团。

三、追求职业幸福

奥斯勒不仅建构了临床医学的理论与实践模式，还开启了对职业价值的全新认知与理解。他的职业使命感催生出对职业幸福的全新解读，其职业品质修炼观点也为职业幸福奉献了一眼生命的甘泉，并开掘出一条通往职业幸福的羊肠小道。在奥斯勒看来，职业修为（修养、修炼）与职业幸福互为因果，有怎样的修为，就有怎样的职业幸福；相反，职业幸福有多浓烈，职业修为就有多自觉。

首先，医学的职业幸福建立在特别的职业诉求上。自希波克拉底伊始，医学就并非只是谋生之术，还是危难中救死扶伤的疗愈之术，是人类健康守护神的使命之选。因此，在奥斯勒的医学人文演讲中，他多次强调医学是神圣使命，而非商业、生意。因此，其快感超越利害得失，富有高下清浊的价值内涵，是一种身心俱悦的大快活。究其根本，医学的职业幸福是一份心灵收获、精神愉悦。从医学史角度来看，医院最初是慈善救济所，敬畏、悲悯之心和体贴、关怀之情构成医院的空间意识与场所精神，尤其要拯救那些贫病交加的患者、弱者，扶贫济困才是医者的价值之基和愉悦之源。

在奥斯勒心中，职业的使命抵达只是医学职业幸福的内容之一，职业幸福的要义是过程快感，即对生命、疾病、健康不确定性的驾驭，对诊疗过程、康复过程艺术化的抒写。奥斯勒命题（医学是不确定的科学与可能性的艺术）是对医生职业幸福的终极激发。疾病的科学认知上时时处处都有盲点，存在着永恒的不确定性，而但凡科学的内容大都是确定的，不确定性实际上是稀释医学的科学性，它不是纯粹的科学。生命无常，疾病的可能性、复杂性、多样性，诊疗技术的艺术性、个性，患者的主体性、精神性，这一切都在对冲着医学的客观性，影响着疗愈与康复的转归。医学是手艺，技艺有美感，每一次治疗、每一台手术都是唯一，其中渗透出一份难以言说的艺术感，也在对冲、稀释、软化医学的科学性、齐一性、标准化，好医生都希望在科学性与艺术性之间保持张力。科技与艺术塑造了医者的双重职业性格，医者也获得了双重幸福的机会。

人类跟疾病的周旋历经千年，竞争（较量）、征服（成功）、加冕（愉悦）、狂欢（幸福）的大戏不断上演。漫长的岁月里，人类每每被疾病所压倒，被死神扼住喉咙，因此医学的每一次突破，都是认知与控制疾病的一次革命，都是一次艰辛的跋涉。"宝剑锋从磨砺出，梅花香自苦寒来"，当人类有了征服疾病的科学与技术利剑，闻到了健康生命的梅花清香时，医生、医院、医学的成就感就会油然而生，职业幸福的暖流也就悄然地涌上心头。然而，奥斯勒又警示我们，今天的职业幸福并非终极幸福，医学的不确定性是永恒的，艺术性更是无所不在。旧的疾病被认识、控制了，患者疗愈、康复了，新的疾病或新的亚型又会冒出来，更可怕的是"技术进步，患者就医感受更差"的悖论的出现。技术主义不是唯一的良方，技术与人文双轨并进才是解决问题之道。医学事业就是不断砥砺奋进，不断追求成功并往复品尝职业幸福之果的生命历程。

奥斯勒在自己的医学人文论述中，特别提及医者职业幸福的禀赋命题。1889 年，在告别宾夕法尼亚大学的演讲中，他首次提出医者和谐与幸福源自宁静无波的心境。所谓宁静，就是在任何情况下都保持冷静与专心，是在暴风雨中的平静，是在重大的危急时刻保持清明的判断，是志若磐石、心如止水、宁静致远。其内心不是透明，而是澄明。在这里，宁静不是一张白纸、无欲无求，而是心中装着未来，装着更大、更高的职业价值追求。如此才能放下眼前的利害得失，用更辽阔的心胸去包容、消化职业奋斗中的烦恼、苦难、挫折甚至失败，对冲执业中的共情不能与职业耗竭。在奥斯勒看来，我们不幸福的原因，是因为眼前微小的浮云遮蔽了远方的天际线，要在临床生活中获得真正的职业幸福，就必须战胜职业交往中冷漠、傲慢、贪婪的心魔。

晚年的奥斯勒还洞悉自身的潜能边界，提出"职业有涯"，即一定要"知老而退"，豁然地把事业的接力棒及时交付给中青年一代，要从提携中青年成长中品味自我价值，从晚辈脱颖而出中体会职业幸福。

医学价值与价值医学

——韩启德先生与《医学的温度》

一

韩启德先生出新书了，书名很质朴，叫《医学的温度》；篇幅也不大，属于大师小书，收入韩先生近年发表的文章二十篇。此书分三辑，第一辑为主干，有十篇文章，论及医学大趋势及现代性反思；第二辑谈学科嬗变与生死母题；第三辑谈职业主体意识与人文精神追求。

叩问医学的温度，不仅是对这个技术时代兼消费时代医学特征的揭示，也为医学的现代性迷失注入一针清醒剂。现代医学因"高"而"冷"，深究起来，技术主义是"高冷"的动因。冷漠是现代医学的罩门，奥斯勒早在一百多年前就曾指出医学的三大弊端之一是冷漠。非人的技术总是冰冷的，道德失范加速了这一进程，但医学终究是人的医学，人性的温情是永恒的诉求。"高冷"的医学自然不能被容忍，亟须转型为"高暖"，这既指就医体验，也是医学发展的新境界。其解决之道就是韩先生在书中倡导的技术与人文平衡发展。

回望历史，在医学的低技术时代，温存、温情、温暖、温馨，是对技术无能的补偿。因为没有特效药，医生只能抚摸患者的额头，把患者抱在怀里，发挥安慰的效应。特鲁多的纲领就是关怀大于治疗，目的疗愈性很稀缺（有时去治愈），只好追求过程疗愈（常常去帮助，总是去抚慰）。医学进入高技术时代，温情、共情的价值逐步让位于精准，高效的技术干预显得不再重要，果真如此吗？其实不然，在慢病时代、老龄化时代，技术干预显出疲态，"战争模型""替代模型"都变得无力、无奈，重新转型与升华。在书中，韩启德先生登高一呼，意在以对"医学的温度"的沉思来唤起医学人文精神的复归。当然，复归之路不平坦。记得十年前，韩启德先生为北京大学医学人文研究院的题词即为"让医学回归人文"，大有深意。韩先生的"回归"有四重意义：一是回顾历史的温情，他近年大力倡导医学史教育，认为医学的经纬离不开历史的启示；二是回望出发的地方，不忘初心，无论是希波克拉底"德行技艺"的全面发展，还是《黄帝内经》中"德全不危"的警示以及孙思邈"大医精诚"的训诫都有此启发；三是回应时代的挑战，解读现代性危机（异化）的根由，回答为什么"医学做得越多，抱怨越多"；四是呼应未来与理想（技术与人文共进、共荣）的呼唤，引领现代医学的航船抵达生命与健康的彼岸。

关于这本书如何品读、品味，每个人都有自己的见解。笔者的理解是，可以用儒家经典中的佳句"致广大，尽精微，极高明，道中庸"来归纳。"致广大，尽精微"是一种两极体验，韩启德的医学生涯也经历了低处（村医）与高处（院士）的变焦。他早年在美国埃默尔大学做分子药理学研究并未固化思维，形成管状视野；相反，他常常跳出微观思维、靶点思维，进入全人（身心社灵）思维。因此，韩先生的视野在微观与宏观间自由收放。"极高明"是指他超凡的隐喻，"医学"的温度不是"医者"的温度，而是生命关怀的温度，是针对人类疾苦的社会照护的温度，而不是偶尔一次诊疗体验中的温度、医患交往中的温度。"道中庸"是恰到好处的平衡感，书中内容不止于批评，更致力于建设。如书中他对体检中对象化、证据主义的批评，对循证医学刻舟求剑式的刻板思维的质疑，还有对叙事医学的推崇与倡导，追求"找证据"与"讲故事"的互补、理性与经验的统一、主体与客体的融合，等等。

读书还需读人。韩先生这几年针对老龄化时代的快速降临与社会生死意识的矛盾，大力倡导新生命观，推行"安宁疗护"与"尊严死"，取得很大的成绩。善终是世界性难题和困境：一是生命尽头的人可否选择安详地离去，而放弃代价巨大的急救措施？二是生命和死亡的权利属于谁？尤其对临终或患有不可治愈的疾病要忍受巨大痛苦的人来说，他们有没有权利决定放弃自己的生命？时任全国政协副主席的韩启德先生在深入调研的基础上，全力促成了 2016 年 4 月全国政协第 49 次双周会的召开，并且将"安宁疗护"作为会议主题。这次会议将姑息治疗、安宁缓和医疗、临终关怀等称谓统一为"安宁疗护"，完成 21 世纪医学价值的巨大转身。追求安宁（安详、安顿），而非安全、安康，倡导疗护（照护、介护），而非疗愈、疗效，医者工作目的的迁移带来医疗救助观念的转变、调整。医疗干预对象不只是单纯的躯体，而是全人与身心灵；干预手段不只是喂药、打针、做手术，还有故事与叙事、音乐与戏剧、生命回顾、人生意义重建；临床思维不再胶着于生物技术的充分介入，而拓展到生命关怀、个体尊严、生活品质的改善。

韩先生对笔者在北大举办以生命教育与死亡文化为主题的"清明论坛"给予了很大的支持，每届论坛都莅临并做主题演讲。他在第二届论坛的发言就收录在他的这本书中（《感悟死亡》）。笔者清晰地记得，在第一届（2018）论坛上，他自豪地宣称自己"将会死得很好"，因为"我现在就有死亡的准备"，所谓"善终就是有准备的死亡"。要真正维护死亡的尊严，必须让"医疗"与"殡葬"携手并进，而不是分割运作，因为"尊严死"不仅包括不选择伤害性的医疗干预，还包括逝者提前对离世那一刻的妆容，以及其后入殓、送别、悼念、安葬、追思等仪式的安排。为此，他让笔者约了中国殡葬协会李建华会长一起详谈，了解我国丧葬礼仪的变迁，及对慎终追远等文化内涵的继承。

细品本书，从书名到书中的主题与文字，都十分平和、温润，这就是韩先生的文风。在 2012 年北医建校 100 周年纪念周上，韩启德先生用"厚道"来归纳北医百年的精神气质。这两个字蕴含着十分丰富的道义、道德、道行、道术和想象，思接千载，意通万象。如今，这两个大字由欧阳中石先生手书，立在北医大门口的泰山石上，诉说着北医人闳阔深远的价值追求。

二

如果说这本书的主题与内涵深深触及了百姓就医感受的冷暖与温凉，以及医患关系的疏离与和谐，那只是观其表象。韩先生的睿智与深刻在于直击医学的价值与价值的医学，此处绝非玩文字游戏。韩先生书里有两个价值在交锋，前者与后者的语义与境界有别、尺度与诉求殊异：前者追求有用、有效、有理的工具理性，后者追求有根、有德、有情、有趣、厚道的价值皈依。可以这么说，前者只是医学的职业价值，而后者则嵌入了人性、人道、人文等人类价值夙愿，意在叩问人类价值谱系中的医学该何去何从。

叩问医学的温度，隐含着对诊疗失温的警觉，而失温的背后是人文价值的失焦、失落，工具理性的盛行，前辈大师对此早有洞悉。韩启德先生在书中谆谆告诫人们，应该向历史求答案，对医学现代性之谜的探究，中医学史不可或缺。联想到他 2017 年后，在北大筹建创设科技医史系，并亲自出任首任系主任，新身份的第一场校园公开学术演讲的题目就是"医学是什么：从历史演进看医学的现代困惑"，大有深意。无疑，史学化、人文化、哲学化是许多大科学家晚年的三大觉悟与转型，类同于白石老人艺术风格上的衰年变法，别有洞天。很显然，韩先生研读历史、书写历史、讲述历史，不是发思古之忧情，而是借此来透视医学的真谛与现代医学的价值遗缺，更加精准地丈量科学、技术、医学互动中价值风标的进步，洞悉现代医学的来路与前路、初心与皈依。

智者同忧，睿者共识，医学史家罗伊·波特（Roy Porter）曾在《剑桥医学史》中不无沮丧地抱怨，认为人们从来没有活得这么久，活得这么健康，医学从来没有这么成就斐然；然而矛盾的是，医学也从来没有像今天这样招致人们强烈的怀疑和不满。20 世纪 60 年代，美国新罕布什尔州达特茅斯学院曾举办一场"现代医学的良知问题"研讨会，会议主席是微生物学家 R. 杜博斯（R. Dubos），此前他出版了一部质疑现代医学的专著《健康的幻影》（Mirage de la Santé）。这场会议规模不大，但与会者声名显赫，有牛津大学荣誉内科教授 G. 皮克林爵士（Sir G. Pickering）、时任 WHO 总干事齐索姆斯（B. Chisholms）、美国神经外科学奠基人彭菲尔德（W. Penfield）、著名内科学家 W. 麦克德莫特（W. McDermott）、诺贝尔医学奖获得者及遗传学家 H. J. 缪勒（H. J. Muller）、美国总统科学技术顾问 G. 基斯佳科夫斯基（G. Kistiakowsky）等科学家，以及《两种文化》的作者 C. P. 斯诺（C. P. Snow）和《美丽新世界》的作者赫胥黎等人文学家。会议首次发出医学遭遇现代性危机的警讯，认为其缘于医学技术的长足进步带来健康乌托邦的幻觉，越来越多的专家认同技术万能、技术决定论，相信技术进步将解决一切人类疾苦问题，甚至能逼退衰老与死亡。与会者提醒世人思考理性的医学如何在科学实在与生命存在、技术与人性之间保持张力，让医学真正回归人性，而不是任凭技术主义的惯性去泯灭人类良知。当代医学思想史家詹姆斯·拉·法努（James La Fanu）在其专著《现代医学的兴衰》（*The Rise and Fall of Modern Medicine*）中回顾了现代医学的百年飞跃，在他看来，正是科技革命，尤其是大科学和大药业催生了新技术的不断涌现，使得临床医学演化为临床科学，临床医生演变为医学科学家和技术工程师，病人成为试验者，甚至沦为非人化的小白鼠。伴随技术至善主义的抬头，技术至上、观察至上的观念盛行，必然带来医学的去神圣化、去主体化、去情感化，而使之滑向对象化、客体化、数据化。医疗逐渐偏离救死扶伤的目标，大药业主导诊疗指南与临床路径，检查、处方越来越多、越开越长。于是悖论产生：医学做得越多，医生受到的质疑和责难越多，医学被污名化、医生被妖魔化越甚，医患关系越紧张；医疗技术越进步，健康知识越普及，老百姓误解越多，社会对健康越焦虑，人们对医疗安全越恐惧。如前文所说，在死亡面前高技术也是无效技术，无法阻挡死神的脚步，只会让濒死的痛苦延长；现代医学越发达，人们对替代医学越热衷；高技术越普及，卫生费用支出及家庭负担越沉重，因病返贫的落差越惨烈，穷生富死越严重。因此，全社会豁达的疾苦观、生死观、医疗观、福利观的确立就显得十分重要。

披览全书，不难发现，韩启德先生并不拘泥，也不满足于先辈的思辨向度、深度与结论，他发愿用自己的思想烛火照亮医学发展之路，为医学反思续写当下的篇章。无疑，现代医学提速增效，犹如驶上高速公路的跑车，各位新老司机尤其需要打起精神，紧握方向盘，脚心在油门踏板与刹车踏板间交替。在韩先生看来，科学是一辆极速赛车，不仅需要关注其提速功能，也需要时常检查刹车和倒车性能，人类价值才是福祉所在。对此，许多科技激进主义者并不认同，他们基于"应然—必然"逻辑行事，仿佛手中有了"榔头"（新技术），满眼都是"钉子"（靶点），都要"敲打"一番。在医学领域，一些任性的"创新"不仅造成患者利益受损，还将导致科技伦理的危机。2018 年，基因狂人贺建奎违规从事婴儿"基因编辑"就受到了法律与道义的惩处。科学共同体对此类问题也越来越警觉。有鉴于此，韩启德先生在书中再次强烈呼吁：敬畏生命，回归以患者为中心的价值医学。

韩先生在书里，倡导人类价值为先的医学目的和使命，不是高头讲章，而是贴近医学实践的思维导引，从这一视角出发，他辩证地审视了癌症"三早"（早发现、早诊断、早治疗）理念，深入剖析"中国版"过度诊断、过度治疗的内在根脉、悖论，对当下流行的循证医学、精准医学进行了理性分析，对新兴的叙事医学倾注最大的热忱予以培植、引领，富有哲思地叩问生死母题，最后阐述了以"厚道"为皈依的医学职业情怀。

肿瘤的高发、难治、预后不佳，导致"三早"防癌、治癌理念的泛滥，无论普罗大众还是专业人士，都对此深信不疑。作为病理学家的韩先生却扯起了反思的大旗，因为肿瘤是一个大的疾病种类，发生、发展的规律并不一致，有陡进型，也有缓进型，还有一些惰性癌（也称"懒癌"）如前列腺癌、甲状腺癌，一些中老年的病程延续期甚至超过剩余生命预期，完全可以听之任之、不予理睬，因此不能一概以"三早"论治。随着医疗检验技术的长足进步，某些疾病愈发步入"是癌非癌"的灰色地带。譬如，PET-CT 这类高分辨检测仪器的普及，加之中老年体检频次的增加，许多肺部的"毛玻璃"征象被筛查出来，是继续观察，还是立即手术切除？是保守应对，还是激进治疗？医患双方都在纠结。癌症普查还带来假阳性病例的涌现，他们（她们）不仅是"陪绑者"，甚至还因此无端接受了手术与药物治疗，而且"帽子好戴不好摘"，甄别假阳性需要更大的勇气和更多的专业资源投入。因此，"三早"理念需要因病制宜、因人制宜，不分青红皂白地一味强调，不仅会造成医疗资源的极大浪费，还会让许多疑似患者受到无端伤害，得不偿失。在中国，过度医疗许多都是因为"三早"而启动。

医学界一直强调求真务实，逻辑实证主义思维主导了临床与科研的全程，凡事拿证据来说话成为医学界的"铜规铁律"，对此也要辩证地应对。医学是人学，有情感、心理、社会因素的投射，疾病不只是仪器的测量结果，也是病人的主观不适；不是非黑即白的客观事实，而是存在诸多灰色地带的人为判读；更重要的是，医疗行为不是客观中立的技术应对，而是包含商业算计的消费行为，医方存在巨大的自由裁量权。由此而言，客观性与主观性、理性与感性间，必须保持张力，而不能刻舟求剑、死守规范。书中，韩先生列举了高血压诊疗的认知案例。高血压仅仅是一个危险因素，不加控制可能造成卒中的危险，但正常血压如何界定？理想血压、标准血压、临床血压之间存在着认知差别，一味地追求理想血压，势必造成大规模防治格局的利益化漂移。如使用进口药还是国产药，在防治高血压的效果上差别不是很大，但卫生资源利用效率、患者可承受性评估则存在巨大的落差。因此，韩先生劝导我们，要讲证据，但不能唯证据论，要探索符合中国人口特色的疾病证据体系，继而形成适合中国患者的临床诊疗共识。我们不可将生命中的危险因素都放大成为疾病，而应最大限度地凸显"以患者为中心"的价值诉求，绝不能被医药利益集团所裹挟。循证医学不限于技术层面，甚至不限于经济和社会层面，而是关乎医学根本宗旨和目的。

20 世纪医学需要检讨的地方不少，因为其核心是技术至上，这使得医学远离人文，医学与社会的隔阂、误解加大，部分医者见病不见人、懂病不懂人、治病不治人，过度医疗愈演愈烈，医学深陷市场魔力场而不拔，医患关系恶化。究其根本，就在于医学初衷的褪色，医学目的的漂移。这一问题的解决之道是回望初心，回归人文，但这需要路径，需要思维矫治。韩启德先生敏锐地捕捉到"叙事医学"对医学现代性危机的疗愈价值，于 2011 年 11 月在北京大学举办了第一次"叙事医学座谈会"，热情地将叙事医学的新理念、新方法推介给中国医学界。无疑，患者来到医院求助医生，动因是痛苦的体验，叙事医学创始人丽塔·卡伦因而将医学的目的由"救死扶伤"转变为"理解、回应患者的痛苦"。因此，医生不仅需要找证据、做决策，还需要听故事、讲故事，在故事里寻找人类苦难的根源，继而共情、反思，建构医患和谐关系，从全人维度帮助患者走出痛苦和疾病，同时也接纳痛苦与死亡。经过韩启德先生的鼎力推动，如今叙事医学的幼苗已经育成一片小树林，未来将长成参天大树，探索、创新中国式的"技术—人文双轨诊疗模式"。

"精准医学"是近年流行于医学界的时髦概念，源自"人类基因组计划"的先期成果，也是美国前总统奥巴马任内的两项医学攀登计划（精准医学、脑科学）中的一项。美国在这一项目上投入不大，但它后来被推崇为前沿医学的标杆。一些科学家闻风而动，募集大量资源，拉出决战前沿的态势。韩启德先生对此头脑很清醒，他认为：一方面，生命是一个巨大的复杂系统，存在着永恒的不确定性，如同"芝诺悖论"，医学只能不断逼近精准而不能抵达终极精准，且在生命境遇中，没有绝对精准而只有相对精准；另一方面，在当下，基因层面（生物大分子）的探索与系统层面（如脑肠轴、身心交互）、器官层面（多学科协作）、细胞层面（细胞组学、蛋白组学）的探索各有优势，研究的战略布局不应该偏废，厚此薄彼必然造成医学研究生态的失衡。

价值医学的"引擎"不只在专业技术的修炼，还在"厚道"医风的养成。在韩先生看来，厚道有两个基点：一是人格的锻造，利他、纯粹、有爱心、有责任；二是学术风范的养成，宏阔、深邃、有学养、有见识。人们常常以"桃李芬芳"来形容门下弟子辈出，而在韩先生心中，桃李固然绚烂，却不及胡杨那般坚毅，它们傲然于天地苍穹之间，耐得住风霜与干旱，历千年而不枯、不倒、不朽。

韩启德先生很景仰冰心老人，多次在师生聚会的场合朗读其温馨的散文："爱在左，同情在右，走在生命路的两旁，随时撒种，随时开花，将这一径长途，点缀得香花弥漫，使穿枝拂叶的行人，踏着荆棘，不觉得痛苦，有泪可落，也不是悲凉。"念到动情之处，他坚毅而慈爱的身形定格为一座大山。

三

该书的文字是有温度的，书前书后、书里书外满是亲历的生命故事，其人文觉悟始于作者儿时一次温暖而温馨的住院经历，于是乎书名就叫《医学的温度》。此书名也是他一篇著名演讲的题目，题中之义在于唤起现代医学的人文性，"温度"的意涵总是让人联想到医患之间的共情与关怀、悲悯与仁爱。其实，韩先生的笔底另有波澜，其意在以温度为切口，捅破现代医学的异化之窗。如果说个体温度可以"外测"，医学的温度则需要历史与哲学的"内视"，本质上是一份源自批评"内意识"觉醒的职业反思。

医学与温度的关系由来已久，在医学史上可以一分为二，即早期的内测自评与晚近的外测他评。自从伽利略发明了温度计，医生就有了精确测量体温的行为，有了对体温曲线与疾病规律的诸多认知，如典型的疟疾、出血热的热型图。这之前，人们只是凭体感去感知温度，这就产生了生命境遇内感知与外感知的分野，内外有别而并非高低之差。一些疾病并非都表现在体表温度的变化上，何况还存在测不准与测不全的盲点与盲区。譬如，结核病的潮热伴盗汗，是一种体内的烘热，但体表温度波动并不明显。温度计的历史不长，经华氏、摄氏两度改良，走进临床生活不过两百余年。人们依稀可以记得诊室里的一瞬，温度计伸入口腔（成人）、肛门（儿童）、腋下（通行），护士拔出后，对着灯光一滚（读数）一甩（复原）的姿态，如今这些早已被先进的电子遥感技术所取代。国内新冠疫情防控期，一些交通要冲安装了体温遥测装置，以粗筛往来旅客的体温，从而预判感染风险，成为一道抗疫风景。

凡事都有利弊，温度计的出现强化了体温测量的客体化、外在化，却遮蔽了主体化、内在化，于是乎人们遗忘了体内热度乃至内心痛苦的内在化体验。医者不在乎"蓝瘦"（难受）、"香菇"（想哭）的感受，逐渐形成了单边主义的诊疗观。无疑，对医学现代性的质疑就在于其单向度的偏失，过分重视客观化、外在化，由此导致对主体化、内在化的遗忘。早年读李时珍《奇经八脉考》，字里行间蹦出一个奇怪的词汇"内景反观"，当时囫囵而过并未深究，随着阅历的增长，忽然有些回味。什么是生命的"内景"，又如何去反观？它是具象生命，还是抽象意识？是具身体验，还是反身体验？医学的温度就是一道学科"内景"，表面上不可探测，完全是一份内感知，只能揣度，继而引发内省性反思。由此联想到韩先生近年来对叙事医学的鼎力倡导，也在于要扭住疾苦的"内感受"与临床认知的"内意识"不放。叙事医学的核心是"共情"与"反思"，在他看来，医患共情就是对他者疾苦内感受的临床确认与习得，医护反思不过是学术批评内意识的觉醒，由此可以带来对技术至善的诊疗决策与干预行为的重审和矫正。

韩先生撰写《医学的温度》深意何在？依笔者看，在于透过对职业"温度"的价值剖析，抵达生物（躯体）与生命（全人）、实验室与真实世界、循证与叙事、理性与经验、高新技术干预与温情照护、工具理性与价值理性的互洽，意在培育医界的批评意识，开启医学的批评空间，甚至也包含着建构医学的批评语汇，呼唤医学的批评学派。不过，笔者以职业批评家挑剔的眼光审视，医学批评还是一块未及深垦的荒原，尤其在中国医学界远不及文学批评、艺术批评、史学批评那番有阵仗，那么有章法。因此，这项工作还需拓荒式的探索，尤其需要有先醒者的锄起锄落作为示范和引领。

说起批评，人们会深究批评的角色与权力。在这里，角色不只是对身份的掂量，还是基于阅历的主体意识；权力则是福柯所言的知识势能，谁来批评与批评谁，都很重要。人们更希望聆听过来人的批评、亲历者的批评，而不睬隔靴搔痒的批评、无病呻吟的批评。论阅历，韩先生的一生有着过山车一般的巨大落差：他早年考入上海第一医学院，却因为"文革"半路中断了医学学习，没有经过临床课程就担当起中西医汇通的全科医生。经过十余年陕西临潼的乡村医院摔打，他成为一方名医，更是百姓信赖的良医；改革开放后考入西安医学院，回到病理生理学园地里耕耘；后赴世界顶级研究型大学埃默尔大学的实验室从事分子水平的药物受体研究，从仅凭几盒青霉素外加几包苏打粉就敢包治大型工地数千民工的常见病，到心血管药物受体的亚型筛选之微观世界里去探秘，几乎可以称之为两极体验式的医学研究与临床历练；还有后来 30 余年的医学教育管理经历，15 年的国家最高层级参政议政经历，唯有在这一块沃土上才能深植思想丰赡的参天大树。

虽然该书篇幅不大，但蕴含的批评主题却很广：既有对百姓生活中感受真切的体检迷雾的拨开，对健康焦虑与过度诊疗的正本清源，对细分语境中医者临床决策思维板结的松解，对生死、痛苦、恐惧与不安的剖析与安宁疗护事业的建构；也有对还原论的除魅，透过思想史的棱镜对 20 世纪医学现代性迷失的针砭，对技术—人文断裂的深深忧虑，对资本驱动下医疗公平与可及性滑落的抨击，对证据主义旗幡下循证医学的反思；还有对生命多样性、医学不确定性前提下精准医学诉求的质疑，对疾苦文学与现象学哲学、人类学新路径催生下的叙事医学中国化的建设性点拨。

基于现有的医学教育范式与医者学术养成，批评能力不会是一种本能的反射与分泌，而是新的习得性反刍，需要对学术养料的重新咀嚼与反思寻味，需要在职业的学术生活中强化一种被称为"批评生活"的节目，由此训练观察力，激发创造力。

细品韩式批评的哲学内核，其中贯穿着逻辑实证主义纲领与现象学（存在主义）纲领的对话与张力。分子生物学（还原）路径与人工智能（整合）路径的互补，构成一部现代医学的昌明史。列文虎克是第一功臣，他发明的显微镜打开了生命与疾病的微观世界，也开启了逻辑实证主义的方法之门。作为病理学家的韩先生深有体会，早先是由病原微生物发现带来的传染病精准防控的成功，如今是人类基因组学、细胞组学、蛋白组学展示的疾病微观图景，为丝丝入扣的病因治疗奠定了坚实的基础。然而，过度的客观化、外在化也让医学深深陷入还原论、机械论、决定论的泥沼，需要一种反面敷粉、反弹琵琶的对冲。于是，哲学上出现了现象学的思想异端。在现象学（从布伦塔诺到胡塞尔）看来，批评即内省（反身性的审视能力，向内质疑的惯性），它源自事件感知、实践感知（外感知、客体感知）与理性直觉（内感知、主体感知）的交互投射，能开启科学世界与生活（真实）世界、生理（物理）现象与心理现象的对话，继而萌生历史、哲学洞察（内观察）与后反思（内意识）。其"燃点"是历史与哲学的操练，因此，韩先生十分重视青年教师、医学生的医学史与医学哲学素养修炼。在韩先生的书里，能深深地体会到哲学是一块磨刀石，磨砺之下出锋芒。如果说医学科学是显微镜作业，那么哲学就是一面多棱镜透视（广角镜、望远镜与显微镜的融合）；如果说科学是攀岩，那么哲学就是穿越中的超越术，既能钻进去，又能跳出来，既在山中，亦在山外。

人们惯用的一个批评策略是"深刻的片面"，攻其一点，不及其余，韩先生似乎对此不很赞成。他有一笔名"容之"，寓意是批评者的胸襟要宽阔，要实事求是、就事论事，不可预设批评对手、对象的失陷、失落，然后再去鞭挞。披览《医学的温度》，不难发现韩式批评的文风是质朴冲合，透出理性与诗性的统一，文章意象中既有纵横驰骋、宏大叙事，也有小桥流水、曲径通幽。乍一读风轻云淡，细细琢磨则气象万千。在信息时代做一只"井底之蛙"太拙，做一只"井外之猴"又太虚，要更多地培育"虎气"，虎踞龙盘，钟灵毓秀。平时他对事严谨，对人却厚道宽容：一方面是学术研讨环节不留情面的犀利批评，直击靶心，从不含糊；另一方面是育人环节的温暖关怀。他鉴定真问题的能力，以及分析与批评、论证的能力，拨云见日，彰显出方家的不凡见识与洞察。他的批评通过解构、反思来抵达更大格局、更高品质和更合理方向的建构，是更高层次的学术忠诚与奉献。他的批评文字如同他的书法作品，柔中见刚，透出一份外圆内方的人格风范，既力透纸背、切中要害，又叙事说理、娓娓道来，没有厉声呵斥和尖刻嘲讽，如同超级剑客，眼中有剑，心中有剑，唯独手中无剑。

论及批评的真谛，另一种路径是"出格"，跳出庐山看庐山，这一跳却是脱胎换骨，乾坤翻转。譬如韩先生在书中呼吁别把危险因素当作必然病因，不可把医疗干预作为人类健康的决定因素；他还颠覆了肿瘤诊疗一律"三早"的军规，着力研究"懒癌"，争取找到理想的鉴别惰性癌的诊断指标，避免过度剿杀，提出"以病灶为中心追求癌症的早发现、早诊断、早治疗缺乏意义"；他还质疑了当下多如牛毛的临床指征与临床指南的合理性，如庖丁解牛般娴熟，深入剖析了当下诸多医学前沿风景中技术正确性、必然性与道德正当性、伦理或然性之间的分歧，揭示应然（能做）与必然（必须做）的分离；他还努力弥合技术的"冷"（冷静、冷漠、冷酷）思维与医患之间的"热"（热情、共情）期待的鸿沟。

韩先生书中反复提及医学的"初心"。关于初心的根脉，很少有人去做修辞分析。何为初心？它既是一份原本，是历史积淀，是使命感；也是一种本原，是真理之上的真谛，是终极价值。韩先生笔锋之下，着实进行了双向阐释，原本的意义通过历史回溯可以寻觅，本原的意义却需要重新发现。在《内在体验》的作者巴塔耶看来，对生命终极价值的认知常常是疾苦、生死内在体验的一种衍射、延伸和抵达。如果说痛苦尚有一定的共感特征，那么死亡本质上是一种陌生的"内感知"，在大多数人的生命经验谱系中阙如。中国文化的认知境界是开悟，彻悟生死与苦难。何谓开悟？就是获得一份身心的豁达。为谋豁达，人们需要踏勘医学的边界，重新丈量宿命与诱惑、青春与衰老、健康与疾病、快乐与痛苦、生存与死亡之间的距离，去捕捉纯然与相对的张力。医者也需要重新定义客体与主体、证据与故事、观察与体验、理性与经验、因果必然性与偶然性、外在时间（单位时间）与内在时间（度日如年）、精准决策与混沌驾驭，似乎也应该收放自如，而不必固守执念，要回归"以病人为中心"的价值医疗。

医学终归是人学，医道必然重温情，如何才能成为一位有品位的医学批评家？素养又何在？借用韩先生给予北大医学部青年教师的期望：站得高一点，看得远一点，时刻想到自己的历史责任，首先做一个好人，一个合格的知识分子；同时，要永葆自由的学术眼光，把问题看小，把趋势看大，把书读薄，让思想精深，把文章写短，却意蕴悠长。

性学亦人学
——《性心理学》与霭理士的精神世界

每个民族都有自己的"塔布"（taboo 音译，指禁忌）。在中国文化中，人生讳言的话题大凡有二，一曰性，二曰死。它们都与医学相关，却又不限于医学。譬如，性学就不局限于性医学、生殖医学，而是关涉人性、人伦、人格；死亡也不只是急诊室、癌症的起死回生奇迹。它们都论及精神发育的阶梯，两者都循着身、心、社、灵的轨迹盘旋。关于性的话题，今天似乎已经不再忌讳，论及这一份除尘脱魅的启蒙之功，应该追溯到民国年间知识界的努力。其中，潘光旦先生功不可没，由他主译的《性心理学》一时洛阳纸贵，迄今还留驻在知识界诸君的书架之上。至于死亡话题，随着社会老龄化的加剧，以及安宁疗护事业的长足进步，也被逐渐纳入自由、公开讨论的话题谱系。

一

无疑，对于每一位正在读或者准备读《性心理学》的朋友来说，这本书都会让他们触摸到心中的"民国快门"，读此书仿佛正在打开一本"民国相册"。无论是镜头里的人物，还是镜头外的人物，都是一位非凡的民国翘楚；重读他们的文字，处处荡漾着历史的温存，如"目次"里的译注者潘光旦，推荐者费孝通（潘的学生），《霭理士传略》译者胡寿文（潘的女婿），还有"目次"外的周作人、鲁迅、周建人、施蛰存、张竞生，这些人以及他们身上不褪的光环，围绕《性心理学》译注、推介和纷争而展开的各种兴趣盎然的故事，都让霭理士（H. H. Ellis）"性心理学"的思想与学术大戏的登场显得格外隆盛。

这是一群有故事的人。先说说他们的故事，再来细聊霭理士与他的《性心理学》。

第一位要浓墨重彩推介的自然是译注者潘光旦先生。论学术贡献，他是我国著名的优生学家、社会学家、民族学家和教育学家，却唯独没有性学家的头衔，在他身后流布的四卷本《潘光旦选集》（潘乃谷、潘乃和选编）中，收录了他关于家族制度、优生学、人才学、心理学、民族与社会、教育与思想的评论、诗歌、笔记及译作。他的译作不少，但选集中仅收录恩格斯的《家族、私产与国家的起源》，《性心理学》虽是他的重头译作，但因已单册刊行，未被收录。选集凡600万字，性学的文字不过5—7万，十分之一略强，其中首推他关于"影恋"的研究《冯小青》，篇幅约占一半；其他涉及性的主题有"性与教育""性与社会""性与民族"等。潘光旦关涉霭理士的文字不只是《性心理学》，他于1934年从霭理士洋洋六大卷的《性心理学研究录》中辑出《性的教育》与《性的道德》单册刊印，收入上海青年协会书局出版的"青年丛书"，这两本书可看作其在性心理学方面的试水之作。1939年11月，潘光旦开始译注《性心理学》，该书其实是霭理士六大卷性心理学研究系列的汇编版，被编为第七卷。英国思想家罗素对此书评价甚高，称其"实在精彩，值得钦佩"。在潘光旦译注告竣之前，有一位叫冯明章的译者已率先译出部分章节，于重庆出版。由此可知，当时知识界识珠的慧眼不少。

在民国知识界，由于杂学家周作人的热烈举荐和悉心推赞，霭理士的性学研究不乏拥趸，潘光旦仅仅是其中的佼佼者，其特点是立足于系统研修，忠实于原著，实诚译注。相形之下，一些书局编辑、机灵文人走的都是浮光掠影、"蹭热点""捞浮油"的路数，其书名不可谓不时髦，甚至花哨，但都没有沉淀下来。相对成功的出版物有张竞生的"霭理士心理译丛"（约有20多种，如《性冲动的分析》《女性冲动》《女子性的变化》《性期的现象》等）。这些读物囊括了霭理士性学思想的精华，译文也不乏可读性，但终因"第三种水"风波，张竞生背负庸俗化恶名而被学界嘲讽和市场淘汰。更值得一提的是，在潘光旦译《性心理学》1946年由商务印书馆刊行的前一年，1945年重庆的文摘出版社出版了冯明章先前的译本，该译本守"信"翻译，未做注释，也曾一时风光，重印了四次，但在潘译《性心理学》出版刊行之后就不再热销，原因或许与译文、注释的功夫有关，或许与出版机构的品牌有关。

抛开出版环节的作者与译者间的文字交集关系，勾连潘光旦与霭理士的东西不唯性学，更有思想范儿、学术性格与学人气息间的交蕴，因此，《性心理学》的翻译工作不只是知识转述，而是精神接力，生命与生活韵味的仰息，乃至对人性黑洞的透析和"通家气象"的共同开启。性学不过是他们精神约会的驿站。如果说他们共同培育了人学特质的性学，一定不会招来歧见，因此，潘光旦1933年9月7日以英文发表在《中国评论周刊》上的一篇介绍霭理士的文章，题目就叫"人文思想家霭理士"，算是他对霭理士学术向度的定格。无独有偶，《潘光旦选集》的代序出自其女婿胡寿文之手，篇名也叫"潘光旦与新人文史观"，称其岳翁治学不拘栅格，毕生为人文主义理想而搏。

说起民国时代性启蒙运动大幕后的推手，周作人先生功莫大焉。他早年留学东瀛，且深受日本文化影响，最早从白桦派作家那里感受到霭理士的思想魅力。大约在 20 世纪 20 年代，霭理士有关性心理学的著作就在日本翻译刊行，并获得知识界，尤其是文坛的热捧。白桦派作家与评论家都以谈论霭理士为荣，周作人也未能免俗。不过，与那些热闹一阵子的霭理士信徒相较，周氏与霭理士有着十分相投的杂学旨趣与文字趣味，同样的博闻与逸放。因此，他一生都在关注霭理士，最早可追溯到 1916 年，周作人第一次在文章中译介并引用霭理士；也有学人认定为 1918 年的《爱的成年》。后来周作人这样形容自己对霭理士的感情："我读了之后，眼上的鳞片倏忽落下，对于人生与社会成立了一个见解。" 最晚可检索到 1961 年《知堂回想录》之六"最初的印象"。有专门的研究统计，周作人共有 66 篇文章提及或论及霭理士，引文几乎全都出自他自己的翻译，而非转引他人的译介。他曾专门节译过霭理士的文字，辑成《霭理士感想录抄》（载《语丝》1925 年 2 月，第 13 期）；他还写过许多篇专文来介绍霭理士的人生观，如《霭理士的话》，以及专门论及猥亵和文艺与道德（《猥亵论》《文艺与道德》）；他曾著文热烈推介霭理士的《性心理学》，认为该书表达了已经 74 岁的霭理士"一种很好的人生观，沉静、坚韧，是自然的、科学的态度……参透了人情物理，知识变了智慧，成就一种明净的观照"。1934 年 12 月，左翼作家胡风发表《林语堂论》，称霭理士的时代已经过去了。周作人旋即以《霭理士的时代》给予直接反驳，并对胡风大加讥讽。不久，鲁迅加入，却是站在了胡风一边。这成为20 世纪 30 年代中期一场不大不小的论争。周作人绝不认同霭理士的时代已经过去，此外，他还在自己多产的杂文创作中多处引述霭理士的观点，譬如论生活的艺术（1924 年《生活之艺术》）、论女性的解放（1918 年《爱的成年》）、论恋爱的贞义（1923 年《爱的创作》附记）、论无事不值得研究（1923 年《结婚的爱》）、论道德之无用（1924 年《教训之无用》），以及对伪道德、伪文明展开批判（1922 年《可怜悯者》）。1922 年，汪静之《惠的风》发表后遭到文坛攻讦，周作人随即发表《情诗》予以辩护，声称违拗旧道德的"不道德"，正是情诗的精神。

在民国年间的知识界，品读与译介霭理士是一种时髦，不唯周作人，还有他的哥哥周树人（鲁迅）、弟弟周建人，周氏三兄弟都曾研读译介过霭理士。1925 年，周建人以"性的无知"为题节译过霭理士的《性心理研究》片段，刊于《妇女杂志》；1930 年译过《生育节制》主题，收入光华书局刊印的《进化与退化》。郁达夫也是霭理士的拥趸，译介过他的《易卜生论》，但他不认同霭理士对易卜生遗传血统的分析；海派作家施蛰存、叶灵凤也不曾免俗，喜谈霭理士，甚至还波及左翼文学阵营的胡风、金仲华，曾经结伴与周作人辩论"霭理士的时代是否过去"。这些足见霭理士在民国文坛的吸引力。

得益于民国杂驳学风的熏染，潘光旦译的《性心理学》是一部不纯粹的翻译稿。一般的译作，译者只忠实于原著；在这里，译者不仅忠实于原著，还忠实于主题，忠实于中国读者，于是在译文中大量加注（不是为那些难解的术语加注，而是补入大量自己所做的中国本土调查与研究），目的是使得这个话题愈发丰满，愈发走进中国读者的生活，这使得这本书的话题借由原著而更加本土化。从译原著、释原理到译生活、思母题，从"译述而不作"到"译而精思、译而补缺、译而发凡"，时光荏苒，人们还念念不忘潘译本，并把他的注释跟原著内容相提并论，足以证明其学术价值。

时过境迁，性心理学的研究面临着方法学的巨大更新，心理学告别乡土，走进实验室，走进性行为的声光电磁探究，步入即时精细观测时代。研究手段的"鸟枪"换"炮"，其本质却是以循证为特色的实验心理学取代以人类学为特色的描述心理学；以性的行为图景、具象性、必然性，取代性心理的意象性、臆测性、或然性；随着性的生物性凸显，而性的生命本色褪去，将情与欲的生活境遇抽离。这是我们怀念霭理士，渴望重读《性心理学》的理由，在生物与生命、生物与生活之间，我们宁肯有所牺牲，有所保留，而非一味地随波逐流。

二

我们还是把注意力拉回到原作者霭理士身上。20世纪在霭理士笔下只是一个肇始，大幕徐徐拉开，展现的是人类性观念风云激荡的橱窗。霭理士（1859—1939）80岁的人生几乎平均分割，19世纪与20世纪各半；他的学术志趣也是两分，文学与医学各半。因此，他的性学知识光谱十分杂驳，谜面是生物学、心理学，谜底是哲学、伦理学、社会学、人类学……

霭理士是19世纪末至20世纪初英国著名的性心理学家、思想家、作家和文艺评论家。作为一位具有划时代意义的科学家，他终身从事人类性科学和性心理学研究，致力于探究性和人类精神世界之间的关系，是性心理学研究的先驱，也是一位具有开疆拓土意义的思想家。他在哲学、宗教学、社会学、美学和文学批评方面的著述同样令世人咋舌称赞，他为冲破和摆脱宗教、道德和习俗对人类思想的禁锢而不懈努力，成为开启新时代曙光的人。

霭理士"左顾右盼"的学术野性跟大航海时代，以及他的船长父亲不无关系。1875年，他16岁，天资并不算太高的霭理士在英伦完成初中学业，毕业时除了法语课程颇为出色之外，并没有太多可炫耀的亮点。对前程有些迷茫的他登上了父亲的海轮，驶往东方世界去探奇。他的目的地本该是南亚次大陆的印度，却被告知那里的气候不适合他羸弱的身体，于是中途被扔在了澳洲，在那里漂泊了四年。孤悬海外必须自食其力的他颠沛流离，做过代课教师和微型私立学校的"头儿"，但工作都不是很称心。让他惬意的是澳洲旖旎的自然风光，还有漫无边际的自由阅读，其中有两本书形塑了他后来的性学趣味：一本是法国人类学家凯泰（Quetet）的《人体测量学》，它唤起了霭理士最初的身体意识，以及对性别意义上"性"的关注，以至他最初的性学研究专辑主题就是男与女；另一本是欣登（Hinden）的《自然的生命》，这本书让他接纳了当时很时髦的生物进化学说。据说，他在澳洲也曾遭逢几位香草美人，萌生过丝丝朦胧的恋情，但并未碰撞出刻骨铭心的爱情。在个人情感方面，霭理士是晚熟的，也是拘谨的，直至32岁才在职场中觅得知音，与作家艾迪斯·李（Edith Lee）缔结良缘。可惜的是两人并未白头偕老，艾迪斯女士先他23年而去。其后，他的私生活中并未传出什么绚烂的风流轶事，这与人们想象中性学家多愁善感、情史丰富的形象相去甚远。

要在思想脉络上认识霭理士，还要先认识当时的英国文豪托马斯·哈代（Thomas Hardy）。付了高昂学费考入圣·托马斯医学院的霭理士却师承一位文学大家，而非医学、性学大师，颇有些奇怪，这就是霭理士的另类。他的精神脐带不附着在本门本派（科学化）的先贤身上，而是在旁门左道的他山老道身上，这在今天的学术师承谱系中根本不可能。他还不是一般的追慕，而是亦步亦趋的追随，把大量的时间、精力投入"文学创作与批评"生活之中。哈代年长霭理士19岁，原本是一位小有名气的建筑师，后来迷恋上文学写作，便改弦易张，先是写小说，后来专攻诗歌创作，作品凸显出鲜明的地方特色、悲剧色彩和宗教反叛精神，代表作有《德伯家的苔丝》，一举奠定了他在英国文坛的霸主地位。霭理士正相反，以偏理科的医学生素养跻身于哈代作品的职业文学评论的行列之中，据说他的文笔与思想剑走偏锋，搔到了哈代的痒处，得到其本人的首肯，于是他很受激励并一发不可收拾，将大量的时间、精力投身于文学创作、批评，以及文选编辑之中。1879年，霭理士成为医学生，虽然与医学"缔结良缘"，却心心念念着文学这位"情人"，把大量的时间投入文学阅读与写作。性学兼备叙事性与证据索微，横断于文学与医学之间，正好成为他二元思维的结合部。霭理士学术性格的怪异在当时引出许多奇闻，据说他曾因参加文学界的聚会而错过毕业考试，通过补考才最终拿到医学文凭。在获得医学博士的那一年，他出版了平生第一部散文集《新精神》，随后一发不可收拾，先后出版了《心迹》、三卷本《感想与评论》，甚至还不满足于文学批评，亲力亲为去尝试文学创作，1922 年 63 岁时刊行第一部小说《堪歌溪谷》。纵观霭理士一生的著述清单，性学作品还是第一位的，1894 年他出版了《男与女》，这本看上去像文学作品的小册子其实是一本性心理专著，其内容穿越人类学与心理学，抽引出男女性别、性征、性趣、性能的差别，也成为他七大卷性心理研究的序曲。随后，雪球越滚越大，霭理士相继撰写了一系列性学主题的专著，具体书目有《性逆转》、《性冲动性质的分析》《恋爱与痛楚》《女子的性冲动》、《人类的性选择》、《性爱的象征现象》《解欲的机制》《妊娠的心理状态》、《性与社会》、《羞怯心理的进化》《性的季节性现象》《自动恋》、《哀鸿现象和其他若干补充说明》，这些作品后来都扩充、汇编到他关于性心理学研究的卷帙之中，也是第七卷《性心理学》的基干话题。西方评论界认为，霭理士倾力于"性的现代化"，其贡献可以类同于韦伯之于现代社会学，爱因斯坦之于现代物理学。

人们都说左顾右盼生光辉，他山之石可以攻玉，霭理士的杂学带有深深的 19 世纪的痕迹，也使得他的性学研究在今天"但见树木，不见森林"的学术共同体看来基本上属于出格、脱轨的"筚路蓝缕"之作，恰因如此也呈现出"横看成岭侧成峰"的别样风采。很显然，霭理士的作品都是富有人文主义气质，以人类学叙事、弗洛伊德式的心理分析见长的精神画卷，与 20 世纪那些拘泥（聚焦）于群体性调查、性心理实验的专著完全不是一个路数。

那个被称为维多利亚的时代弥漫着禁欲主义的思绪，性意识上恪守着拘谨、刻板甚至保守的理念。在位 64 年（1837—1901）的维多利亚女王无疑是一代旷世女杰，在她的勤勉治理下，英国出现了科技、经济大繁荣，殖民地、财富大扩张，开启了英国历史上最强盛的"日不落"帝国时代。矛盾的是，女王的长寿与后来较长时间的寡居，以及执政风格的强势同时也造就了历史上以"性保守"著称的"维多利亚时代"。在她朴素的意识里，性欲只能服从于生育，一切非生育目的的性欲都是色情。于是，她极力提倡女性贞洁，大肆取缔私娼与风月场所，试图扭转由财富激增带来的社会淫乱风气。她还颁布法令严格管控出版，将性学主题图书统统归于猥亵图书而禁止出版，甚至连莎士比亚的剧本也因被认为对性爱的描写过于露骨而被禁止刊行。于是，性读物的地下出版如同野火乘风，一度成为别样的时尚。随着世纪之交的开启，维多利亚时代落幕，此时作为性禁锢的反弹，追求欲望和快乐的性观念正在野火般地蓬勃兴起，有关"正常"与"异常"性行为的叙事得以全面展开。蔼理士这样的性学家便脱颖而出，致力于重新发现曾被蔑视的"原欲谱系"。

林林总总的禁锢崩解都昭示着人们正在彻底告别维多利亚时代，蔼理士崇尚的哈代是这个时代的代表人物。一提及哈代，人们自然会想到《德伯家的苔丝》，它是哈代的代表作，描写了一位乡下姑娘被诱惑、玷污的悲惨宿命。美丽善良的挤奶女工苔丝因年轻无知而失身于富家少爷亚雷·德伯，后因痛失倾心爱恋的安玑·克莱，悲愤绝望之中杀死亚雷，坦然走上绞架。奇怪的是，哈代在小说副题中称其为"一个纯洁的女人"，其下笔颇为纠结，既弥漫着浓烈的悲剧意识与抗争勇气，公开挑战维多利亚时代矫饰、伪善的社会道德，也揭示了人性与宿命的无情与无常。蔼理士毕生的研究也在沿袭哈代的批评思绪，却少了一些悲剧与宿命的笼罩，他试图重塑一个时代的性意识、性风尚。霭理士的努力，一是从禁锢、愚昧、恐惧中解放性；二是从弗洛伊德的精神分析中解放性心理，打通心理与哲理、文理与学理的藩篱，推动性学术的普及化。

当人们回溯医学与文学的悠久传统，并关注新近勃兴的叙事医学（注重疾苦与生死的生命体验）之时，或许会为人文趣味浓郁的《性心理学》找回一些阅读的合理性，现象学、存在主义的性心理研究依旧有着广阔的前景，人类学的田野不逊于装备精良的实验室。重读《性心理学》，隐约地觉知在霭理士的字里行间和潘光旦的注解机枢中，有一袭"性哲学"的影子，它一度在西方哲学界流淌"实在"与"存在"、"生物"与"生命"的世纪纠结、彷徨，后又重新回到读者的思绪之中。

介绍霭理士的生平，很自然地会将他与弗洛伊德（1856—1939）进行一番比较。无疑，他们是近两百年来影响人类性观念最深的学术双雄。他们都出生于19世纪中叶，弗洛伊德年长霭理士2岁，两人卒于同一年。霭理士的《性心理学研究录》第一卷1898年发表，弗洛伊德的《梦的解释》1900年发表，证明两人的思想形成时间相近，辉光相映。两人的思想都曾在西方激起轩然大波，也都相继被介绍到中国来，弗洛伊德理论不断哲学化，成为人类精神建构与解构的钥匙，相对而言，弗洛伊德的影响要大于霭理士。在19—20世纪之交风云激荡的性学思潮中，两位都是绕不过去的巨峰，但在研究主题与范畴上各有千秋：弗洛伊德主要针对异常性行为的心理深描，致力于性动力学、性病态理论研究，创立了精神分析学说；霭理士则主要研究正常人的性行为与性心理，是较早系统研究同性恋的学者之一，他的七大卷《性心理学研究录》卷帙浩大，主题全面，可谓"致广大、尽精微"，开启了现代性学研究的新天地，尤其在性教育方面开风气之先，致力于纠正人们日常生活中的性错觉，帮助他们走出既往性观念的诸多误区。在霭理士看来，一个人性知识的丰富与匮乏、性意识的健全与迷茫，决定着这个人的文明程度，也决定着其所在社会的文明程度。大凡健康的社会，一定具备健康的性意识，人们既自由、开放，又德性、优雅地谈论性欲，感受性爱，享受灵与肉兼备的性愉悦。

三

翻开《性心理学》，初读序言，就有一种境界不凡的感受。开宗明义，霭理士首先表明：自己的性学视野在身体之外，关涉精神生活与社会生活。因此，只了解性的形态、功能、代谢知识是"断断乎不够"的，他甚至引述维克多·法兰克尔（Victor Frankl）的尖刻抱怨，说大多数的妇产科大夫"实际上全然不了解什么叫作性"。亲历过医学教育的他还现身说法，认为医学教育流程中关于性的知识模块"贫乏空虚"，最大的特点是身与心（灵与肉）的分离。于是，他极力倡导一种新的性学研究纲领，那就是科学与社会、技术与人文、信仰与道德的交映、杂合，注重考察研究者阅历的丰厚与知识背景的丰满。对于同时代颇有争议的弗洛伊德性动力学说，他表露出一份敬重与包容，表示"虽不是这个学派同调的信徒"，但仍抱以友善、同情的态度，也不忘"提出一些批评"。无疑，人类性心理、性行为都是特定时代屏幕上的投射，具有强烈的不确定性、变异性，如盲人摸象而各得其感，总是难以俘获全貌，任何刻舟求剑的真理性诉求都是苍白、荒谬的。在随后的绪论中，霭理士高兴地看到维多利亚时代的远去，人们"鸵鸟"般的性心理正在改观，职业的性学研究者不再背负"诲淫"的恶名，社会舆论于私德与公德方面都给他们松绑，这才有性学研究的初步繁荣。但性的饥渴不同于胃的饥渴，仅仅以生物医学的观念来面对身心社灵的性困惑，是开不出合适的处方的。性冲动受宗教、道德、社会习俗的牵制，远在饮食冲动之上，因此，"性是一个通体的现象，我们说一个人浑身是性也不为过，一个人的性的素养是融贯他全部素养的一部分，是分不开的"，"精神（心理）治疗的一大秘诀是纾解患者压抑境遇下的性苦闷，恢复他精神生活的常态"。

在"性的生物学"一章中，霭理士一方面将性的决定性归咎于遗传因素，即性腺轴的健全与反应；另一方面归咎于社会境遇中的"积欲—解欲"（蓄能—奔泄）张力，无论积欲还是解欲，都有其生物学基础。积欲也是激欲的过程，是生命力飙升的境遇，犹如动物的发情，表现为器官功能的高亢以及"发欲带"的高度敏感。在这里，"发欲带"不是"发育带"，它是点燃男女欲望的身体敏感点、区域，性欲张弛、性感高低与之密切相关。如同射击，"枪""弹"皆备，还必须有"扳机"触发，"发欲带"就是这个扳机。当然，男女之间，识风情、解风情还需要风月境遇，因此，不唯有视觉、触觉的激发，如情色的感官刺激、唇舌相交、乳晕抚摸、耳腮部的交颈相摩，以及腋窝、腹股沟等敏感区的刺激，嗅觉、听觉也不可少，香水是助情之物，音乐有助于身心放松……在两性的情感趣味上，求的是同，而在两性原欲吸引上，求的是异。

霭理士书中辟专章（第三章）揭示"青年期的性冲动"特点。他娓娓道来，介绍了性冲动的初期呈现（孩童时代的性冲动）、自动恋（不由旁人刺激而自发的性情绪表达）、性爱的梦境（潜意识中的性冲动）、性幻想的白日梦（奇诡无比）、手淫、影恋（由顾影自怜或自我冥想所触发的性情绪表达），以及青春期的性教育，内容十分丰富。这些今天读来依然亲切，尤其是潘光旦关于影恋的研究型注释（加入他对"冯小青"的研究心得），与原著著述珠联璧合，相互映衬。尤为可贵的是，霭理士为各种手淫"邪恶论"正名平反，认为这不过是自我解欲的形式，青春期的男男女女都不应该有罪感，家长、社会也要给予宽容和理解。霭理士关于性启蒙与性教育的理念是一座思想的灯塔，不仅照耀过去，还引领当下、未来，其基本原则不外乎以下几点：（1）性是自然行为，更是社会行为；（2）性是生育诉求，也是美育诉求；（3）性教育的要义是将支离的、经验的性知识，提升为系统的、理性的性知识，用权威解读的、主动的性话题取代猎奇的、被动的性话题，性教育应该努力将禁锢的、压抑的性意识转换成为开放的、舒展的性意识，从而在积欲与解欲之间铲除"堰塞湖"。这里有一个问题，性教育是否越早越好？霭理士似乎对此有所保留。他通过考察发现一个事实，性意识发育越晚（晚熟）的孩子，其后来的婚姻、性爱生活越稳定、越幸福；相反，性意识发育越早（早熟）的孩子，其后来的婚姻、性爱生活越浮躁、越混乱。

第四章"性的歧变与性爱的象征"与第五章"同性恋"，旨在帮助读者厘清性爱领域里的正常与异常、异变与异化、歧变与畸变三对关系，详细介绍了物恋、窃恋、裸恋、虐恋（施虐、受虐）等现象，还有些在国人想象之外的情形，如"溲溺恋""遗矢恋""兽毛皮革恋"。变态的性本质上是性的革命，即快感机制的变形、变频、变轨，性爱的创新与标新：由柔情恋转变为虐恋，由肌肤恋转变为物恋，性爱中由遮掩到暴露、裸恋，由暗恋转为窃恋，由孤影他恋到顾影自怜（影恋），由潜意识中有指向的性想象到无根的性幻觉。沈从文曾经描述过湘西女子的"落洞"（在某个山洞里与幻想中的男士倾诉、对话），爱恋由异性恋转为同性恋，如今，又由实景恋转为虚拟场景恋。

最大的歧变（颠覆）莫过于同性恋，这个概念通常被霭理士称为"性逆转"，也有人称为"反性感""优浪现象"。霭理士将其分为绝对同性恋、相对同性恋、境遇同性恋（异装癖）三种，互为转圜。在中国传统戏剧中，京剧中是男扮女，而越剧中则是女扮男，入戏太深成为同性恋的境遇温床，不乏有人后来发展成为相对同性恋或绝对同性恋。不过，相对于当下西方国家对于同性恋的宽容（如今有些国家不仅认可同性恋，还开放同性婚姻），霭理士的时代还是将同性恋看作病态，认为需要再对其逆转，进行有效的诊断、治疗（矫正）。

霭理士还专门论述"婚姻"命题，认为它是最大的性爱庇护所，相对于猎艳的婚外性、自由的性交易、开放的性滥交，婚内性则被赋予合法的地位。婚内性基于"捆绑法则"，即把性爱的快感当作对生育（繁衍）义务的奖赏，或者说生育义务是对性爱的奖赏（传宗接代）；同时，孕育间隔太密是对婚内性爱解欲的屏蔽与绞杀，怀孕风险也是对性爱猎奇者的威胁。对此如何松绑，是一个悬题。适时绝育、家庭计划（计划生育）等项目在生殖技术手段不发达的 19 世纪还无从谈起。而男人们却沉醉于"山外青山楼外楼"的性意象之中，婚外的色欲诱惑无所不在，"贞"与"淫"的道德选择无时不在考验着一夫一妻制度内倦怠、麻木的伴侣们。如今，避孕药、"伟哥"的发明，已经将性的快乐与生殖义务彻底分离，怀揣药物的异性男女逾越婚姻的道德红线，翻墙越轨，不再担心孕育的风险与责任。这情形比霭理士的时代更为自由，更需要忠诚和道德来守望两情倦怠的婚内鸳鸯。在这里，霭理士发出一个对人性的拷问：人啊，你究竟是原欲驱动的"纵欲"人，还是道德驱动的"节欲"人？也许答案在每个人的灵魂深处。

在第七章里，霭理士讨论性的恋爱基础。世人都说恋爱是盲目的，但也想洞悉恋爱中的性，它究竟是基于肉欲还是爱欲，媾和的基础是肉体的爱还是灵魂的爱？毫无疑问，性欲冲动是恋爱的原动力，没有体内荷尔蒙的风云激荡，哪有惊天地、泣鬼神的爱情大戏。相反，没有爱的性是不道德的。问题是因爱而性，还是因性而爱？如何让爱的小船驶向波涛汹涌的人生大海，穿越性的周期性倦怠？人之欲（动物性）升华为精神之恋（万物之灵）的确不是一件易事，要知道性的快乐只是转瞬即逝的肉体快感，而依恋对方"灵魂的香味"才是精神媾和的前提。"执子之手，与子偕老"的人生旅程中有很长一段时间是无性的厮守，这是脱离了欲念的永恒挚爱，如何为它奠定坚实的基础？这便引出霭理士全书的终极命题，即第八章的主题：性爱的动力机制与价值升华。这显然不是一个知识命题，而是一个哲学命题，可以说没有现成答案，其意义在于永恒的追问，答案在追问的努力之中。其具体的路径或许不明朗，但必定是对人性的超拔，性欲向着爱欲升华，性技术向性艺术升华。

四

1987 年是霭理士的复活年，那一年，生活·读书·新知三联书店再版了《性心理学》，迅速激起一场颇为风光的阅读、研究热。1989 年，三联书店刊印了霭理士的旧著《生命之舞》（徐钟珏、蒋明译），中国文联出版公司刊印了霭理士的开山之作《男与女》（尚新建、杜丽燕译），随后围绕《性心理学》的诸多出版物相继出版。不知是否因为质疑潘光旦译本的过度诠释（注释达 10 万字），一些学者重译《性心理学》，主要版本有陈维正等人的译本（贵州人民出版社，1988），李光荣的缩译彩图本（重庆出版社，2006），曹洪健的编译本（北京出版社，2012），贾宁的译本（译林出版社，2015）。不过，论气象，20 世纪 80 年代末没有超越民国时期的"霭理士热"，但也催生了中国性学会（1990）的诞生，对"性"的系统研究逐步开启山林，却也不限于霭理士，更多的是临床性咨询和性治疗、性教化主题。搜览随后的霭理士主题词研究论文，篇目不多，其内容大多基于历史文献，话题聚焦于周作人与霭理士的精神交集、霭理士与弗洛伊德的比较、霭理士性学研究在中国知识界的传播与影响等。很显然，研究、评述霭理士与他的《性心理学》不能拘泥于章句，纠缠于细节，而是要运用长镜头，将其纳于 19 世纪与 20 世纪时代变迁的洪流之中，去洞悉他的时代价值与学术位阶，更要揭示其划破时代的烛照意义。

今日重读霭理士，不在怀旧，更深层次的意义在于捕捉他的思想对当代性学潮流的影响与启示。相较而言，维多利亚时代关于性的道德洁癖与严苛禁锢，早就被日后大大小小的思想解放运动所击碎和重塑。性观念、性行为尺度大开，尤其是避孕药的诞生和堕胎便利化，催生了性欲快感与生殖义务的分离。性兴奋与生育义务的沉重两分，使人们仿佛卸掉了魔咒，性解放不断加速。辐射到今天，是人们对少子化与家庭稳定性的堪忧，每一次人口普查都要对这些社会问题敲响警钟。

如今，性教育也面临着全新的境遇。随着电子化传播的弥漫，传统性教育读物顷刻失宠，性神秘的藩篱迅速瓦解，性除魅过于彻底。哪里还有欲说还休、遮遮掩掩的"朦胧美"，文学作品中再没有撩裙角、抛媚眼的风骚，只有直奔主题。新的性认知、性交往格局正在告别传统的含蓄、玄妙，走向粗陋、直接。旧的性学版图迅速瓦解，新的性学版图迅速崛起。然而，反者道之动，避孕药催生的性革命，同样也催生了性的"反革命"，许多高危性行为萌生：从梅毒作妖到艾滋病蔓延，性传播疾病泛滥；同时，性狂乱与性麻木相伴而行。其实，性开放与性麻木只不过是焦点的位移，越开放，两性关系就越容易异化，人们越容易落入性麻木的泥沼。AV 影像的广泛传播，正在用一种释放欲望的方式解放人们的性想象，同时也用性幻想摧毁人们的情欲。于是，21 世纪降临之时，人类对性的感受能力，以及生育能力都在大幅度地衰退。总之，虚拟和仿真体验，必然导致敏锐性、感受性的丧失，这是一种无能，也是一种无聊，其表现形式不是无所事事，而是万念俱灰。这将是一份无法排解的性恐慌，图像快感和虚拟的性狂欢离我们越来越近。伴随着这种背离身体器官感触和身心愉悦体会的虚拟性爱的日渐时髦，人类性爱的航船遁入一种"无羁"的原欲沼泽，然而，"解放"并非坦途，如同孙悟空在如来佛手中翻筋斗，解开了旧绳索之后，分明又有一种新的无绳索的"天缚"，并未抵达终极解放的境遇。于是，人们会觉得愈解放愈迷茫，从而变得苦闷，这也是"解放"的代价。零约束的生命状态，绝对自由的观念行为，未必就是理性的、理想的人类归途。以至于福柯说，谈论性并不能解放性，而仅仅是多了另一种控制性的方式。

历史是一个巨大的钟摆，摇摆在进退、收放、高下之间，但无论摆幅有多大，其原点不会变。人类性学的原点是什么？在笔者看来，那就是霭理士一直倡导的"人学"基线。性即人性，性学分明是人学，它为人的个性解放、自由发展和精神升华服务。倘若性学在"革命""创新"的旗帜下逾越了人性基线，成为异化人的新禁忌、新枷锁，我们依然要冲破它、砸碎它。从这个意义上看，霭理士的《性心理学》具备了现代性批判的别样价值。什么是"现代性"？曾在巴黎体验过性自由的波德莱尔思绪里冒出三个意象——过渡、短暂、偶然，回溯现代性学的革命景象，难道不正如此吗？然而，要刺破现代性的浮华气泡并不难，难的是寻求医治现代性的解药。很显然，我们不可能回到旧蒙昧时代，但也不能毫无反思地沉迷于新蒙昧时代。旧时启蒙的刀剑早已钝化，未必还能适用，新启蒙的刀剑又不曾铸就，我们重新陷于困顿。曙光何在？出路何在？只好期待读者诸君，在读完霭理士之后，分享你们的答案。拜托了。

2021 年 6 月 30 日于北京

叙事医学

临床医学人文的困境与出路

——从丽塔·卡伦的叙事医学创生说起

在当下，临床医学人文正陷于空壳化，无法融入临床路径和制度，也无法根植于临床大夫的观念与行为，从而推动医学人文关怀从自发走向自觉。认知医学人文关怀的临床价值，推动医学人文关怀走进临床，在观念拓展与路径选择方面都存在诸多误区与误解，也存在许多待开发的领域和机遇，需要我们着力去批评和建设。

一、临床医学人文的困境与原因

在很多人心中，医学人文关怀只是一份理想的职业姿态，一种美好的情愫，一场职业自新运动，一个反抗职业傲慢和冷漠的温暖呼吁。它既不具备扎实的学理建构，也无法成为行动逻辑，更谈不上内化成为一种职业人格，从而无法根植灵魂。于是，医学人文关怀的实践遭遇到"叶公好龙"式的尴尬境遇——人人都翘首期待（成为受益者），但无人以关怀者的姿态去用心经营；人人都奢谈人文关怀（无师自通，无书自修），但无人知道从何改进，都不曾花气力去理顺人文关怀体系中的矛盾与困惑。

无须去指责社会人文氛围的崩坏，造成这种局面的根本原因是医学人文关怀的交叉与边缘定位。它本是一种职业服务，却被当作"买一送一"的赠品，原因是它既在技术（药物、手术）外，又在技术中（谈话、抚慰）——渗透、内化、融汇于技术服务的流程与细节，最为核心的原因是人文关怀游离于实证的科学真理谱系，无法归属于医疗技术规程。因此，临床医学人文常常被排斥在诊疗价值之外，或者勉强被承认其辅助价值。

无疑，人文关怀是技术后服务、价外服务，既是基础服务，又是升级服务、超值服务；既是世俗关爱，又是神圣挚爱。人文关怀是高端服务品质的体现、服务人格的外化，我们必须在行业内树立起对医疗高端服务品质、服务人格的关注。在全人医学的价值谱系中，人文关怀意义重大。技术服务着眼于患病的躯体（病灶），是专业知识的效能化，而人文关怀着眼于蒙难的人，直指心灵、情感、意志，是对苦难的救赎。

随着一大批资深临床学家的积极倡导和推进，医学人文关怀意识在不断复萌与回归，更多的医院管理者和中青年临床大夫逐渐加深了对医学人文关怀的价值认同，形成许多共识，譬如：医学人文关怀意识和制度安排是高端服务业的基本诉求，是患者顺应性、满意度、忠诚度的基石；医学人文关怀的制度安排是医院防范医疗风险的隔离带，是医患冲突的减压阀。因此，医患关系不再只是利益共同体，还是情感—道德共同体、价值共同体。同时医学人文关怀能力是现代医院竞争战略中的软实力与巧实力，是品牌竞争的制胜绝招；医学人文关怀效应是医患双方技术和金钱崇拜的清醒剂，是和谐医疗关系的润滑剂；医学人文关怀氛围是医生职业尊严的保证，是医生职业幸福的内在源泉。

要从根本上纠正轻视临床医学人文的倾向，必须厘清人文关怀与技术服务的关系。这是一种特殊的关系，互洽性与互斥性并存：一方面，它们是现代医疗的两翼，两个翅膀一起舞起来才能飞得高，飞得远；另一方面，它们之间存在互斥性，技术主义的中立、客观原则与行动逻辑常常排斥人文情感、意志的介入。高技术崇拜意识使人们滋生了对临床医学人文的鄙视与漠视。当然，也还要防止临床医学人文的过度技巧化倾向（技术思维惯性），如沟通就常常被定格为技巧。嘴热心冷的沟通不是温暖人心的人文关怀，而是一份虚与委蛇。

要切实推进临床医学人文，需要化解各种困境：一是人文服务的高端性、奢侈性（高代价、低支付悖论），人文关怀是医生良好职业素养的冰山之尖，其底座是服务主体的高素质，包括同理心（同情心）、悲悯之心、敬畏之心，需要高洁服务人格的锻造；二是人文关怀具有高代价特征，包括无法定价的体面与尊严、优雅的环境、优渥的供给，以及医患之间优裕的交流、陪伴，以从容应对各种身心波澜；三是人文关怀还具有计价、定价、支付的模糊性，难以衡量、支付与收益，服务主体的高代价无法得到补偿；四是当下医生职业生活中稀缺的从容性，工作量的过度饱和、医护人员的过度忙碌，这些医疗境遇使之无法施展开来（鞭长屋窄）；五是缺乏规范化、可操作化的人文流程设计，以及评价的非标准化，服务对象的感受因具有差异性（高落差）而使得评价与回馈信息混乱；六是医疗服务主体的高素质需要巨大的隐形投入，需要良好的身心灵训练，如此医者才能够开启心灵关爱的窗口，建构关爱的话题，具备强大的人格魅力和高超的人际抚慰能力。

很显然，仅仅从管理、制度及操作层面去认识临床人文关怀的价值是远远不够的，还需要从观念层面对其哲学、伦理、思想史的价值基线进行深入诠释，从而重新审视医学的价值与张力等（包括真相与真诚、真理与真谛、知识与信仰、知识增长与精神发育、科学与人学、技术与人性），以及确立非技术手段的价值权重，认识到语言的抚慰、故事的启迪、观念的隐喻跟手术刀、药片一样重要，有时甚至比它们更重要；同时，认识到照顾比治疗重要，陪伴比救助重要。治疗、救助的窗口小而窄，照顾、陪伴的窗口大而宽，医学无法包治百病，但可以通过照顾、陪伴来关爱百人、情暖百家、安顿百魂。要认识到身—心—灵、知—情—意、救助—拯救—救赎（救渡）的递进关系，树立更高的救治目标。医患双方都意识到医学人文关怀不只是悲悯、怜爱，医疗关怀中仅有爱是不够的，要帮助病患确立新的生死观、疾苦观、医疗观，对疾苦、死亡心存敬畏、坦然接纳，对诊断、疗效合理期待，对医学、医院、医生给予充分的尊重。

观念的更新也包括医生、护士同理心、悲悯心的有效培育，夯实医患情感与道德共同体的基石。应教导医者走出短视与管状视野，以及超越医患间利益共同体的羁绊，跳出利害、得失的算计，走向是非、清浊、荣辱的价值考量，通过利他来实现利己。应通过有品质的伦理生活，帮助医护人员重建职业神圣，培育恻隐之心、羞耻心、敬畏心。应认同生命的神秘与圣洁，疾病存在着难以揭示、解读的偶然性、或然性与不确定性，大脑是一个灰箱，痛苦无法显影，灵性无法还原。

深究起来，孟子所言的"恻隐之心"是一种与生俱来的悲悯意念，表现为对于痛苦的不忍，但非行动主义的同情心（同理心），而属于前同情阶段。恻隐的归宿有二：一是穿越个体苦难的体验，情不自禁，抵达同情与共情，因此没有经历过苦难的同情心是值得怀疑的；二是计量利害、得失，情不自禁，克制不忍，走向隐忍（意志与苦难的冲撞，接纳淡漠，人性的麻木，良知的遮蔽），甚至背弃恻隐、割舍人情与人性（情已遁形），走向残忍（人性与苦难的冲撞，人性的异化，淡漠—冷漠—残忍）。在当下，走向淡漠、冷漠，继而导向残忍的机制有三：一是社会道德整体下坠趋势的强大裹挟；二是精神生活的荒芜，灵魂的麻木（魂飞魄散、失魂落魄）；三是个体对忧患、苦难的本能逃避（软弱与自私）。在许多临床场合，恻隐之心消逝于

真理的锉刀之下，磨灭于求真务实的拉锯之中，恻隐的消失之日就是冷漠的诞生之时，

恻隐何以磨灭？冷漠何以成为合理？客观主义、证据主义、数学崇拜、大样本崇拜等意识的过度膨胀难辞其咎，最终导致了理论化、精致化、建制化的冷漠。某种程度上，冷漠是客观、中立、循证的别称，理论性（还原论、统计学）让冷漠富有学术底气，建制化（循证思维模式）让冷漠有了制度底气。其中，证据主义对人类苦难的碾压与诘难首当其冲。谁的疾苦、谁的苦难？还原成谁的症状、谁的证据？一切拿证据说话。若不可言说，不可测知，或不存在，或只是幻象的存在。临床上，一位主诉"难受"（悲痛欲绝）的失恋青年，就被只认客观性的医生指认为诈病者。

恰恰是对客观主义、证据主义的临床反思，孕育了叙事医学。

二、叙事医学：医师领衔的临床人文突围

2001 年 1 月，美国哥伦比亚大学医学院的丽塔·卡伦在《内科学年报》上发表《叙事医学：形式、功能和伦理》一文，首次提出"叙事医学"（Narrative Medicine）的概念。这篇文章带有明显的感性与体验的色彩，只是介绍了她个人运用叙事写作来理解病人，与患者一同找寻最佳治疗方案的经历，并述说了临床叙事写作的分类与功能。2001 年 10 月，卡伦又发表《叙事医学：共情、反思、职业和信任的模型》一文，对叙事医学做出了定义：叙事医学在于建构临床医生的叙事能力（具备叙事能力的医生开展的诊疗活动即符合叙事医学的范式），它是一种吸收、解释、回应故事和其他人类困境的能力，这种能力有助于临床医生在医疗活动中提升对患者的共情能力、职业精神、亲和力（信任关系）和对自我行为的反思，其核心是共情与反思。

叙事医学包含一定的先锋性，如果把医学视为当代文化的一部分，这不过是人文、社科领域认知变迁影响下医学发生的叙事学转身。对于迷信客观主义、证据主义的人来说，叙事医学是革命性的，因为叙事医学将文学虚拟、虚构的方法与价值引入医学，挑战了实证主义的传统，拓展了以求真务实为基本诉求的坚硬的医学实证价值，与循证医学构成互补。

为何要引入文学（虚构）的价值？叙事医学对此进行了辩护。其一是虚中寓实，因为医学中虚实并非孑然一身、截然对立，生命的故事有虚（虚构）有实（纪实），即使故事是虚构（小说）的，但是它给我们的感动与温暖是真实的，给我们的心灵抚慰是真实的。情感化、心灵化医疗节目祈求文学的介入，"人"的医学大大超越了技术主义与实证主义的半径与尺幅。其二是丰富的临床意象与证据主义之间存在着"大脚小鞋"的局促。技术的医学排斥故事（虚构），也排斥情感与灵性，但临床思维中仅有实证是不够的，移步到全人医学的视野中，身心灵、知情意的认知半径才更人性，必须冲出实证主义的藩篱。

叙事医学意在寻求技术与人文互洽，将观察视域与体验视域、科学视域与人性视域、疾病关注与生命关怀统一起来，强化知情意（信息、知识、技术交流—情感交融—意志交映）、身心灵（躯体、心理、灵魂）的整体互动。叙事医学将大大丰富医学人文关怀的内涵，引入情感的（爱）、心理的（疏导、抚慰）和灵性的（觉悟、安顿）因素。但人们在顺应与接纳死亡时，爱、抚慰是单薄的，还需要意志、信仰的支撑。倡导情感、灵性关爱，不是对临床医学唯物（求真务实）信念的全面颠覆，而是在生命特别时期、医疗特别节点的反思与张望，此时开启灵性空间，有益于人性的导入，让医生在心灵深处与患者相遇，也有利于矫正（消解）技术主义、拜金主义的偏失（迷失）。

叙事医学剑指医学的现代性危机，随着慢病时代来临，现代医学从无所不能滑向力不从心，技术、金钱无法抵达灵性与灵魂的视域。方法层面，还原论屡遭质疑，情感、灵性的世界无法还原，数学崇拜（统计学崇拜）消解，质性研究兴起，证据主义受到挑战：叙事医学兴起，用讲故事补充找证据。叙事医学还将对医患冲突的反思推到新的伦理高度，医患之间必须缔结精神共同体、情感—道德共同体，而非只是利益共同体。医患之间应该入情—入理、气顺—情投，继而神依—魂安（顺应性），如此才能坦然承受现代医学越来越大的诊疗风险与代价。

在丽塔·卡伦那里，叙事医学旨在从生活故事中寻找疾苦与救疗的意义。它重视人的情感、体验和主观诠释，叙事的世界是一个富于人文关怀和情感魅力的领域。叙事内容再现叙事者的世界观（疾苦观、生死观、医疗观），是叙事者信念、思想、意图所建构的另一种真实。因此，叙事医学必定超越客观主义与证据主义，打通疾病与疾苦、观察与体验、躯体与心灵的区隔。

叙事医学中所指的叙事方法包括精细的阅读（精读，close reading）与反思性写作（reflective writing），由此可重新审视医学的四对基本关系：医生与患者、医生与同事（医生）、医生与社会、医生与本我（医生职业角色与非职业角色的自我）。从而，医生可与病中的患者实现共情，同时能不断地反思（批判性思维）、优化诊疗思维，实现职业自省（涉及伦理、目的性思考），以这种开放的、自我省思的姿态来建构医生的伦理（精神）生活。

随后，阿瑟·克莱曼主张将疾病(disease)与疾痛(illness)区分开来，因为这是两个不同的世界：一个是医生的世界，一个是病人的世界；一个是被观察、记录的世界，一个是被体验、叙述的世界；一个是寻找病因与病理指标的客观世界，一个是诉说心理与社会性痛苦经历的主观世界。可借此批评当下的临床路径：只有病，没有人；只有公共指征，没有个别镜像；只有技术，没有关爱；只有证据，没有故事；只有干预，没有敬畏；只有告知，没有沟通；只有救助，没有拯救……

叙事医学注重植根于临床，开辟了平行病历（随后递延到平行决策）的双轨临床书写范式，以协调技术与人文、医生决策与患者感受的关系。从观念倡导到制度安排、流程再造推动医学人文发展，使之不再漂浮，而有了临床程式和评估指征。平行病历是卡伦在临床教学改革实践中引入文学叙事的理念和方法，要求医学生推行床边叙事，为接诊的病人书写一份与普通病历迥异的人文病历。通过病人形形色色的疾苦叙事，医生走进病人的世界，发现疾苦的故事，穿越疾苦体验、心灵颠簸、生活境遇、社会地位而抵达疾病的意义，打捞被技术主义滤网丢失的生命温度，同时反思、修补医学的价值和功能。格式上看，它是临床工作中诊疗常规指导下的标准病历之外的关于病人生活境遇的"影子"病历，是一段临床札记、临症笔记（手记）。它要求用人的语言（非教科书、非技术性语言）来见证、书写病人（他者）的疾苦和体验，继而通过小组讨论来交换对病人疾苦的理解和对自我诊疗行为的反思。其目的是训练医学生的反思与批判性思维，由此来强化医者以慈悲为怀、以患者为中心、治疗与照顾并重等职业精神（价值观）。卡伦以临床医生熟知的形式切入，将平行病历作为临床医生每天的人文日课，医者从中可以寻找新的感悟，了解患者病中的情感变化，并表达对病人与病魔抗争勇气的肯定和敬佩，怜悯患者疾病中的孤独与无助，反省个人行为中的羞愧之处，表达对疾病的敬畏与谦卑。

疾病叙事的框架包括病史的拓展（从疾病发生史到个人史、家族史、社会生活史），症状、病因的病理解读与文化（世俗）解读，治疗效果、疾病转归与预后的医学判断与俗世判断（心理阴影、宿命认同），对医院、医生、医学的期许与接纳，疾苦观、生死观、医疗观的流露。疾病叙事更深刻地揭示人在病中的痛与苦，不局限于生理层面，更加关注心理层面，尤其是各种情绪困扰，如病后的恐惧、焦虑、忧郁、愤怒、委屈、自责、沮丧、无助，对身体失能的沮丧与自我接纳障碍，对治疗和预后以及生命的不确定感，对自我价值的丧失而滋生罪感，对久病后生命意义的质疑，对死亡的恐惧。患者社会及经济境遇也是叙事医学关注的焦点，包括病后人际关系的改变，如逐渐与朋友、同事、社会的疏离，社会角色的退化、退缩，长期生病对爱情、婚姻、家庭的影响，因住院或长期疗养造成的家庭经济负担。疾病叙事的步骤包括确定访谈对象（病种、病情、病程阶段、心理开放性、情绪稳定性、年龄、性别、教育程度、宗教信仰），写下访谈提纲，详列提问线索，拟定策略（开放式、封闭式，保护性、自由性），展开访谈，记录文本，修饰、生成、阅读文本，集体讨论（分析与诠释）。其文体与行文相对自由，既可以是原始文本（对话记录、访谈记录），也可以是各种人称和类型的叙事文本；其写作规范的选择也很开放。

对平行病历的评价，包括考察该病历是否呈现对人物的洞察力，澄清无意义或不能理解的东西，揭示以前没有观察到的联系；是否表现了对人物的一种感觉，传达出与叙述者相遇之后的体验；是否有助于开掘、理解人物的主观世界，如健康观念、临床境遇、疾苦体验、生命困境；是否能加深对人物命运的同情、共情或移情性理解；是否有力刻画出人物所处的社会和历史等大背景；是否阐明了相关事件、体验和境遇的原因和意义。除此之外，还可以参考"四有"标准对语言和文字进行考察，即有意思（思想颗粒、情感纽结、反思建构）、有意味（故事流畅、文字优美、意象疏朗）、有意蕴（对生命中隐喻、哲理、智慧的发现）、有意义（生命、疾苦、健康、医疗观念的清与浊，偏与正，高与下）。

病历是疾病历史、疾病历程的简称，而疾病经历是十分丰富的，有不适，也有不安，是多层次（身、心、灵）、多向度（生物、心理、社会、伦理、法律）的疾病征象和想象。若将它只定格在客观的、客体（对象化的他者）的生物学描述层面，完全忽视主观的、主体方面的变化，会形成对疾病全貌的遮蔽、歪曲。当下的标准病历其实是一份不完整的病历，只会将诊疗思维引向单纯的生物学模式。循证医学是应用临床流行病学方法延展与优化标准病历所关注（选择）的生物学向度的证据（指标）体系，包括大样本比较和甄别的学术化、科学化程序，目的是克服经验主义的干扰。它虽然也重视病人的主体感受，但在实施过程中，依然常常是以数学思维、对象化思维为主导。

电子病历制度的推行，带来了临床信息采集程序与医疗文书的标准化，实现了信息的充分共享。同时，它也节约了临床大夫的时间，减少了因为个体书写能力差异带来的文档落差。但标准病历会隐匿疾病个性与病人特征，将"我"的疾病变成"我们"的疾病，将写病历沦为粘贴病历（简单修改个别要素）。电子书写可能会沦为无书写，面面俱到、整齐划一的病历没有多少有价值的信息，许多项目缺乏扎实的临床问诊和体检基础信息，没有文字书写与思考的身心过程，造成思维浅印记现象。平行病历旨在挑战程式化书写，倡导个体体验书写（我手写我见，我手写我感，我手写我思）和个性化书写，一人一病历，杜绝千人一面。它倡导独家观察、独立思考、独到写作，从而使临床思维印痕深刻，反思、创新感悟丛生。

平行病历及其所倡导的反思性写作，隐含着对当前如日中天的循证医学的挑战，甚至反叛。无疑，循证医学强调医学认知的理性、实证特征，忽视诊疗过程中病患的独特性，如个人信仰、文化、观念、感知、行为稳定性差异等造成的发病差异，本质上是在维护"医生为中心"的诊疗模式，也没有摆脱生物医学模式的钳制，并将这种模式推举到更加精致的、更加程序化的高度。毫无疑问，平行病历在观念上与循证医学构成了对立的情势，一端秉持医生为中心，一端秉持病人为中心；一端是讲故事，一端是找证据。在循证医学的价值谱系里，平行病历没有意义，只有反意义。反意义恰恰是叙事医学追求的人文复兴的初衷，旨在重新张扬疾苦中的人性，从而回归人的医学、人的价值，重寻医学中的人性光辉。

任何新生事物都将遭到批评与诘难，叙事研究也频繁招致过于艺术化（动态化、局部化、个人化）的批评，叙事文本介乎写实与虚构之间，存在选择、添加、强调和自主诠释的自我创造空间，同一故事可能存在多个叙事版本。许多人认为叙事研究的过程控制很大程度上依赖于研究者个人的天分、直觉、临床经验，蔑视清晰的规则和框架，很难被传习。人们对平行病历的诘难也不绝于耳，一是因为临床工作十分繁杂，医生难以从容倾听与书写；二是限于临床伦理和隐私保护，记录时需隐去许多真实信息，使得病历的完整性受到影响；三是文学写作（虚构）手法的渗入和语言能力的差异，可能造成病人境遇的窜乱，从而形成不够真实的人工合成病历，叙事被质疑；四是疾苦叙事的"完形拼图"会造成自闭性的选择，导向认知的歧路与谬误；五是双轨（技术与文学）并行思维干扰了实证医学（循证医学）的运行，因而遭到惯性思维的抵制。

尽管如此，临床医学叙事与平行病历的意义依然是开创性的，它们扩充了对身体和疾病的隐喻、解读与洞见，打开了对生死的隐喻与对生命真谛的彻悟（消除孤独与恐惧），并通过医护职业生活的隐喻强化了纯粹和神圣的职业信念，有助于公众保持生命（死亡）观、疾苦观、健康观、医疗观的澄澈，推动医学从病到人，从躯体（形态、功能、代谢）抵达心理、社会、情感、道德、灵性（宗教），使得医患之间由利益诉求走向情感、道德、价值共轭和共鸣，培育医者同情、敬畏、悲悯、慈爱的职业人格。这是植根于医者内心的职业修养，无需提醒便职业自觉，追求以约束为前提的身心自由以及为他人着想的人性善良。

凯博文：疾痛叙事，追寻意义

一、筚路蓝缕：叙事医学的拓荒者

如果从传播学意义上看待叙事医学在中国的流布，有一个重要人物不得不提，那就是阿瑟·克莱曼，他的中文名字叫凯博文。从文献分析看，他并不以叙事医学研究而闻名。他被称为精神医学专家、社会医学家、医学人类学家，曾是哈佛大学医学院社会医学系主任，后出任人类学系的主任，也是美国国家科学委员会医学部委员、美国艺术与科学委员会委员。他与中国医学界（含港台地区）的交往十分悠久、深入，是哈佛大学亚洲中心、费正清东亚研究中心成员，是一位地地道道的中国通。他于1968年赴中国台湾地区进行社会医学调查；1978年来大陆，与当时湖南的医学院一起进行精神医学研究，对象涉及抑郁、癫痫、自杀、精神分裂等；2003年在哈佛大学主持中国非典（SARS）研讨会，2003—2004年主持中国艾滋病研讨会。他的妻子琼·克莱曼（凯博艺）是资深的中国问题研究专家。凯博文的许多著作都被译成中文，如《疾痛的故事》、《道德的重量》、《苦痛和疾病的社会根源：现代中国的抑郁、神经衰弱和病痛》，其中《疾痛的故事》算是最早的叙事医学中文读物之一。他新近出版的《照护》一书，既是他医学反思之途的记录，又是与患阿尔茨海默病的妻子凯博艺十年陪伴、见证、抚慰、安顿的照护纪实。与丽塔·卡伦不同，精神医学背景更容易使凯博文走进病人的精神生活，但相同的是，他们都认为疾病与疾苦分属两个不同的世界。他们都觉察到医学（技术）可以进入他者的疾病，但未必能进入他者的疾苦；而叙事方法可以，并循此长驱直入，开掘出一条新的学术路径来。

疾病与病人，在叙事语境中都具有多重特征，相同情景与事件中可有多种（躯体、心理、心灵、社会、伦理、法律）呈现，每种呈现均有一个不同的聚焦面，如同小说《罗生门》的案情真相（一个永远的谜）。必须承认"双重（多重）实在"犹如镜子的两面，一面是真实、真相、真理，一面是体察、体验、体会，由此派生出概念的多元辨析，譬如疾病与疾痛、染病与罹难、观察与体验、叙事与实验，甚至落差巨大的现实、现象与幻象，它们在疾病叙事中都会形影不离，一隐一现，相互纠缠。它们之间存在着强烈的互文性，现象上相互映照，意义上相互勾连。很显然，与丽塔·卡伦一样，凯博文对疾病中双重（多重）实在的细微发现、疾病与疾痛（苦）互文性的意义阐释，为叙事医学增添了理论的分量，有望成为叙事医学的理论内核。

二、一次学术休假和一本开山之作

《疾痛的故事》是叙事医学领域的重要读物，其成书肇始于1986年的一次学术休假。受朋友的邀请，凯博文夫妇来到法国旅行，住在一所乡间别墅。旅途生活的轻松惬意反倒让凯博文琢磨起沉重的问题来，首先是自己的慢性哮喘体验，其次他也忆及早年的医务生活，一个巨大的问号横亘在脑海：医生只关心疾病的意义，但什么是疾痛（苦）的意义？其实，疾痛（苦）的意义是病人角色建构的根本，是他们认识个体危厄境遇的基础，是理解痛苦和死亡的基础。于是，他放弃了游逛，潜心写起书来。

这份对疾痛的精神咀嚼还要追溯到 20 世纪 60 年代，那时凯博文还是医学院二三年级的学生，他接触的几位病患令人难忘的疾痛经历，使他对疾痛给生活造成的隐秘伤害与多重影响难以释怀。

故事 1：一位大面积严重烫伤患儿的抚慰经历

这是一位可怜的小女孩，才 7 岁。她全身大面积严重烫伤，每天都必须接受痛苦的漩流澡冲洗治疗，目的是将坏死的组织从伤口表面去除。这项痛苦不堪的治疗让她尖叫不止、呻吟不断，她奋力反抗医护人员的操作，哀求他们停下来。主治大夫给实习生凯博文分派的任务是尽可能让小女孩安静下来，以便冲洗治疗。他想尽办法去分散小女孩的注意力却毫无效果，黔驴技穷的他转而请求小女孩将自己承受漩流冲洗的细节感受诉说出来，不承想奇迹发生了，小女孩顿时安静下来，仔细挑拣着词汇，逐一讲述每一缕水柱冲洗在身上的痛苦感受，一时忘记了尖叫和呻吟。实习大夫也在用生命聆听着这些痛苦的诉说，与小女孩分担着躯体与心理的苦痛。

故事 2：一位梅毒老妇人的羞辱苦楚

病人是一位垂垂老矣的妇人，因在一战期间与一名军人的露水情缘而感染上梅毒，由于没有得到有效的诊疗，后来发展为梅毒性心脏病，每周都要来医院门诊，凯博文成了她的主诊大夫。定期的复诊让他完整地了解到，老妇人因梅毒而承受的污名羞辱几乎毁了她的家庭。在她的生活中，疾病如同一堵墙横在她与每一个交往的人之间，无法建立信任和爱怜，她尝尽了人间冷漠和耻辱。在接诊过程中，凯博文必须理清两条疾痛的线索，一条是慢性梅毒进程中的内科并发症，另一条则是羞辱和冷漠造成的无法平复的心理伤痕。但医学教育只教会他如何处置前者，而无力应对后者。

这两个故事让凯博文深刻地意识到，临床实际生活中遭逢的疾痛

（苦）故事与医学教科书上陈述的疾病指征和处置法则之间存在着深深的鸿沟。要跨越这条鸿沟，现代医学的技术手段几乎无济于事。

三、疾痛意义的追寻

经过一系列个案的叙事医学质性分析（而非时髦的统计调查），凯博文意识到没有任何东西像严重的疾痛那样，能使人专注于自己的感受，认清生活的真实境遇。研究疾痛的意义，能把我们带入他者的日常生活，与他者一起去应对疾痛、失能与死亡的威胁。

尤其是慢性疾痛教会我们认识死亡，让医者知晓，抚慰逝去的功能、青春、生命是治疗的重心所在。疾痛的故事启示我们应该如何去驾驭人生，以及思考生命的意义何在。文化价值观与社会境遇塑造身体的疾痛感受和疾痛倾诉方式。在凯博文眼中，慢性疾痛与疗治如同一座象征性的桥梁，连接着身体、自我与社会。正是这个网络把生理过程、意义和相互关系连接起来，使我们的社会境遇与自己的内在体验循环连接。因为这座桥梁的存在，我们可以发掘存在于个体内部、个体之间的力量，从而减轻疾痛的症状，有利于疾痛的治疗。当然，这种力量的负面发酵也可能加深苦难和病残。

对于临床大夫来说，探寻疾痛的意义就是解读疾痛的密码。临床大夫首先要学会解释疾痛经验和疾痛故事，继而抚平疾痛者内心的苦楚，这是医生的核心工作，但是这一技巧在生物医学训练中逐渐退化，现代医疗制度是千方百计地将医生的关注力从疾痛经验中驱逐出去。这个趋势加深了医生与慢性疾苦者之间的鸿沟，许多医生放弃了这种古老的、最有效也最富回报性的抚慰艺术。无论你认可不认可，疾痛是有意义的，解读疾痛的意义有利于治疗和康复，而对疾痛意义的诠释需要患者、家人、医生、护士一起来参与。

对医学教育而言，对疾痛意义的多向解读还具有深刻的职业意义，强化了医疗活动的高度不确定性。医疗活动一方面将医护人员拖入前程高度不确定的、充满恐惧的疾痛、病残世界，也将患者及其家人拖入疗效、预后不确定的治疗行为世界。一旦将疾痛体验的意义作为诊疗的出发点，我们对于医学的现有理解就会被质疑（导入创新，也导入迷茫），将发现观察的世界与体验的世界是如此割裂。

不同于丽塔·卡伦对平行病历的探索，凯博文仿佛只关注现行的标准病历，但如何采集病例，他在方法与策略上力倡改进，加入了叙事医学与心理分析的谈话轨迹与原则。他还介绍了书中案例的采集经验：一部分是与病人的谈话记录，以速记的方式记下，包含对停顿、语调的改变，甚至虚词"啊""嗯"；一部分是自我临床与研究的访谈录音，整理成文时进行文字修润，使文通字顺。为了保护隐私，患者与医生均匿名或化名，还可以适当修改那些可能会使隐私曝光的内容，如以相似的病例资料片段去填充，以至于不影响这个群体经验的真实性。

四、凯博文的叙事"蓝海"

叙事医学、医学人类学的价值在于开辟一片蓝海，使"找证据"与"讲故事"实现互补，构成客观与主观、观察与体验、生物与生灵、技术与人道的有机统一。

首先，应在语义上将疾病与疾痛区分开来，这在前文已提过，在凯博文看来，疾病与疾痛有着根本的区别。疾痛意在表现人的难以避免的病患经验和可怕的症状，及相应的苦楚和困扰；包含患者、家人，乃至更丰富的社会关系（社群）如何接纳这个疾病事实，如何带病生存，如何应对症状之外的各种烦恼。各种鲜活的体验来自人对疾病引发的各种躯体不适的真实感受和心绪，包括非医学视角的认知、解读与应对。疾痛也与地区、文化习俗、固有观念、人生态度有关，影响日常生活秩序的中断与重建。

其次，要区分第三种状态——病态（sickness）。凯博文将病态定义为某种疾病患者群体与宏观社会（政治、经济、制度）的总体特征，本质上是一种社会病理学，可从更大的视域来观察疾病，譬如肺结核与社会贫困、肺癌与烟草政治。慢性疾痛常常在抑制（向愈）与失控（恶化）之间荡秋千，社会、心理因素是秋千的主要推力，悲观消极的社会心理打击是慢性疾病恶化的共谋。但在临床上，医生们常常将社会心理因素排斥在改善病情的力量之外。

因此，当务之急不是在理论上厘清各种概念，而是帮助临床医护人员正视并重视疾痛。这要求医护人员对生存的苦难经验做设身处地的、同情的见证，还应鼓励医生耐心细致地诱导和启发病人及其家属诉说他们的疾痛故事。医者要对长期疾痛困境进行人类学追踪观察和记录，同时对参与护理的病人家人进行有效的培训，帮助他们学会疏导心理社会危机的方法，从而能正面去处置沮丧、焦躁、恐慌情绪。

在凯博文眼里，症状并非只是客观的陈述与记录，它包括以下信息：

1. 描述程度的加剧：我头痛，我头好痛，我头像要炸裂一样，我头痛得要命，我头痛得天旋地转。

2. 揭示头痛与工作、心情的关系：我只是紧张时才头痛。

3. 描述程度、部位、痛感：我觉得太阳穴又胀又沉。

4. 揭示临床特征：我感觉头上有一道箍在收紧，我头皮刺痛，我头痛时还眩晕、想吐。

5. 做病史、诱因提示：我有偏头痛，有鼻窦炎，受凉了。

6.精神与文化路径的设定：我大脑里有好多蚂蚁在作乱。

从权力谱系看，医生居高临下，医患之间的问答如同法官审讯室内的场景。职业训练让医生只专注于"真正"的疾病实体，拘泥于它的自然过程和明确的、可测量的结果。凯博文认为只有通过社会建立的分类范畴才能全面认识生理病变，而社会范畴同生理异常一样，也部分制约着人的经验，因此疾痛经验及其意义才没有进入临床专家的视野，他们甚至认为疾痛经验会将生理病变的判定弄得模糊不清。

五、建构疾痛的意义谱系

凯博文认为，临床上正常与异常的约定并非铁板一块，而是相对的、弹性的，因此疾病与健康的边界是模糊的，叙事医学的故事镜像恰恰揭示出——

意义一：临床症状的无限丰富性（大大超越教科书的描摹）。
意义二：疾病认知的文化含义（尤其是地方性疾痛文化密码）。

其次，疾痛的发生与发展具有强烈的个人色彩与社会投射，由此揭示出——

意义三：患者生活境遇的独特性、唯一性。
意义四：疾病的自我解读（罪感、羞耻）与情绪波动性。

究竟是疼痛导致了脆弱，还是脆弱放大了痛苦？这是生活中的一个因果悖论。命运的眷顾与捉弄，生活的痛苦底色与玫瑰梦，都交织在疾苦的故事里，而我们的医生常常视而不见，只有当自己或亲人躺在病床上时才能切身体会。凯博文自己有长期哮喘病间歇发作的体验，他深深体会到慢性疾痛的折磨——不只是对个人自由的限制与剥夺，还包括生命欲望的受挫，这种感受无以言状。

疾痛加剧令人常常遥感死亡的降临，顺应与排拒、恐惧与豁达都包含着强烈的生命体验。凯博文注意到医患沟通中常常有这样的问句：为什么偏偏是我？（厄运、死神总是降临在好人头上。）我们能做些什么？（处理与控制，并非只是技术手段的选择。）尤其对那些有精神生活及宗教生活的人士来说，疾痛的文化意义使患病的苦难变成某种独特的道德或精神形式的困扰。文化将疾痛看成自我身体的异化部分，抑或精神升华的工具，抑或尴尬、悲痛的源泉。疾痛具有苦难的意义，是因为身体与自我之间有宗教、道德、精神等文化标志作为中介。

六、警惕一种危险的歪曲

凯博文积极倡导元叙事的多元路径，既包括客体向度的描述性叙事，也包括主体向度的自我返观性的反思性叙事。精神医学、社会医学、医学人类学的长期历练造就了他犀利的目光与尖锐的批评意识，其靶标直指临床医学的建制性缺陷。在他看来，临床医学和行为科学都没有任何描述疾痛之苦的范畴，缺乏合适的方法来记录患者和家属的疾痛经验中最富有人文性的内容。症状学量表、调查问卷、行为衡量表及现代病历（尤其是电子病历）等，虽把人体功能的损伤和残障程度数量化，但并没有反映疾痛之苦。从这些研究中浮现的患者和家属的形象是苍白的，被隐去了许多内容。因此，这种研究结果可以被科学地复制，但是无存在论上的意义；它虽有统计学意义，但没有认识论意义。

从深层次看，现代人缺乏的是一种能帮助人们从机械思维中跳出来寻找意义的哲学省思，其应在接纳现代医学技术的同时，探索生命存在的价值皈依。每一种技术都会暴露其背后所隐藏的哲学观念，造成现代医学巨轮搁浅或触礁的，绝不只是各种技术的浪花，还有建构技术的生命观。事务性的忙碌和对理论的天然厌倦，使得临床医生常常躲避对生命观的讨论。由于缺乏对生命观的充分辨析，结果是错误的生命观理所当然地登堂入室，悄悄占据医学的观念阵地，医学的过度技术化就是一例。医学如果建立在单向度的对实用和功利的考量上，其灵魂势必日渐苍白。

有鉴于此，凯博文登高一呼，将人类学方法（田野叙事）引入临床医学之中，提出要真正评估疾痛，而不只是给报告问卷或者常规访谈多加些问题，应选择完全不同的方法与路径，如人类学的田野调查方法、自传体历史回溯、心理分析等。这些方法使我们可以透过简单的呻吟和心理症状，去理解病人复杂的内在语言所表达的受伤、绝望、道德苦楚（和胜利）。这些才是还原个人苦难经历之社会语境的正确方法。

凯博文在临床教学中尝试开展"迷你"型的民族志工作，基本意图是将技术干预思维转化为医患不同角色之间的文化互动的努力。为此，他归纳出六步工作法：第一步，辨析患者的社会（族群）身份；第二步，评估患者和亲属面对疾苦的反应模式，包括亲密关系的强化或疏离，医疗资源的丰富与短缺，宗教信仰的支撑与悬空等；第三步，在医患交流中重建患者的疾苦故事，理清发生、发展脉络，凸显疾苦症状带来的身心社灵交叠困境；第四步，在患者的疾苦进程中找出焦虑（失望）的根源，并寻求有效的社会照护资源；第五步，医护以全人思维替代生物医学模式主导下的技术干预思维，并对自己的医疗行为进行反思与调整；第六步，充分认识社会、心理、文化差异对疾苦的投射差异，选取适宜的人文沟通话题和路径来提升患者及家属的顺应性。

七、模范夫妻与照护实践

凯博文这个中国名字的意蕴是博闻强识，继而博大精深。凯博文的夫人中文名叫凯博艺，亦文亦艺，珠联璧合。其实，要论中文造诣与中国文化的修养，夫人凯博艺还在先生凯博文之上。1939年出生的凯博艺比凯博文大两岁，论身世，他们两人之间有落差——一位是具有欧陆气质的优雅淑女，一位是散发着纽约布鲁克林野性的犹太浑小子。加州大学校园里的一场法国电影让两人邂逅，长相酷似影星奥黛丽·赫本的凯博艺以一袭朦胧的侧影撩起了凯博文的倾慕之心。两人抓住了命运轨迹中这一稍纵即逝的珍贵交集，结为同心，并由此开启了琴瑟爱旅。

说来也巧，1979年凯博艺40岁时，她拉着凯博文去台北一家古寺里拜会一位著名的命理先生。他们十分虔诚地从签筒里抽了一个竹签，未经解读，仅从算命先生惊恐不语的表情中便意识到不祥，但当时他们并未在意中式"命运多舛"的暗示。直至15年后，他们的生命出现了重大的转折，夫妻之间的即时恩爱互惠变成了年代更迭式的反哺互惠。50岁之前，他们夫妇二人在学业、职场上奋力打拼，度过了艰辛的激流期，凯博文从西雅图的华盛顿大学迈出职场第一步，后辗转到长沙访学，再回到哈佛大学担任终身教授，事业线节节攀升，身体却屡屡亮起红灯，鼻窦炎、哮喘、高血压、痛风以及一场严重的痢疾几乎击垮了他，是凯博艺的悉心照顾才让他脱离病境、逐渐康复。以至于凯博文逢人便讲"是她拯救了我！"其后，凯博艺"拯救"的内涵不断扩容，升华到"解放"（解开、放下）——无论是职场的紧张、身体的疲惫，还是家庭生活的张弛、社交人际的开阔，这一切都令凯博文深深地感激自己的妻子。未料到，上帝之手把未及60岁的凯博艺早早推入了阿尔茨海默病的无底深渊，照护的职责自然而然地落到了丈夫凯博文身上。这似乎不只是"飞去来兮"的飞碟效应，而是他学术研究与成果的穿越、体验境遇——他研究的医学社会学主题之下，就包括"家庭照护模式"的倡导与创新。凯博文认为，不同于医院医学（专科医学）的官僚型和技术化，在所有的照护中，家庭照护总是最亲密的，充满了在场的感觉，因为家庭成员之间享有相似的价值观，所以更容易获得共情。贯彻"整体医学"（身心社灵）理念的全人照护谱系，应在躯体照顾之外，努力开启心理抚慰，帮助社会关系重建，注重灵性的安宁与安顿。凯博文极力倡导的叙事医学，核心是借医患之间的倾诉而一起走进苦难的世界。这是一份独特的"内感受"与"心灵颤抖"，仅凭各种精密的外测器械无法获得，正所谓"苦难无法显影"。

多年照护罹患阿尔茨海默病的妻子，凯博文亲历了一场马拉松式的耐力测试，这对其体力、心灵、情感、意志都是一次淬火。这种无法疗愈的疾病，使躯体与心灵分飞，只能短暂缓和症状，病情终要逐渐恶化：最初是视力模糊、认知错乱，后来是完全失明、失能、失智、失忆、失意、失落，甚至出现周期性的幻觉与妄想。曾经的知性优雅、温柔体贴变成蛮横无理、暴戾无常，此时需要的不是危机模式的单一项目诊疗，而是长期的全人照护。通过这一人生的历练，凯博文更加深切地理解了照护的内涵：掌握、管理、处置、照看、保护、关爱、担忧、焦虑……这些时时都考验着照护者在逆境中的心理弹性。在凯博文看来，唯有共情的氤氲，家庭照护才会成为一种无比丰饶、充满人性的情缘交互体验，足以缓解体力与情感的急速耗竭。频繁的就诊中，无力、无奈的连串挫败感依然击垮了这位医学大师残存的一丝丝技术乐观，他更真切地品味到医学的真谛，那就是抚慰与帮助、陪伴与见证、倾听与理解、接纳与宽容，就是内心的律令："别走开，就待在那里！""天塌下来也要撑着，这就是你要做的！"照护的至暗时刻只能如此度过，没有理由的理由根植着经年累月的深爱与亲情，无论患者是躁动、谵妄、举止荒诞，还是恩将仇报、大打出手，作为家人都只能默默忍受，哪怕有一线曙光也要尽力去沐浴，即使只是发作间隙的短暂缓解、温宁，这对患难夫妇都加倍珍惜。

医护的修为存在着巨大的落差，一些低技术的护士、家庭医生常常具备同理心，能与家人共情、共感，倾力相助；而占据学科前沿的专科医生则常常囿于外在化的技术功利考量与官僚化的行为习惯，难以进入"感同身受"的境遇，甚至还私下抱怨"不可理喻"，表示"无能为力""爱莫能助"，甚至偶尔流露出冷漠与不耐烦。细思极恐，原来寄予希望的神经科专家对于患者照护几乎毫无帮助，这种同行不同温、专家无专长的原因，不是某一个医疗环节或某一个医疗个体的道德、行为短板，而是现代医学结构性的底板破损。凯博文把矛头直指医院医学，认为这是一种极其狭隘的官僚化医疗服务，内置了某种"关怀绞杀"机制，造成医护一味地追求外在化、客观化，机器主导忽视内在化、主体化。这种急功近利导致照护品质低下，不仅缺少人文关怀，更缺乏灵魂的照护。医者只把患者看成一组暂无定论的检查数据集合，而不是需要支持和抚慰的弱者，大诊小治、有诊无治屡屡发生。同时，患者与家属等待就诊的时间在翻倍，沮丧的程度也在翻倍，其中纠缠着四个悖论：其一，医学的初心在不断蒙尘。医学在传统意义上总是把照护置于中心地位，它是患者中心论的体现。但医院医学的发展历程恰恰在背弃这颗初心，照护在医疗中的地位不断被边缘化，不断被高技术的考核体系所遗忘。其二，在诊疗决策中占据中心地位的医生们比相对边缘的护士、社工们更加轻慢照护的价值，也更少照护的付出，甚至不屑一顾。家庭医学（全科医学）的医生比医院医学（专科医学）的医生做得要好，新兴的"多学科协同会诊机制"对这一局面有所补救，效果却十分有限。其三，照护胜任力，包括陪伴、见证、抚慰、安顿等一系列临床素养的培育在医护教育中没有得到足够的重视，医学生、护士生缺少床边照护实习和作为志愿者的历练，对基础知识、临床技能的训练与考核都忽视了照护这项基本功，这成为医学教育的最大盲点。其四，社会医改的方向与学科的进阶似乎都不把临床照护水准作为改进与提升的目标，仿佛它早已不是问题。相比那些"高大上"宏伟目标，诸如征服疾病、创新药品、延缓衰老等，提升现代医疗的照护水准是最基本、最普惠却最被忽视的需求。为此，凯博文倾其全力四处发声，呼吁全行业、全社会正视这些悖论，还"照护"作为临床医学核心的本来面目与价值。

经历了十年有余的悉心照护，2011 年的春天，凯博艺静静地离去，长眠在离家只有两个街区的墓园里，没有遗憾，只有不舍，克莱曼夫妇的灵魂依旧相依相伴。如今，凯博文的照护行为依旧，但不再是床前的侍奉，而改为了墓园清扫，在他看来，这是对不曾远去的逝者灵魂的抚慰与敬重。

克莱曼夫妇晚年的经历给我们的启示有五。其一，即使是"三高"人群（高知、高管、高干），社会地位再优越，财务再自由，也不能抵御、缓解所有的老龄困局。金钱并不是万能的，有些照护是金钱买不来的，如长期的持续共情、共生。其二，人是万物之灵，除了生物性之外，还有太多的社会性、心理意向性，照护关系的建构比照护行为的强化更重要。其三，衰老与疾病的困境是多元的，也是复合的，需要社会与医疗的多元支持系统，但其协同、统筹很有难度，犹如四手联弹的钢琴演奏，一旦失措或失灵，不仅很难彰显功效，甚至会出现负效应。其四，在当下的安宁疗护服务体系中，医院医学（专科医学）擅长躯体急性危机的处理，而弱于渐进型、复合型的慢病困境的照护，家庭医学（全科医学）则擅长安宁疗护的照护服务。尤其是进入生命姑息阶段，人文抚慰优于技术干预，悉心照护优于全力救疗，护士、社工、抚慰师的价值高于医生。其五，照护文化比照护技能更重要，技术时代、消费社会的讥老文化（无用）、厌老文化（废物）、惧（拒）死文化应该被大力批判。

罗伯特·汉：咀嚼疾苦，升华灵魂

现代医学教育的致命伤是只注重知识与技能的传授，而忽视职业价值观的输送与道德反思精神的建构，因此面对技术主义、消费主义的双重侵袭，医学的职业操守不免沦落，而职业精神的苍白必然导致道德贫血与失血，酿成医患关系恶质化的不堪局面。

检讨当今医学职业价值与医生执业现实的道德落差，最大的失血点在于医者利他主义职业信仰的缺失。由于医患之间存在专业知识与技能的鸿沟，诊疗活动中普遍实行代理决策机制（完全不同于一般商业关系中的平等博弈）。患者的诉求是痛苦体验，而不明白诊疗活动的设计与安排；医生既是诊疗服务（科目）的定义者，又是服务项目（药物、手术）的提供者，也是服务计价的受益者、服务品质（疗效）的评估者和诊疗预后的解释者（如病情恶化免责）。代理决策机制要求医者必须保持对委托人（病人）利益的真诚与忠诚，必须建构利他主义的职业品质。所谓以病人为中心，就是以他者为中心，就是让利他超然于利己之上，这是对自我中心论的否定，是对家长制医患关系的深度调整，体现了对医生代理决策机制的伦理学约束，也体现了医生对人类苦难的悲悯与同情。然而，在市场经济格局下，个人主义、利己主义如洪水滔天，激流之中，医院与医者的利他主义价值根基动摇了，行为失范了，道德失血便在所难免。对此，传统的"止血钳"有二：一是道德箴言（希波克拉底誓言、大医真诚论）训诫，二是道德偶像（常常端坐云间，可敬不可亲、可敬不可学）引领。但这两把"止血钳"对于当下的困境似乎都不太灵光，无法实现道德止血。那么，有"第三把止血钳"吗？如果有，又是什么？

一、医生的疾苦叙事与反思：制止道德失血的"第三把止血钳"

医生通过疾苦叙事抵达（重返）道德高坡的发现者是美国的医学人类学家罗伯特·汉（Robert Hahn）。说起他，似乎没有人将他归于叙事医学的学者行列，这位供职于美国疾病预防与控制中心（Center for Disease Control and Prevention，缩写为 CDC）的流行病学家，热衷于疾病社会文化根源与人性尊卑的人类学探究，发表过大量的研究报告，是一位高产的职业作家。他发现一个秘密，即当医生成为病人时，亲身经历的疾苦体验和咀嚼体悟足以使其灵魂升腾、道德升华，相比道德训诫和道德偶像的引领，脱下白大褂、换上病号服的瞬间角色转换，更有助于职业精神的培育。毫无疑问，白大褂象征着权威、力量、洁净、坚毅，而病号服则象征着谦卑、脆弱、无助、迷茫。换衣即跨越，是一次身份、地位、心理、社会境遇、伦理角色的跨越。罗伯特·汉在他的书中开掘出一个新的伦理空间，将道义伦理、责任伦理推衍到境遇伦理，展现了医生与患者两个世界之间的身心重叠——生病的医生（医生病人）。如同"日全食"景象，当医生成为病人，医患两个角色便重合了，医生既是痛苦的体验者，又是疾病的观察者；既是蒙难者，又是拯救者，从而"一体"同情取代了"异体"同情（共情、移情）。此时，以病人为中心就是以自我为中心，利他就是利己，敬悉病人就是敬悉自己，伤害病人就是伤害自己。

罗伯特·汉开启的是医学人类学、叙事医学的双重视角。在医学人类学视角里，医生通过生病，不仅躯体回到疾病现场，情感、灵魂也回到疾苦现场。叙事医学训练将医生的疾苦体验，从默默的躯体忍受中析出，转化为对疾苦、生死的知情意叙事与身心灵领悟、反思。无论是叫病人医生，还是医生病人，都是在试图揭示一种特定的伦理生活，即通过病患经历与体验获得道德升华。中国古代有"三折肱为良医"之说，柏拉图也认为只有生过重病的医生才能成为好医生。罗伯特·汉显然不是要诅咒医生，但每个人都会生病，医生也是人，也难免生病。然而，医生就算有生病的经历与体验（普通疾病与恶疾存在巨大的差异），也未必有穿越疾病体验的叙事、反思与领悟；即使没有个体恶疾的体验，也可通过文学叙事实现移情和共情的精神历程（常常因为不符合医学界的实证主义价值取向而被轻视）。

二、不是医生疾苦体验的缺乏，而是医生疾病叙事的苍白

医生疾病叙事能力与文本经验的不足，源自他们对疾病文学叙事（虚构）形式的漠视，从而关闭了由叙事抵达疾苦共情、伦理反思、职业批评、灵魂净化的通道，而罗伯特·汉有意重启这一通道。在这里，罗伯特·汉揭示了疾苦的两分，即知识之途与体验之途的殊异。医生穿越疾苦的自我体验之途，更能理解医生诊疗主导权的强势与患者的无助，以及疾病中的抗争（悲壮）与放弃（无奈）；通过对自我疾病的自诊与自治，也能体会到诊疗技术的缺陷和代价；通过咀嚼病中的自我焦虑与恐惧，还能体察到诊疗中安慰语言与技法（缺乏情感、意志）的苍白。因为遭遇过同行医生的职业冷漠与逃避，他更渴望疾病中的恩宠与勇气。很有趣的是医生对自我行为的评价，当疾病袭来时，医生也会软弱、崩溃和沮丧，甚至可能成为最差劲的病人。穿越疾病的体验可以促使他们实现对疾病意义的超越，既有的技术主义、客观主义立场将有所软化。

罗伯特·汉提到的医生病人有：外科医生麦克（患恶性肿瘤）、诺伦（患心绞痛）、科恩（患恶性肿瘤），儿科医生穆兰（患恶性肿瘤），内分泌医生拉宾（患脊髓侧索硬化症），全科医生盖格（患病不详），神经科医生萨克斯（滑雪中发生严重创伤），急诊科医生弗里（患病不详），以及医院院长、内儿科兼病理科主任刘易斯·托马斯（三次患病经验，最后一次是癌症）等。

其中，穆兰的故事最为真切。穆兰 32 岁，儿科大夫。3 个月来，睡梦中的他时常会因一阵突如其来的疼痛醒来，3 周前患流感后一直在咳嗽。出于职业警觉，他请放射科大夫为自己拍了一张胸片，发现心脏的右侧有一块毛茸茸的阴影，大小如一粒葡萄，形状像一朵朦胧的西兰花。放射科大夫看完穆兰的胸片，一改往日的随和，变得严肃起来，癌症的阴影顿时笼罩在穆兰头上。蓦然间，穆兰从一个职业上非常自信、完全有能力驾驭疾病，从来健康无虞的医生，变成了一个忧心忡忡的病人。任何医学训练和实践都无法帮助穆兰为突如其来的变化做好准备。另一位医生病人盖格也有同感，似乎一两个小时前自己还是健康状态，突然被推入疼痛、无能、恐惧的深渊，从医院员工变成了住院者，从医生"降格"为病人，真是五味杂陈。

这些医生病人会很自然地求助于技术同行，但后者的反应完全不如人意，穆兰、盖格、萨克斯都记述了同行对患重病医生的反应。当他们遭受病痛的极度折磨时，许多同行走开了。随着病情的加重，同事们越来越不热心，有人假装视而不见，有人选择主动逃避。同行中的技术专家大多伴随着冷漠，只给一些技术性方案，而不给生活建议，甚至失语。萨克斯在严重的运动创伤后，于康复中心遇到一位热心交谈的大夫，当问及为何这般热心时得到的回答是："我自己也曾有这样的经历。我有一条腿受过伤，我知道这是什么感觉。"

他们也试图与医学生交流，穆兰主动向医学生讲述了自己的经历，建议他们关注医学人文方面，认可医生与病人之间共有的疾苦体验和人性需要，但他的听众对此并不热心。因为穆兰建议关注的内容与他们当下学习的内容和路径都格格不入。

事后，穆兰无限感慨地说，他对自我以及医学实践的看法都因这场疾病改变了，明白自己已经具备了忍耐和豁达的品质，而这些品质将帮助他度过日后的危机。疾病是一位明智的老师，他教会学生变得更加明智。

在这群医生病人中，刘易斯的资历最深，体验最丰富，自传《最年轻的科学》记述了刘易斯的病中感悟。在病床上，他更近距离地审视了医学和外科手术，甚至更近地审视了自我。生过病之后，他比以前更加了解医院、医学、护士和医生，也更加相信技术的有用性，相信越"高"的技术越有用。在生病期间，他多次看到自己身体内部（通过肠镜观察自己肠道的变化），但还是仿佛处在一片黑暗中。他并没有觉得以一种新的方式与自身建立了联系，这种自我距离好像还增加了，自我变得比以前更加分裂，似乎也更加没有发言权了。一位自信满满的病理学家面对自己的疾病，也会变得如此谦卑。

三、中国医生的疾苦经历如何纳入叙事医学的视野

在中国，白大褂换成病号服的境遇，最典型的事例莫过于 2003 年非典的流行。在 2003 年 3—5 月非典流行期间，1/5 的感染者是医生。全球首例非典患者接诊医生叶均强后来就是非典的感染者，他所在的呼吸科有 8 人同时感染。当年 3 月 2 日至 5 月 31 日之间的近 90 天里，仅北京地区确诊的医生病例数就近 600 人。这之前，医患的角色是两分的，一个是医疗服务的提供者，一个是医疗服务的接受者。非典事件使得医患角色发生融合，医生变得既是观察者又是体验者，既是服务的提供者又是享用者，既是医疗规律的认知者又是穿越疾病

蒙难的升华者。许多医生日常只有技术生活，而缺乏有内容的伦理生活，身陷道德麻木与迷失。非典的医患共感体验的意义，在于唤起医生内心深处的道德崇高感与利他意识，完成对他者—自我一体痛苦的领悟、理解、实践，实现利他主义的道德内化。

如今，非典的飓风已经过去，但幸存者的境遇却不容乐观，其中很多人是医生。同仁医院外科的岳大夫是第一批被感染的医生，虽被救了过来，但留下严重的后遗症。他回忆道：

> 5月31日，我从小汤山出院，当时真是有一种大难不死的感觉。休了两个月假之后我状态很好地去上班，上了不到一个月，就听说人民医院有同事查出患上了非典后遗症——股骨头坏死。我8月5日做了一个MRI（核磁共振），一个礼拜之后得知自己的股骨头也坏死了。股骨头坏死严重时就得换股骨头，当时的感受是自己一辈子就残废了，心理打击太大了。当时发现（有后遗症）的有100多人，大家全都蒙了。我们这些人在轮椅上坐了一年，拄拐拄了两年。我当时去哪儿都坐轮椅，采取各种方法治疗（中药、药浴、高压氧等）。刚确诊股骨头坏死的两三个月里，我万念俱灰，有种天塌下来的感觉。像我这样30多岁的男子汉，本身就是家庭的顶梁柱，突然自己坐上轮椅被人伺候，很不能接受，一度非常自暴自弃。经过两个多月，自己调整过来了。为什么调整过来了？男人的责任感：我要让我妈妈从阴影中走出来，让我的妻子活出精气神，让我的孩子活出自信。

人常说，医院是哲学家的摇篮，岳大夫通过非典苦难加深了对人生的思考。如今，他已经不用拄拐行走了，并开始换一个角度来思考。未来的人生道路应该怎么走？他说："非典就跟轨道道岔似的，人生一下被扳到这个道上。它让人重新审视自己。我有时候说，得了非典之后，我的后半生基本上可以由自己去把握。"他曾在日记里面写道："苍天在人们前行的路上，用单向透明玻璃将幸福的人与苦难的人分隔开。痛苦的人虽步履艰难，但他们不仅能品尝人生的痛苦，也能看到快乐是什么样子。从某种意义上说，不幸的人人生更加丰富。"有人问他觉得自己是英雄吗？他回答不是，他说自己只是一名幸存者，在那场灾难中，他有 9 位同事殉职。

笔者年轻的校友武震有着男孩子的名字，却是一位恬静的女生。2003 年 4 月，她还是一名怀揣玫瑰梦的准医生，在急诊科实习时感染了非典。半年后被查出"双股骨头无菌性坏死"。治疗了几年后，她的左侧股骨头塌陷，虽又坚持做了植骨手术，但不幸失败。之后，她被迫放弃工作，治疗康复成了生活的重心。她开始长期住在医院里，重复枯燥乏味的训练，残障的躯体使康复之旅异常艰辛。尽管她是那么熟悉医院的环境，但病患的身份却太陌生。她不能接受这个现实。因长年困在医院，她觉得自己和社会完全脱节了，别人有的正常生活她都没有。她不能再去爬山跑步，甚至和男友一起逛街都得坐在轮椅上，这种落差带来的焦虑难以名状。

四、疾苦叙事对于医生躯体和灵魂的洗涤与牵引

疾苦体验的丰富细节，超越了教科书和执业经历中的感知，是对疾病认知的突破。疾苦叙事揭示了生物医学视域之外的社会关系的震荡与破裂，如疾病角色的罪感萌生（连累他人与家人），家人、同事、朋友心态与姿态的改变（过度关注、零度诊疗，厌恶、躲避、虚伪、欺瞒），对社会支撑（心理倾诉、灵魂安抚）的渴望，生命（职业）信心、信念的崩解，对未来的失望与绝望，等等。疾苦也凸显出

丰富的个体死亡想象，如死亡逼近的读秒感，死亡恐惧与重生渴求、现世眷恋。医生的疾病经历撞击出医生对医学功能、技术价值、医生角色、医院服务内容（手术、药物）的重新认识，也包含着对疾苦与死亡的反思与忏悔，以及对职业冷漠、技术傲慢和贪婪（滥用冗余技术）的批判；同时，医生也更加注重对诊疗代价的掂量与认知。正是通过这一医患角色的转换，医生世界（客体、观察的）与患者世界（主观、体验的）视域交融，医生对患者的疾痛、苦难从抽象同情变为体验共情，使得道德感、使命感升华，灵魂向上、向善，道德训导走向伦理自觉，生命（痛苦）自觉转化为文化（道德）自觉。此外，病人身份的终结与医生身份的复归过程，即二次社会化完成，一位新医生（曾咀嚼、理解疾苦，抛弃了职业傲慢、冷漠、贪婪，重返道德高地）由此诞生。

总之，无论是道德失血与止血，还是职业精神的升腾与堕落，都是一个复杂的灵魂开阖过程，但愿罗伯特·汉的"第三把止血钳"能够触动医者敏感的灵魂，促使群体生命凝血机制的彻底修复。从白大褂到病号服，本质上是观察视域转为体验视域，科学视域转为人性视域，从疾病关注走向生命关怀的升华。无疑，生命境遇决定职业生存意识，真切期盼疾病中的疾苦叙事与反思，能帮助迷途中的医者找到人性向上与向善的新路径。

欧文·亚隆：在灵魂深处与患者相遇

欧文·亚隆（Irvin D. Yalom）算是在中国最有影响力的美国医学家了，他的书几乎都有中译本，而且本本畅销。其读者不仅限于医学圈内，还播散到普罗大众。尽管人们把他称为心理治疗大师（准确地讲是团体治疗专家），他却同时是现代叙事医学的开创祖师。他在临床医学中娴熟地运用叙事方法，借此与病者在心灵深处相遇，通过疾苦故事的挖掘，发现生命中的隐喻与价值启迪，实现身心灵同愈。不仅如此，他还将叙事医学的境界提升到存在主义哲学的高度，追求对生命、疾苦真谛的彻悟。

亚隆 1931 年生于美国华盛顿，父母是俄罗斯人，他们第一次世界大战后移民美国，长期生活在社会底层。经过艰苦努力，亚隆考入华盛顿大学医学院，圆了自己的医学梦。他是斯坦福大学精神病学终身荣誉教授、美国团体心理治疗权威，也是当代精神医学的大师级人物，与维克多·弗兰克（Viktor Frankl）、罗洛·梅（Rollo May）并称存在主义治疗法三大代表人物。2007 年 3 月，亚隆被推选为美国第 4 届"最有影响力的心理学家"。

对亚隆的学术理路与文学创作有重大影响的人是他青梅竹马的妻子玛莉琳。这位约翰霍普金斯大学比较文学（法文和德文）博士，研究的重点恰恰是加缪和卡夫卡，前者是存在主义文学大师，后者是荒谬化生存的针砭者，他们笔下的人物和性格与我们时代的神经症人格特征极其贴近。因此，她不仅是亚隆的文学导师，也是他文学作品的参与者、鉴赏者、评论者，是她引导亚隆在文学的疆域里客串。

与同时代医学大师不同，亚隆是一位学术穿越健将，没有什么知识藩篱与学科壁垒能阻挡其精神穿越。他内心博大，有巨大的学术涵容力，在心理治疗专业领域内，他成功地将日常叙事案例结合历史积淀提升为经典叙事，由疾苦中的人文、社会因素演绎出人文社会病理模型，完成由个体的心理分析到团体治疗的转型，将端坐庙堂的精神医学普适化为心理治疗与抚慰的艺术。为实现这一目的，他不断在医患鲜活的叙事与沟通素材（原本只是医疗文书）中导入死亡、孤独、自由、生存意义等与终极关怀相关的议题，并二度创作成掣动心灵的文学畅销书。更令人惊诧的是他并不止步于医学与文学的结合，还将叙事层级提升到哲学审视的高度，成为临床哲学的建构者。他对存在主义哲学的精深研究自然融汇于临床叙事与心理治疗的过程之中，开辟了叙事哲学的新境界。其实，存在主义哲学与存在主义文学，乃至存在主义心理学本无边界，只有境界之别。

一、会写小说的大夫

亚隆擅长于两支笔写作，他创作了一系列心理治疗小说和纪实故事。他曾坚称自己许多深刻的体验和睿智的思想是通过文学的途径得以表达的，而非正式的哲学文体。因此，他的工作就是讲故事，他认为文学的、叙事的方式更容易与患者建立一种有治疗意义的连接，在生命最深处与他人相遇。他十分反感那些对患者疾苦保持超然和冷漠态度的人，也厌倦那些对临床病例只做狭隘病理分析的理论模式。早年阅读罗伯特·林达（Robert Lindner）《五十分钟的一小时》的经历，打通了他文学阅读与心理小说创作间的隔离，使他感知到小说可以帮助自己去探索各种心理历程，促使他与人深度交往。当时罗伯特的偶像是弗洛伊德——这位著名的心理学家，同时也是一位讲故事的大师，多次获得诺贝尔文学奖提名，尽管最后没有得奖，但却获得过歌德奖。不久，亚隆就手痒难耐，决定自己动手写小说，试水之作是《诊疗椅上的谎言》（试图探讨心理医师与患者之间的交往边界问题，涉及治疗师的欲望、风险与陷阱），但真正引起社会巨大反响的是《当尼采哭泣》《叔本华的治疗》《爱情刽子手》三部曲，它们多次荣获欧美小说和非小说类奖项。新近发行的书籍有《妈妈及生命的意义》（包含虚构成分的个体治疗故事）、《直视骄阳》（一本探讨衰老、死亡体验和领悟的书）。他的文学天才和敏感为还原论和心理分析统治的医学界吹入一股人文主义的新风。他常常给学生推荐文学作品，提醒其重视当下的体验，建立以人为中心、以人际交往为焦点的临床思维路径。

《当尼采哭泣》是一本心理小说。作者假托 19 世纪末的两位大师——存在主义大师尼采和医学大师布雷尔，透过史料和名著中呈现的真实历史线索、思维观念和人格特质，将两人联结成医生与患者的关系，展现了一场精神对话之旅。故事开始于对患者肉欲充满幻想而无法自拔的名医布雷尔，他突然被陌生女子莎乐美邀约至咖啡馆。大胆美丽的莎乐美到底会提出什么请求？原来善于撩拨男性的莎乐美要引诱他去治疗根本不愿接受帮助的绝望的哲学大师尼采，而布雷尔同时要面临医生自己的绝望，于是二人历经了一场不知谁是患者、谁是医生的心理治疗。在治疗随时可能胎死腹中的情形下，经过几许峰回路转和高处不胜寒的疑虑，最后尼采与布雷尔以出乎意料的方式超越了各自的人生困境。不同于弗洛伊德总是将故事装进他的性驱动理论，亚隆在书中贯穿了人生的四大终极关怀议题（死亡、自由、孤独、生存的意义），它们或是在各种身体、心理、人际、环境问题的背后现身，或是隐身在梦境、幻想之中，对生存意念的咀嚼无所不在。

《叔本华的治疗》是亚隆稍后的一部小说，他继续通过小说完成心理治疗和哲学之间的对话，同样在虚构的情节之外巧妙地将存在主义哲学家叔本华的一生和标准的团体治疗过程交错编织。这位名叫菲利普的患者（叔本华的克隆人物）是一个孤独者，一度沉迷于毫无意义的性征服，后来成为一位哲学意义上的治疗师，运用叔本华的理论提供医疗咨询。亚隆则化身为朱利斯大夫，一位患有晚期癌症、面临死亡的大夫。两人置身同一个治疗团体，于是，一个关于生命、存在和死亡的曲折故事精彩展开。

　　《爱情刽子手》原本是亚隆所写的十篇心理治疗教学小说。在他看来，心理治疗的核心是关怀，是两个人之间深刻的人性交流，正是这样的理念所驱动的书写使得这部书成为亚隆作品中最畅销的一部。作品中充满原始欲望的呼喊，基本句式就是"我要！我还要！我全要！"一位患者对两个活着的儿子视而不见，只是不断地哭喊"我要死去的女儿回来"；另一位患者的淋巴癌细胞已入侵身体的每一个角落，却坚称"我要和看到的每一个女人上床"；还有一位患者因为无法打开三封信而痛苦不已，他的内心祈求是"给我从来不曾拥有的父母和童年"；又如一位老妇人苦恋一个比她年轻 35 岁的男人，呼喊"我要永远年轻"。疾苦恰恰源自这无休止的欲望循环，欲望之海淹没了生存的意义，于是生命便彻底空虚绝望。读者被亚隆拖入他与患者所创造的新型治疗关系中，被他特有的人性化叙事方式和所探讨的生存问题所触动。

二、醉心于存在主义文学与哲学

　　亚隆很早就阅读伊壁鸠鲁的哲学原著，认为其有关消除死亡恐惧的认识（"有我在时，死便不在；有死在时，我便不在。为什么要害怕呢?")十分精彩,后人难以超越。后来,通过阅读萨特、加缪、海德格尔、尼采、克尔凯郭尔,他逐渐开始信奉存在主义哲学,成为一位在理论和实践中烙上存在主义印记的精神医学家。

存在主义是流行于当代的哲学思潮,也是文学纲领,许多存在主义大师既是哲学家,也是文学家,譬如萨特、加缪,但他们都游离于医学之外,与真切的人类生存苦难隔离,尽管可以在虚构的世界里展现灾难与疾苦——譬如加缪的《鼠疫》,刻画了疫病流行中的人性撕裂与生存思索。而亚隆在医学的洞穴里点亮存在主义的火把,将疾苦中的人类灵魂展现给世人。无疑,存在主义价值观旨在消除人性中的卑琐、傲慢与偏见,因为人之生存既短暂也偶然,既孤单也孤独。在生存意义上,医生与患者之间没有高下,他们不过是生命旅程中的旅伴,陌路相逢——正是疾苦的体验让他们可能遭逢精神的相遇,是缘于生存价值的咀嚼达成了精神的共轭,缔结了情感、道德、精神的共同体。敬畏、悲悯、恩宠、勇气,是精神的映照才使得生命神圣起来,医学神圣起来。治疗的本质就是对人类存在的关怀,应思考如何向死而生,提升生命的价值。

亚隆的第一本书《团体心理治疗:理论与实践》,已经发行近百万册,有多个版本。亚隆致力于类型意义的分析与发现,反对手册式的刻板治疗方案,也反对指南式的结构化治疗模式。坚信心理治疗,乃至所有治疗学的前景都是个性化的定制模型,而要实现这一点,靠的是医生的学术勇气和技术创造力,靠的是医患双方的心灵相遇程度,靠的是各自对人的生存境况的深刻理解。这本书其实也是用叙事的方式写就的,除了最初的几章不得不谈论理论,后面团体治疗方法部分都是一个接着一个的故事,每一个类型都是一个或几个故事。因此,他的学生很乐意读他的书,因为读起来像看小说。在他看来,一本好的教科书应该融入哲学的智慧和文学的故事。

1980年,亚隆发表了他最具学术性质的文章《存在主义精神疗法》。在这篇文章中，他定义了生活的四个终极问题，即死亡、孤独、自由和生存的意义。他认为人类生活中的所有痛苦基本源自这四个方面的困扰。后来此文章扩充为专著《存在主义心理治疗》，继续挖掘人的终极忧虑，比如死亡。

因为死亡这个终极的忧虑，才产生了生活的意义、生命的目标等命题。人类是一个需要意义来生存的动物，如果发现生活毫无意义，对人生将是一个很大的打击。另一个终极关切是孤独感，存在主义治疗就是从这里出发的。开启亚隆心灵深处存在主义体验之门的恰恰是他的患者，这些患者告诉他，在敢于思考死亡问题之后，人就会变得更明智、内心更丰富，在遭到他人的冷漠与拒绝后也不再像以前那样不安，而更乐于先去做心目中最有价值的事情。亚隆心想，为什么医生不缘此解开人类孤独的心结，为患者的生命带来灿烂阳光呢？疾苦不过是生存的意外困境，也是必然困境，所谓心理治疗就是医生与患者的认知共轭，思考、挖掘同一个生存的母题。有限使生命旅程充满变数，盲人瞎马，夜半池深，枯藤、老树、昏鸦，何处是生命的港湾？如何才能使生命迸发出意义？人人都向往生命的自在、自由，其实自由意味着更多的不可知与不确定性，意味着更多的选择，更多的风险，更大的责任，更深刻的孤独。疾苦和死亡会加剧这些感受，于是医生出场，满足患者的"顺服渴望"，他们渴望医生见证他们的疾苦，减轻他们内心的孤独，拯救他们的生命意义。

三、集体叙事成就团体治疗

亚隆是团体心理治疗的大师，其独特之处在于通过叙事与交流达到团体交互感染，身心同愈。他在团体治疗中将患者细分为各种身心问题群组，如癌症康复团组、肥胖贪食团组、艾滋病团组、居丧者团组、慢性疼痛团组、器官移植团组、初次妊娠团组等，恰如主题电影和文学，使疾苦叙事更具有类型意义。

亚隆的团体小组里，患者通过集体叙事取得新的交往体验，意识到自己不再是孤独的、相隔离的备受心理问题困扰的个体，他们会发现，还有很多人也同样承受着痛苦和需要帮助；同时，通过集体叙事在倾听和理解他人的同时，找到应对生存困境的资源和方法；此外，集体叙事境遇中强调互动（包括叙事者之间的互动与医患之间的互动），医师可以通过互动更直接地理解患者的行为、社会交往方式的特点，更深入地走进患者的心灵，发现患者更多隐秘的问题，而不只是口述和表象。

亚隆认为，以集体叙事为特征的团体治疗对患者的改变是一个非常复杂的过程，它不同于躯体药物和手术干预那么明晰，而是随着人类各种体验的相互复杂作用来产生影响，他将这种相互作用归纳为"疗效因子"。在治疗体验中，亚隆归纳出11种疗效因子，它们沿着知识—情感—意志的轨迹播散，改造着患者的生存方式和行为模式，甚至影响着他们的疾苦观、生命观。

最常见的疗效因子有：

宣泄：这里的宣泄是指患者在集体叙事场景中，将心中的紧张、不安、恐惧与沮丧等负面情绪释放出来。他们通过口述或书面叙事表达他们的感受，从而缓解痛苦。宣泄亦指小组成员对自己获得的顿悟、自由之感加以表达。小组成员也可用哭啼、呐喊等不同的形式来表达想法和感受等。

认知疾苦的普遍性：集体叙事让组员意识到自己并非唯一受困扰的人，"我们都是某一痛苦的体验者，我们同舟共济"；了解到个人困境不比别人更糟，别人面对困境也有各种同样的消极想法（如厌世）和沮丧的感觉；明白别人也有同样的不愉快和糟糕的生活情景，获得"属我族类"之感。

疾苦中的人际学习：人际学习源于团体成员间的疾苦叙事，以及随后的身心互动、感动、领悟，形成疾苦中特定的行为交往模式。团体成员通过疾苦叙事获得反馈和相互支持，逐渐改善行为交往模式。

提高社交技巧：在共情语境中改善小组成员之间的交往技巧；对团体成员及其他人更加信任；了解自己与别人的交流沟通方式；团体给个体提供与其他人接触的机会。

利他意识的萌生：小组成员通过集体叙事获得共鸣和同情，并萌生利他意识；通过向其他人提供帮助提升自尊和自信，并将别人的需要放在自己之前；将自我的某些方面与小组其他的成员分享。

乐群的温暖和平静：同样困境的患者通过集体叙事体验到一种归属感，感到温暖和平静，意识到乐群的价值。同是天涯沦落人，不论暴露自己的任何经历和隐私，仍能够得到其他成员无条件的接纳和支持，从而不再感到孤独，找到精神的港湾和家园。

重塑希望：目睹其他团体成员的好转会对组员有所启示，明晰别人解决了和自身类似的问题；看到这些问题能够解决，会对自身有所鼓励，相信治疗团体能帮助包括自身在内的有类似问题的人走向好转和康复。

"存在意识"的建构：意识到生命的无常，一生中时常会遭遇各种不公平，有些痛苦和死亡是无法逃避的；感悟到无论和别人多么亲近，仍需独立面对人生、面对生与死，因此要更诚实地生活，而不被枝节小事羁绊；认识到无论从医生与他人那里能得到多少指导和支持，终究必须为自己的生活负起责任。

无疑，亚隆是幸运的，他成功地将自己的医学主张通过叙事形式的作品播散给全社会，为人类认识生存困境与拯救疾苦打开了新的视界，提供了新的方法。但令人遗憾的是，他的学说未能让整个医学界充分认识和接纳，那些割据一方的学术"诸侯们"坚持认为亚隆的医学主张不过是精神医学、心理治疗领域里的雕虫小技，不具备普遍价值，无需令人太惊异，甚至闲暇时光也拒绝读他的小说，认为它们是不务正业的"折腾"。由此看来，叙事医学的切实推行，乃至医学人文的复兴，最大的阻隔不是知识类型，而是技术主义的傲慢与偏见。

叙事医学的哲学基础

　　作为临床医学的新学说、新方法，叙事医学不仅改变了临床范式，也在悄悄地改变医学的目的、思维模式和认知轨道。因此，有必要从现代认知哲学，尤其是现象学的理论与方法去解读其哲学基础。笔者希望通过对叙事医学核心文献的细读，以及对叙事医学倡导者们思想脉络的分析，结合临床境遇与诊疗思维，分析叙事医学理论叙述中的核心概念、基本范畴、思维范式，解读其中的哲学蕴涵，旨在发掘叙事医学与现象学哲学的价值共轭，提升叙事医学的精神高度。

一、回望叙事医学的勃兴历程

　　前书已说，叙事医学缘起于一位临床医生的精神发育与职业彻悟。丽塔·卡伦，美国哥伦比亚大学长老会医院医生，她在职业生活中体验到一种全新的思维境遇，即临床现象、文学书写、人类学体验、哲学洞识的交集。后来，她率先把文学叙事纳入医学院教育之中，在三年级开设"叙事医学"的必修课程，让医学生通过倾听病患的故事，更敏锐地理解这些故事。她认为，人类生命经验的构成有客观事实与主观意义两个层面的区分，疾病作为人类生命经验的一环也不例外。疾病(disease)客观呈现的生理症状与个人主观的疾病(illness)

体验意义是并存的。突显疾病的主观意义不在于否定生理症状的事实，也不是要众人漠视医疗的功能，而是为了唤醒人们去洞观生理症状背后的心灵层面的意义，以及两者之间的平行关联。很显然，丽塔·卡伦不是心血来潮的、浅尝辄止的叙事探索，而是在临床生活中持续不断地进行疾苦、生死叙事（以阅读、记叙、批评、鉴赏为内涵的平行病历、交换日志）与医患共情、职业价值反思的训练，最终通过传记（个体、机构、疾病史）的形式完成了生命书写的延展和价值基线的刻画，促成了自身职业精神的建构与升华。

在丽塔·卡伦之前，哈佛大学医学院的阿瑟·克莱曼在《疾痛的故事》一书中也曾倡导疾病与疾痛两分，前文已述。他认为"疾病"（disease）与"疾痛"（illness）是两个世界，一个是寻找病因与病理指标的客观世界，一个是诉说心理与社会性痛苦经历的主观世界。没有任何东西像剧烈的疾痛那样，能使人专注于自己的感受，认清生活的真实境遇。研究疾痛的意义，在于把我们带入他者的日常生活之中，与他者一起去应对疾痛，甚至失能与死亡的威胁。慢性疾痛教会我们认识死亡，让医者思考治疗的重心。文化价值观与社会境遇塑造身体的疾痛感受和疾痛倾诉的方式，疾痛的故事启示我们人生何求，应该如何去驾驭它，生命的意义又何在。他还批评当下的临床路径只有病没有人。而叙事医学的价值在于将"找证据"与"讲故事"结合起来，构成客观与主观、观察与体验、生物与生灵、技术与人道有机的统一。

罗伯特·汉在《疾病与治疗：人类学怎么看》一书中也重申了关于疾病和疾痛的这一认知。

在建构叙事医学体系时，丽塔·卡伦首先遇到一个认知逻辑的悖论，不是先有叙事医学，后有叙事疗法，而是先有叙事疗法，后有叙事医学——在她之前，叙事疗法就已经成熟地运用于临床活动之中。弗洛伊德的心理分析就是建立在叙事之上的心理疗法，但是，不同凡响的是，丽塔·卡伦赋予叙事以二元性，叙事既是工具也是价值，既是疗法也是医学观，从而揭示了叙事疗法与叙事医学之间的递进关系。叙事疗法由来已久，它通过生命叙事寻求疾苦的意义，是非药物治疗的心理治疗的一种，后经过不断发展，其叙事模式与路径不限于文学叙事（虚构、非虚构），还包含艺术叙事（戏剧、电影、音乐、绘画、绘本、沙盘游戏）。其本质上专注于技术（能力）层面，质疑生物（单）向度的生理主义，试图打通身心社灵鸿沟，于是有了叙事干预、叙事技巧的丰富多彩。然而，叙事疗法不是叙事医学，叙事医学在更高的层级上思考医学的本质和方向，是医学人文的理论基础。叙事疗法是心理咨询与治疗方案的一种，鼓励患者叙述自己的生命故事，通过说故事、写故事，患者从故事叙述的过程中苏醒与觉悟，重新理解自己（自见—自明），重新发现生命的方向和意义，完成心灵的疗愈。而叙事医学发端于人类基本的叙事能力，参考心理治疗中的叙事疗法。生老病死是精彩的人生故事，人们通过诊室里的故事可以获得情感的宣泄与交流、生死智慧的洞见与交映。叙事医学是全新的临床学说，相对叙事疗法而言，它展现了一种复调叙事，将生命叙事与伦理叙事、技术叙事、人文叙事结合起来，旁及哲学、伦理等价值层面。它通过共情（先入情后入理，情理交融）、反思（患者反思人生，医者反思职业、质疑生理主义和证据主义），促进医患关系的和谐，重塑全人医学境遇下的疾苦观、医疗观、生死观、健康观，缔结情感价值共同体，探索共同决策模式，促进现行诊疗模式与临床路径的丰富与改进，以及医生对职业精神与职业价值的确认。

叙事医学也被丽塔·卡伦定义为由叙事能力所开启的临床医学范式与思维方式。从哲学上看，卡伦追求从观察视域到体验视域，从科学生理视域到人性视域，从疾病关注到生命关怀的超越。

二、共情至上：感性主义与理性主义之辨

于现代医学现有的理性主义的技术板块而言，叙事医学是新世纪钟声催生的具有强烈感性主义的临床医学新学说，其出发点是共情、同理心。共情不是朴素的"想病人之所想，急病人之所急"，而是潜入患者的生命体验，去感同身受、换位思考。叙事医学的要旨就是从体验（共情）出发，重新定义医学的目的——不只是完成疾病的生物学干预（救死扶伤），还要努力回应、见证、抚慰患者的痛苦，安顿受伤的灵魂，通过解除或缓解疾病，让患者重新获得生命的尊严。叙事医学理论通过时间性、独特性、因果偶然性、主体间性、伦理性的辨析开启了临床哲学的新视野。首先，它倡导用临床叙事（讲故事、听故事）实现客观性与主观性的对话；其次，它通过共情与反思挖掘主客间性的丰富内涵，软化医生坚硬的他者立场，推动医患共同决策，使医患关系和谐。叙事医学的鲜明特点是重视医患之间的相遇，人际相遇是一种特别的阅历型技巧，旨在达成一种与他者（患者）的友善、有意义、有意思的接触，继而相互接纳。通过语言叙述，患者能充分地展示痛苦，随后是医者的倾听、见证、陪伴，医患之间缔结伙伴式关系。如此，一方面患者感到自己得到了更多关注，得到了应有的尊重和尊严；另一方面，医生更加深刻地理解了医学的真谛，相信照顾大于诊疗、照顾提升治疗，医患的良好关系可以使医者更充分地把握患者资讯，更精准地干预疾病，获得更大的医疗成就感和职业快乐。正是通过对"相遇"的咀嚼，医者能更加全面深入地认识患者，尊重并见证他们的痛苦。而医护、亲人的在场、知晓、共情、抚慰的过程都给医学带来更多的尊严与公正。在叙事医学的价值谱系中，医学无法承诺治愈、康复，但是可以承诺倾听、尊重、见证与照顾，完成从观察视域到体验视域、从生物科学视域到人性视域，以及从疾病关注到生命关怀，从信息、知识、技术交流到情感交融、意志交映的

身心灵的整体互动。

在这里，情感哲学的特质是追求独特性，拒绝稳定的统一性、同一性，发现区别、差异，反对普遍性的秩序、总体化、等级森严，肯定多元性、机遇、混沌、流动和生成，创造出思想与生活的新形式。这些精神特质在丽塔·卡伦身上均能找到某些端倪，但如果由此将她定位为临床哲学家似乎有些拔高之嫌，虽然她确实是一位具有厚实哲学修养的临床医学大家。同样的道理，我们研习叙事医学未必要首先成为一位哲学家，而是要关注叙事医学创生过程中的哲学积蕴，感受丽塔·卡伦的哲学气质。在这里还需要消除一个误解，丽塔·卡伦的叙事医学不只是医学与文学的简单叠加和交互认知拓展，不是要透过现象学的认知范式（方法）动摇逻辑实证主义的认知基础分析哲学。一门新学科只有不断地寻求学科哲学支点、精神灯塔，夯实学科的价值基石，才能行稳致远。叙事医学不仅从哲学中汲取营养，也在反哺哲学，尤其是在现代哲学的话题谱系和学术径路逐渐经院化、形式化，离真实的生命与生活世界越来越远的情形下，叙事医学所展现的哲学面貌恰恰十分贴近人类疾苦、生死、诱惑的母题，具有鲜明的理论还俗价值，从而赋予现代哲学"顶天立地"的意义。

感性主义与理性主义的纠结在临床上体现为叙事医学与循证医学的竞争与对话。无疑，循证医学与叙事医学有深刻的价值冲撞，其不可通约性表现在客体与主体，观察（外在化、客观量化）与体验（内在化、感受描述），普遍性与个别性（特质性），必然性与偶在性（偶然性），身（生）心社与身（生）心灵，等等。循证医学以视觉优先，叙事医学以听觉优先。倾听是亲近性、参与性、交流性的，我们总是被倾听到的所感染，相形之下，视觉是间距性、疏离性的，在空间上同呈现于眼前的事物相隔离。于是乎，丽塔·卡伦认定，只有听得懂他人的疾苦故事，才能开始思考如何解除他人的苦痛。

死亡究竟是器官点、线、面的溃败，还是情感、意志的耗散（魂飞魄散），循证医学遭遇证据采集之困，叙事医学也遭遇资格悖论。死亡是一条单行线，如同卒子过河，不能折返，因此，凡是没有死过（体验）的人都没有资格诉说死亡，但是已经死去（有死亡体验）的人又没有能力诉说死亡，死亡叙事变得无法观照。死亡叙事也遇到人称的诘难，谁最可靠？是第三人称的他（她），如医护者、救助者、志愿者、小说家，还是第二人称的你（嫡亲）或亲属？很少有第一人称的我出现（濒死复活），鉴于自我生与死的排他性，自我之死极难记录。这里存在一个悖论，我死了，就不能记录；我在记录，就没有死。于是，这又引出死亡叙事的文本类型，第三人称多为虚构（想象死亡），因为他不是死亡的主体；第二人称如果不在病榻旁守候，并且陷于共情之中，也只能是虚构；第一人称的死亡叙事得益于现代急救医学的神奇魔力，将越来越多的濒死患者从"鬼门关"拉拽回来，使得他们有机会回忆起死回生、迷途折返的经历和细节。说来有趣，许多濒死复活的患者有强烈的叙事意愿和丰富的叙事素材，于是逐渐描绘出一个死亡境遇的拼图，刻画出一段真实的灵然独照之旅。

毫无疑问，叙事医学处处透出批判性思维的锋芒，意在弥合理性与德性、理性与情感、理性与经验的鸿沟。不可否认，生物医学知识、技能、辅助技术的丰富大大提升了人们认识疾病、驾驭疾病的能力，但是，医疗中的人性在弱化，官僚化、技术化使得患者的感受变得越来越糟。他们抱怨自己的躯体仅仅是疾病的载体，与疾病相伴的痛苦被医生视而不见、听而不闻，他们的呻吟、挣扎、恐惧、沮丧、哀伤得不到见证与抚慰，医生只对技术和费用感兴趣。生理主义语境中，患者更像一个待修的机器，从一个医院（科室）转到另一个医院（科室），从一个专家转到另一个专家，从一个治疗程序转到另一个程序，疾苦、生死的境遇与意义被抛弃了。因此，仅凭科学和技术无法帮助患者走出疾苦的折磨和煎熬，摆脱躯体失能、失智、失忆，以及灵魂失落、失意、生命失速、失重的困境。

单纯技术化、对象化、客体化的医学是非人性化的医学，貌似精准的医学处置耗尽了医生的精力与时光，使他们无暇顾及疼痛、苦难、死亡等人类基本困境中的情感、心理角色、社会关系、信仰价值等。恰恰是技术傲慢和自负堵住了医生自我反思的通道，加剧了医学的单向度"裸奔"。叙事医学目的在于弥合医疗卫生中的裂痕与分歧，打通诸如神圣与物化、信仰与世俗、技术与人性、躯体与心灵、客观与主观、安详与安顿、观察与体验、救助与见证、治疗与照顾、孤独与陪伴、同情与共情、安全与安宁、数据信息与情感意义等一系列精神沟壑。

三、故事书写：从文学意象到生命现象的洞悉

通过叙事医学与现象学的文本互读互鉴，可以触及叙事医学的哲学基础；通过追溯丽塔·卡伦精神发育中的哲学滋养、立场和气质，可以发现其哲学追求：文学化与哲学化变现为虚与真，大象无形，离形得似。20世纪的当下性要求人们通过文学、人类学、精神现象学等哲学路径去明了疾病的意义，在疾病的生物学病理认知之外有所发现。首先，从哲学化的角度看，丽塔·卡伦凸显了叙事医学的方法学意义，使它不只是一门新的学科，更是一个新的临床框架，为医生、护士、社工提供了一些新的技巧、方法和文本。其次，丽塔·卡伦展现了生命境遇的全景画面，无论医者还是患者，都是以整体进入病痛和治疗过程，他们的身体、生活、家庭、信仰、价值观、经历以及未来的希冀，都全部浸入这个过程。

毫无疑问，深度的哲学辨析有助于触及叙事医学的精神脐带。打

开 20 世纪现象学运动的画卷，从胡塞尔，经海德格尔、舍勒到哈贝马斯、梅洛 - 庞蒂，他们关于临床医学的浸润图景或隐或现。以现象学的认知抵达全人病理学、疗愈学，即在生物病理（唯生物病理论）之外开辟了人文病理的新视域，通过平行病历建立技术人文双轨思维，形成双轨干预的临床范式。此外，从哲学修辞的视域看，叙事医学的每一个核心概念的背后都有着深入、博大的现象学主题的投射与影响。对叙事医学核心概念的现象学溯源与钩沉有助于揭示叙事医学的哲学意涵，譬如对意向性或意义径向、镜像、景象的捕捉，反思的丰富性，再现的认知叠加，主体间性（交互主体性），时域（时间性）与视域（空间性），等等。

叙事医学的基本范畴也浸润着现象学的哲学基因，譬如生物与生命、躯体—身体—人体（全人）、自然世界与生活世界、关注与观察、观察与体验、感官与认识，似乎每一种感官都有自己的世界（视界），都可以做抽象的分析与归纳，展现出超越本相的幻觉、记忆投射与感官折叠（弯曲）、主观性（体验）与客观性（观察）、文学真实与科学真相。人们会质疑，为何丽塔·卡伦的叙事医学"五性"（时间性、独特性、因果—偶然性、主客间性、伦理性）中，没有空间性？这其实说明她对实在与存在（象征、隐喻）、共性与个性、生物学形而上学与生命辩证法、可见性与不可见性以及认知的有限性与他者认知的不可能性，还存有认知保留和进一步探索的前景。

无疑，现象学还未定型，不是一份完整的哲学信仰，而是一种运动，抑或是一种方法集。胡塞尔现象学认为，问题在于描述，而不在于解释和分析，以便重返事物本身。这种描述心理学的方法、立场在丽塔·卡伦那里得到很好的贯彻。通过科学认知的关于世界的一切（包括病人的资讯），是主观根据医者对世界的看法或体验所理解的，多重体验的相互映照、对话、交集可以修正认知偏向。叙事医学就是通过文学世界连接生活世界与科学世界。在生活世界里，健康、疾苦、死亡更多地是被想象建构的，而非感知所定义的，医者的诊疗（源自观察与感知）带有强烈的设定性（生物学语境），患者的感知与想象是非设定性的，由生物、心理、社会、灵性交叠而成，更接近于本质现象。不过，胡塞尔还是区分了感知与想象的特性，认为感觉材料具有原初性、实在性、印象性、现实（当下）性，而想象材料则具有非原初性（观念投射、稀释）、存在性（个体差异）、再造性（既往苦难的再现）、历时性（记忆空间加入）。这使得生命、疾苦、死亡的境遇与认知镜像更加丰满，生命认知的充盈度大大增加，胡塞尔视之为"本质现象学向先验现象学的过渡"。

四、重审身体：打开全人医学的思辨之门

丽塔·卡伦在书中通过临床案例（自我诊断为胰腺癌，并预备死亡的作家）展开"身体与自我"的哲学辨析，视域从神经科学拓展到现象学，涉及大脑与思维、感觉与理解、言语与语言、意识与想象、肉身与灵魂等生理学、心理学、哲学范畴。医者可以触摸患者的身体，干预、破坏患者身体的完整性（切除病变的组织、器官），但必须维护患者自我的完整性，对患者身体任何的傲慢、贬低、蔑视，都是对患者的轻慢与不恭。

在丽塔·卡伦看来，生活中存在着健康（生命意识）隐匿现象，其循着躯体到自我意识的径路推进。这首先表现在躯体层面，当心肺、视听功能正常时，人们不会意识到心跳、呼吸、观察（凝视）、聆听的存在。进一步的表现在自我意识方面，当生命惬意时，只会及时行乐，不会去刻意寻思生命的意义与价值；只有当身患绝症，置身于生命的悬崖之上，才会思考生命的长度、宽度、温度、厚度、澄澈度，才会期待生命的灵修与重生。唯有即将失去生命时，人才会倍感

生命的珍贵。在一些特别的经历中，一些感受会更加鲜活，比如对自我性别（性征、性心理）接纳时，不会对自己的性别取向与选择进行审视，而只有不接纳自我性别设定、设法通过变性手术改变性别的人，才会深入思考自我的性别取向与性别选择。

丽塔·卡伦由叙事医学的认知特征提出"两个身体的平衡"的见解：每个人都有两个身体，一个是感知自我的身体，另一个是感知世界的身体；一个身体吸收这个世界，另一个身体则释放自我；身体处在自我与世界之间，存在着交互性，而医学叙事正强调主体间性。丽塔·卡伦认定这个世界是互动的，人不是静止的、被剥离的纯然孤立的主体（显微镜下被分离的细胞或组织），主体间性正是医患两个主体（自我与他者）在相遇中的对视、共情、复述与复活，叙事的意义源自讲述者与聆听者之间的身心灵相遇。理解创造文本，误读也在创造文本，无论是亲密还是糟糕的医患关系，都源自讲述者和聆听者之间的交集与冲撞。

临床上的"闭锁综合征"患者（如影片《潜水钟与蝴蝶》的主人公多米尼克）就有一具失衡的身体，他能感受这个世界，却无法释放自我或被别人感知。这种感受就像躯体被苦苦地囚禁着，而认知如同蝴蝶一样自由飞翔。如果问题不出在患者的释放自我的能力，而出在医者选择性的感知屏蔽上（不关注患者的非躯体症状），那只自由飞翔、表现的蝴蝶就被技术思维重新囚禁起来了。女性主义思想家波伏娃曾断言："身体（女性）不是一件物品（占据着空间），而是一种情景、境遇（张扬着气场、魅力、爱欲、意志）。"身体会说话，就像恋爱中的女人眼睛会说话；同样，疾苦中的患者的眼神也会说话，表达忧伤、沮丧、失落，渴望医者的悲悯、共情、陪伴、见证、抚慰、安顿，最后发展为疾苦叙事。

丽塔·卡伦还十分关注身体与自我的漂移、断裂现象。在诊室里，身体、体验的叙述随着感知场域（医者和患者气场的博弈）的不同以及联想与回忆的投射，既是自我的表白，又不全是自我的诉说；讲故事的人分裂成叙事者与主人公，会产生"自传性分离"（一个"病人"，多个"患者"，多种叙事版本，不同的医生听到的内容不完全相同的疾苦叙事），构成主体与体验、叙事真相与身体真相的游离，向医者展现了身体或体验的不可言说性。造成这种现象的原因，部分在于言语上的"词不达意"，深层次的原因则是现象学上的"我不尽我"，这造就了临床认知的有限性（盲点）和走进他者苦难（共情）的不可能性。

构成身体与自我的漂移、断裂现象的原因，胡塞尔将其区分为"原真性"（Originaritaet）与"原本性"（Originalitaet），认为这不是生理学上的感官选择（视、听、触、闻）的差异，而是视域漂移产生的"时间晕"（前瞻、当下、滞后的差异）、"空间晕"（内视域与外视域之别）。体验不仅是意识行为活动，还是意识内容与呈现、观念定势与激活（疾苦观、生死观、医疗观）。如果将其放在医患的主体交互性语境中，就产生了四个自我与叙事格局：一是患者自我对自身躯体的统摄与叙事，二是患者自我对自身身体（全人，身心社灵）的统摄与叙事，三是医者对患者躯体的认知与叙事理解，四是医者对患者身体（全人、身心社灵）的认知与叙事理解。在这里，躯体与身体的细分构成实在与存在、生物与生命、自我与他者对话的窗口，为共情、反思搭建了全新的认识论的平台。从这个意义上看，叙事医学为我们重新认知和理解患者、疾苦、医患关系开辟了新的航道。

疾苦、衰老、失能、失智、死亡并非医学专业（科学世界）的研究与干预对象，而是生活世界里的寻常节目。在胡塞尔看来，生活世界与科学世界最根本的区别有二：其一，科学世界超出了生活世界的直观、主观、相对的视域，将自己呈现为一种超主观、超相对性的客观性；其二，科学世界又将根基深植于生活世界的沃土之中，因为只有回溯到生活世界的视域之中，才能凸显其真理性。以生命书写为叙事旨向的苦难文学、癌症文学恰恰是这方沃土里最真切的生命实录。回归叙事、回归文学化的体验思维是医学教育必须面对的精神桥梁，也是临床哲学的当代性（现代性）及其价值转向，能唤起人们对实证主义、技术主义、消费主义的怀疑与反思，拯救处在价值迷失（哲学困境）中的现代医学。在胡塞尔看来，临床感知的去背景（生活）化，恰恰是现代技术医学的失足点。

五、反思拓界：逻辑实证与哲学透析

丽塔·卡伦十分重视反思的历程与效应。关于反思，现象学有自己的技术路径，身心二元的交互性成为经典的反思之途，生物的科学跃迁到生命的科学，经历"看山是山，看山不是山，看山还是山"的徘徊，凸显建构与解构的张力。在现象学看来，临床科学与临床医学的区别在于前者是被悬置的存在，研究限定在生物学维度、实验室情境、随机对照语境之中；后者是纯粹的存在，研究不限于生物学维度，而是放马到真实的患者生活情境之中。患者的生命信仰、心理境遇、社会关系、灵性开阔都可能投射到其疾苦、生死体验之中。反思者必须置之度外、跳脱出来，在现场（故事）之外反思，譬如医者反思职业傲慢、冷漠之时，一定在此类行为完结之后，或在某个医疗场景中遭遇到冷漠、傲慢而无法容忍之时。医者通过回忆再现患者的医疗境遇，反观自身的行为与理念，唤起某种内在感知与道德苏醒。平行病历小组则放大这份自觉，实现医者对生存哲学、技术哲学、干预哲学（技术之外的干预，躯体之上的干预）的升华。叙事医学从生物学的科学技术叙事到文学化的生命叙事的转身，也是对循证医学的反思，拒绝以齐一性、同质性挤压差异性、多元性、多样性和个体化，而以应然—必然的强制性、理性的还原性压制不可通约性、因果偶然的或然性，以绝对客观性、对象化压制主客间性、主体性。不过，丽塔·卡伦对于循证医学与叙事医学的价值分野持调和主义立场，不想撕裂两者之间的价值关联，强调"仅有证据是不够的""故事也是证据"，最终提出"循证—叙事医学"的新范式，体现了她的理论通达。

很显然，叙事医学倡导的反思不限于晨会、科会或死亡病例讨论会等，它所涉及的疾病现象与本质、真伪是非的辨析，有更深更高的哲学诉求，如临床认知的路径优化，对生命本质、医学目的的认识，包括理性的范畴思辨（理性与德性、真知与良知、是非利害与高下清浊、技术与至善的边界），从而将职业精神、职业信任、人格魅力的养成与技术进阶有机统一起来。理性与经验能洞悉医学的不确定性之谜，应把握诊疗干预的艺术化边界，明晰循证医学与叙事医学的价值分野。讲求理性与规范要克服教条主义与本本主义的束缚，处理好知识正确与伦理正当，处理好法律许可的关系，确认临床伦理、临床法学的指导性；还要处理好理性与感性、知识与情感、技术与爱欲的张力，警惕高技术导致的冷漠、爱无能，更进一步的觉悟则是洞悉现代性危机（技术主义、消费主义）的根源；也要处理好理性与悟性，把握好真理与真谛、真相与真如的关系，区分好医学（生命）方法论与科学（数理）方法论的关系。

真正的反思旨在进行医学的溯源寻根，获得一份职业生活的大清醒、大彻悟。丽塔·卡伦透过叙事医学的五大特征（时间性、独特性、主客间性、因果偶然性、伦理性）试图打开一道临床哲学的寻根之门，帮助临床大夫完成一次哲学的"开窍"。强化朦胧意识中的生命本质与疗愈真谛，那便是不可逾越的不确定性（或然性）与偶然性，我们虽然不懈追求确定性，但是无法超越不确定性与偶然性。难以驾驭的主客间性，有着不纯粹的客观性、不充分的主体性，生命神圣而有着超验性、精神性，不能只在物质层级揭示生命奥秘。身—心—社—灵的递进，以及生物的多样性，使得每个人都是别样的生命个体。面对词不达意的修辞困境，临床大夫总是敏于行、讷于言，无法充分表达生命的意向与意象。

六、理论攀缘：由工具到价值的跃迁

对于叙事医学来说，仅有叙事是不够的，叙事只是工具，不能止步于叙事，要拓展价值，寻找意义。从临床叙事到叙事医学，这是一个由表入里的思维掘进过程，由共情、关怀、反思走进医患共同体建设，由平行病历开掘人文病理，推动了临床医学的价值转身，也推动了临床医学的哲学提升。临床思维从一元（躯体）到多元（全人），临床研究的焦点从客观性到主体间性，从疾病关注到疾苦抚慰，从寻找证据拓展到倾诉、倾听苦难故事，由此去洞悉患者的价值取向，包括健康观、生死观、疾苦观、救疗观。临床医生从价值中立发展到参与、对话、体验、移情；临床医学从事实描述、证据采集、追求科学、崇尚技术，发展到对疾病意义的诠释、建构，彰显人文，表达人性。

开掘疾病的人文病理包含了别样的身体叙事：由生物学（身心）身体到生命（身心灵）的身体，由感性的身体到理性的身体，由动物、机器、技术的身体（真相大白、肆意干预）到生灵、社会的身体（灰箱、不可干预），由世俗（官能）的肉身与神圣（意志）的生命到欲望与意志的身体。同时，其中也包含了别样的病理叙事，展示了病患过程的心灵煎熬、痛苦折磨，通过希望与觉悟、绝望与豁达、求生欲望（恋生恶死）与自我放弃（悲观厌世）、濒死恐惧与求生彷徨的张力，完成叙事与宣泄的平衡。

安宁疗护的兴起，进一步拓展了人文病理的内涵。人们直言死后的归途、未了的心愿，导入敬畏与悲悯、恩宠与勇气，还涉及长期照顾期心志的安宁、临终时节的安详，以及失能（失智）之身的舒适、体面、尊严，如亲情、友情的冷暖、疏离与断裂，被抛弃的恐惧，被陪伴的渴望，被见证的希冀，病患期的家庭矛盾与和解，对财务短拙与破产的担忧，对家人与家庭的自我罪感，厌世、自杀意识的萌生（伤医与自伤）……无疑，这些话题谱系都是当下生物病理和器物诊断学所遗忘的，却是患者生命书写所不能回避的核心关切。

遭遇疾苦，无论大小，最先产生的症候不仅是躯体的不适，还有心志的不安。如何理解患者的不安？患者的不安可分为三类：身体的不安，关系的不安，认可的不安。其中，身体的不安是动物性的，而关系和认可的不安则是社会性的、精神性的。

首先是身体的不安，它常常发生在身体遭到危害时，如疾病、疼痛、衰老、残障、事故、灾祸等。此时应实施医疗干预和心理干预，如强力止痛，用症状学治疗减轻躯体不适症状，用人工器官替代衰亡器官功能，从而解除死亡威胁；通过心理抚慰解除心理休克，创建身心愉悦。其次是关系的不安，它常常发生在与他人的关系破裂或者破灭之时，如亲人离去、离婚、失恋、友情破裂、搬家、离职等。肿瘤临床上，这种情况可以细分为爱的关系的破灭，如亲友的责任推诿、久病床前无孝子、患者成为无家可归的弃子，等等；还有责任关系的破灭，如医保支付短缺、医务社工缺位、职场关系冷漠，等等。各种各样的缺损配置叠加在医护诊疗与照顾的责任池里，肿瘤大夫承担着身心社灵全方位介入的使命，责任重大。此时，重要的是重建、改善关系谱系，帮助患者适应新关系，重新获得关系的愉悦。最后是认可的不安，它常常发生在被他人冷漠或傲慢对待时，如亲友的不满与责难，周遭的冷酷、非难，自我奋斗受挫等，包括亲情认可、团队认可、社会认可等。

人们常说"大病之后才明白"，此时此刻，明白的不是生物病理，而是人文病理。也许在生病后你才发现，无论是否准备好了，生命终将有一天结束，你的生命中可能不再有明天的太阳，不再有几分钟、几小时或几天的时间；一切你所拥有的，都将化为虚无，愿望、抱负、计划和所有要做的事情都将停止，那些曾经看起来十分重要的荣耀和失败也将不复存在。生死峡谷，唯有豁达才能飞渡，向死而生，转身去爱，才有意义。

因此，叙事医学的意义在于促进临床思维的结构性转换，由科心医眼转向文心医眼，这要求医护立足于中国人的疾苦观、生死观、医疗观来表达、分析，直面中国病人的躯体痛苦、心理折磨与灵魂颤抖。由科心医眼，可询问5W：发病于何时、何处、何地、何故、医家何为（手术，放疗、化疗）？转向文心医眼，可询问：何思何念、何虑何忧、何冤何怨、何牵何挂、何谋何断？这些询问触及生命信念，并关涉安慰路径，方法储备包括生命价值与意义的认可、见证，以及抚慰知识。

叙事医学不仅导向叙事治疗，还要开出富含人生哲理的生命意义处方，如对于癌症，剿灭与安抚、相杀与共生，在药物手术之外，医者还要进行有效的生命教育与生死辅导，帮助患者安心与安魂，毕竟身外之物可割舍，身后之事难豁达。

总之，丽塔·卡伦的叙事医学凸显了实在与存在之间的差异性、疾病的因果或然性、应然与必然之间的混沌性，个体疾苦的异质性和多样性，以及其他的临床悖论。它具有三大哲学特征：一是文学化的生活意义阐释对逻辑实证主义归因的解构，二是生命书写（平行病历）对形式主义真理观的解构，三是情感导入（入情）对理性板结的松解。但叙事医学还在发展之中，其背后的哲学根基还有待于进一步廓清，一些问题也有待于日后更加深入地挖掘与清理。

叙事医学：步入深水区

一、重新检视叙事医学的 "雪球芯"

叙事医学本质上是文学化的医学与医学化的文学，属于医学与文学的跨界融合。它之所以能在最近这些年有长足的发展，成为 21 世纪医学格局中的新势力，原因很多，首先便是创始人丽塔·卡伦的 "独角兽" 体验，如独自品味姓氏 "Charon"（意为冥河摆渡人）的精神内蕴[1]，消化科大夫特有的 "脑—肠轴" 意识，以及由 "消化—情绪" 二元器官引发的 "技术—人文" 双轨认知。医学—文学双博士学位的学术训练，不同于医学博士＋哲学博士双学位的临床教育路径，它是临床技术生活、文学情怀、人类学路径、哲学和伦理透视相杂糅的多维精神发育与交叉跨界的人文领悟。更为可贵的是，丽塔·卡伦以叙事医学为杠杆，开启了医教改革的新探索。她最早在哥伦比亚大学医学院把文学叙事纳入医学教育，引导医学生倾听病患的故事，走进疾苦世界。[2]

1　丽塔·卡伦著，郭莉萍主译：《叙事医学：尊重疾病的故事》，北京大学医学出版社，2015，第 33 页。

2　郭莉萍：《"文学与医学" 在美国医学教育中的历史研究》，北京大学博士论文，2011，第 72、90 页。

在生命探索的真实世界里，生物与生命、内涵的分野犹存，认知的视差犹在，如同"卡尼萨三角"[3]（Kanizsa Triangle，见图1），有形与无形交互强化。"惠勒实在图"[4]（Wheeler's Reality，图2）中，"实在"不过是由被观察的事实和其间被想象力建构的理论拼接混合而成，双螺旋模型也是如此，揭示自然界实在与存在、虚与实的交叠，也凸显了循证思维与叙事思维的缺损—互补境遇。因此，丽塔·卡伦很早就意识到，临床决策仅有证据（实证）是不够的，故事（情感）也是指征，本质上是要揭示循证医学与叙事医学的共在性、互嵌性。于是技术与人文对话和交融的崭新局面开启。

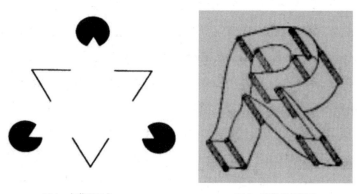

图1　卡萨尼三角　　　　　　　　图2　惠勒实在图示

丽塔·卡伦临床思维的高明之处不仅在于跳脱单纯的生物层面，也在于超越叙事疗法，着眼于医者叙事能力的再造与医疗境遇的再现。叙事医学揭示了临床际遇的多元走向：既有1+1=2（药到病除，术到病除，皆大欢喜），又有1+1=0（高技术，高消费，却疗愈无望，乃至人财两空），还有1+1=−2（疗愈无望，且医患反目，恩将仇报，

3　丹尼尔·韦格纳、库尔特·格雷著，黄珏苹译：《人心的本质》，浙江教育出版社，2020，第48—49页。
4　田松：《科学史的起跳板》，生活·读书·新知三联书店，2019，第41—42页。

甚至伤医毁院），从而更加贴近医学的不确定性本质与临床介入的艺术性图景。

毋庸讳言，在丽塔·卡伦的推助下，叙事医学的哲学品质不断提升，赋予临床医学更高的认知通约性，促进了理性（哲思）与感性（文学）、与经验、与德性、与悟性、与诗性的水乳交融，开启了医学人文的2.0局面。丽塔·卡伦在叙事医学原理部分一再强调"五性"（时间性、独特性、因果－偶然性、主客间性、伦理性），其背后潜藏着新的认知维度，如医学哲学维度的哲学化叙事（现象学、死亡／苦难哲学），医学伦理维度的伦理化叙事（境遇伦理，而非原则伦理），医学社会学维度的社会化叙事（疾苦的社会文化心理多元投射），还有医学传播维度的传播叙事（一方面是接纳、顺应的公众理解医学，另一方面是质疑、逆反的公众误解医学）。

二、叙事医学在中国的十年脚印

叙事医学是新世纪的产物，丽塔·卡伦的两篇核心论文都首发于2001年，十年后的2011年11月4日，韩启德院士主持召开了"北京大学叙事医学座谈会"[5]，全面开启了叙事"脱毛"（超越心理学语境的叙事治疗）的历程。笔者曾经将这一历程总结为"十年爬上一面坡"。2020年郭莉萍以《叙事医学在中国：现状与未来》[6]为题进行了系统梳理，她还邀请丽塔·卡伦来北京大学参加学术会议，促成了

5　韩启德：《调整医患关系，试试叙事医学》，https://bynews.bjmu.edu.cn/mtby1/94776.htm，2011-11-20。

6　郭莉萍：《叙事医学在中国：现状与未来》，《医学与哲学》2020年第10期，第4—8页。

这位叙事医学创立者的中国参观访问之旅。[7] 2018 年 4 月，《叙事医学》杂志编委会第一届第一次会议之后，经过几个月的精心筹备，7月《叙事医学》杂志成功创刊（韩启德院士出任编委会主任，金昌晓教授出任主编），9 月出刊首发。[8] 时至今日，北京大学医学部叙事医学研究中心[9]，以及南方医科大学生命健康叙事分享中心[10] 的创立，开启了叙事医学研究的建制化。叙事医学教研模式化方面，海军军医大学（姜安丽教授主持）创新了叙事医学的护理教学范式的系统化、本土化、智能化探索，取得了骄人的成绩。上海市卫健委在推动叙事医学结缘影视方面亮点频频，不仅推出了《急诊室故事》《人间世》等产生轰动效应的优秀医疗叙事影视作品，还联袂著名影视艺术家推出医学人文舞台剧《生命至上》。《健康报》一直追随时代科技新潮，推动叙事医学的普及化，引导一线医护人员在手机里记录平行病历，连续组织了四届卫生健康主题的微电影大赛，极大地调动了医护人员参与叙事医学的积极性。《医学与哲学》杂志在推动叙事医学中国化方面不遗余力，不仅刊发了许多重要的理论探索文章，还先后组织并参与了三次"叙事医学高峰论坛"，《中国医学伦理学》《中国医学人文》杂志也刊发了大量叙事医学研究的专题文章、平行病历、动态报道。各种网络媒体也十分活跃，健康界、医学界、丁香园、搜狐健康等纷纷推出有鲜明叙事特征的网红医生，传播效果惊艳。随后，首都医科大学宣武医院、北京大学第三医院、南方医科大学顺德医院、浙江省肿瘤医院、河北石油中心医院、深圳大学总医院、河南大学淮河医

7　黄蓉、方洪鑫、袁海燕等：《生命、衰老与死亡问题的叙述与探讨——第二届北大医学人文国际会议综述》，《中国医学伦理学》2019 年第 2 期，第 274—278 页。

8　孟小捷：《叙事医学，让医学更有温度》，《健康报》2018 年 9 月 7 日。

9　刘亚光：《用叙事重构新医疗观：北京大学医学部叙事医学研究中心成立》，《新京报》2021 年 4 月 19 日。

10　南方医院新闻中心：《南方医院生命健康叙事分享中心揭牌》，《澎湃新闻》2021 年 2 月 10 日，https://www.thepaper.cn/newsDetail_forward_11313157，2021-2-10。

院、汕尾逸挥基金医院等数十个叙事医学特色医院开启了主题研究，突出表现在以下几个方面：

（1）临床叙事（平行病历）的学术性积累[11]，带动医疗反思谱系不断拓展，逐步呈现出类型格局：癌症叙事，安宁（姑息）叙事，ICU叙事，志愿者叙事，护理叙事（陪伴手记、叙事札记），生殖叙事，颐和善寿叙事，疫病叙事，中医应诊叙事，医护职业化叙事，不一而足。

（2）叙事医学研究活动爬坡越壑，步入深水区，深刻揭示了其本质特征：技术—人文双轨并进格局初现，从并包到并重，渐入佳境。中国学人沿着丽塔·卡伦的研究路径，致力于洞悉疾—苦（疾病—苦难、病人—患者）的体验分野，推助疾病内外感受的融合和主客间性的打捞，发现因果必然性与偶然性的统一，实现外在时间与内在时间的整合，达到观察与体验（目视与心悟）一体化。这最终将导向证据和故事的交映与循证和叙事一体化，即外在化与内在化、客体化与主体化的统一。

（3）将叙事医学深度融于医学教育，这项使命是丽塔·卡伦倡导叙事医学、提升叙事能力的初衷，也是叙事医学进阶的标志。十年间，在北京大学郭莉萍教授团队的策划与组织下，相关教材建设从零开始，大纲不断优化，内容不断精细化。[12]参考书体系也初见端倪[13]，临床叙事基本书目及叙事医学案例库建设逐渐形成规模。更为可喜的是，叙事医学的教法革新，文本细读、分享、讨论、演讲，翻

11　曹一绘：《病历，有了人的故事（聚焦·关注叙事医学）》，《人民网－人民日报》，2013年09月06日，http://www.people.com.cn/24hour/n/2013/0906/c25408-22824509.html，2013-9-6。

12　郭莉萍主编：《叙事医学》，人民卫生出版社，2020。

13　参见王一方：《临床医学人文纲要》，湖北科学技术出版社，2019；杨晓霖主编：《叙事医学人义读本》，人民卫生出版社，2019；丽塔·卡伦等著，郭莉萍主译：《叙事医学的原则与实践》，北京大学医学出版社，2021。

转课堂，形式多样。教法创新也带动学法翻新，工作坊式（参与式、沉浸式，而非灌输式）的叙事分享大大提升了叙事医学教学的亲和度与饱和度，以及课程黏性。

（4）叙事医学正朝着中国化路径升级换代，走向复调叙事。如疾苦叙事与干预的内在化，通过平行病历等疾苦叙事形式解决苦难还原问题，实现技术与人文双轨临床。叙事宣泄和赋能并举，通过医者共情、反思叙事，解决医者道德与学术、智慧与德慧的价值断裂问题，从而克服职业倦怠，打造德艺双馨、具有利他快感的医护团队。叙事医学助推着当下医院的管理升级及新文化建设，各地通过医生职业精进叙事、科室同舟共进叙事、医院场所精神叙事，解决作风、科风、院风的同频共振问题。

三、叙事医学未来十年待拓展的空间

叙事医学未来十年待拓展的空间在哪里？这一直是笔者思考的焦点问题之一。在笔者看来，原地踏步不可取，回到前叙事医学阶段的治疗轨道上去更不可能，正确的选择应该是立足原点，逐步延伸理论与实践探索的半径，步入新的发展阶段。具体思路可以设想为以下几个要点：

（1）平行病历2.0：积累、提升，走向质性研究，走向人类学的现场研究（田野研究），走向人文查房、人文病理分析、人文干预。

（2）复述与再现实践2.0：从故事复述拓展为于复述中深耕"隐喻"与"意义"，凸显生命隐喻、苦难隐喻、安宁隐喻，再现生命、疾苦意义。

（3）共情研究2.0：既着力于共情积蓄、共情激发的研究，也要尝试进行反共情研究，解剖共情不能、共情耗竭、共情腐蚀（隐忍、残忍、残酷），尤其是挖掘具有伪善特征的伪共情。借鉴整合医学的思路，在探索叙事医学的过程中，走向共情、沟通、关怀一体化。

（4）探究反思路径 2.0：深入剖析临床境遇中的反思不能症（不愿、不能、不会反思），如反思循证医学的必要性与可能性（刨根）。与此同时，尤其要注重诊疗中的哲学化盘旋，引入道德哲学、技术哲学、生死哲学、苦难哲学的深度审视；注重叙事的伦理化拓展，挖掘境遇（生命、疾苦）伦理，培育利他情怀；在反思中重建职业精神，咀嚼心流效应，开启职业幸福的甘泉。

（5）医患和谐 2.0：推动叙事医学与传播学结盟，加强公众对医学的解读与认识，使得医疗交往半径从个体拓展到群体，从医生—患者和谐，发展为医院—社会、医学—公众认知和谐。

无疑，叙事医学是时代的弄潮儿，顺应时代潮流是叙事医学活的灵魂，因此，在慢病（长寿）时代，叙事医学应该与日俱进，努力开启新的医疗观。慢病时代医疗服务的特征是长期治疗与照顾，医疗不再执着于延长患者生命长度，而是以提升患者生命品质为诉求，这就引发了新的叙事主题。同时，慢病时代确立了新的诊疗价值，既不仅要重视疗愈的价值，更要注重长期照顾中的生命尊严和信心、信念、信仰；不仅要追求目的性疗愈，更要重视过程性疗愈，这也必然引发新的叙事价值。慢病疗愈的临床实践中，医护致力于陪伴、见证的安宁（姑息）叙事将有利于抚慰指标的优化，继而发展出有品质的陪伴模式。而挖掘"救苦增福"叙事的意义，对于医护可能产生积极的自我疗愈作用，促进其心灵的净化，因此，职业精神叙事大有可为。

应该看到，慢病时代的另一个特征是全人诊疗，身心社灵的叙事介入必然展现出灵性叙事之深邃。灵性包含宗教命题，又不限于宗教命题。在当今时代，灵性叙事已脱离宗教进入文化范畴，它包括内在资源能量、价值体系，如生命价值的认同、生命救助的承诺、健康命运共同体的希冀。[14] 灵性是天人物我的对话，是理性、感性、悟性的集合，生命、疾病（尤其是癌症）中灵性之苦的体验十分复杂，难以名状。首先，灵性是内感受，是张望，是徘徊，因人而异，多姿多彩；其次，灵性困扰（慢性肿瘤为主）表现为内在焦虑（罪感、连累感、纠结、挣扎）、内在（生存）危机，难以刻度[15]；其三，面对灵性之苦，只有通过内在调适、精神对话，才能走出阴霾。这需要动员医护、家属、社工、灵性抚慰师运用叙事疗法、尊严疗法、信仰疗法联合发力。总而言之，灵性叙事是人性之爱的一部分，关乎生命的感受（疾病过程中的痛苦、死亡、诱惑）与体悟（生命的尊严、品质与意义），是社会交往（圈和层）、民族、时代文化的投射与解读。灵性叙事包含三种认知视角的交替：物理—生理（客观）视角，心理建构（主观）视角，哲学意象（主客间性）视角。灵性叙事直接引发灵性干预和照护，其本质是生命赋能，即通过医护、亲属的陪伴、见证、抚慰、安顿，来驱散患者的孤独、忧郁、焦虑，透过天人物我的回望、对话，展现一种有归属感的价值观和信念。

叙事医学的未来十年，除了深耕文本、结缘影视之外，还可以布局虚拟现实（虚拟再现，还原境遇），创立叙事医学主题的人文实验室。如何创建叙事医学专题的人文实验室？这是一个全新的跨界命题。如果说丽塔·卡伦跨界医学与文学、哲学、伦理、人类学，从而创生了叙事医学，那么，叙事医学的发展必须继续跨界、拓展，结缘人工智能、虚拟技术、元宇宙探索理论，实现理性与感性、理性与经验的对话，再现以叙事为中心的临床体验的新境遇。

人文实验室的研究目前十分活跃，被认为是实验室的一次世纪转

14　赵可式：《精神卫生护理与灵性照护》，《护理杂志》1998 年第 1 期。

15　李丽明、李英芬、林惠如：《老年癌症病人灵性困扰》，《肿瘤护理杂志》2019 年 19 卷增订 II。

向。鲍立卡－德格（Pawlicka-Deger）在《数字人文》上发表长文[16]，探索人文实验室的话语、景观和模式。他认为，人文实验室基于人文学科基础设施的转型，是社会科学范式的转变，是创新文化的扩展（如创客运动和社区理念的下沉），逐步成为更为广泛的社会生活实验室化进程的组成部分。推动实验室从物理（还原）的场所演变为"人文（概念）实验室"，其规模与设置呈现出五种类型（中心型实验室、技术科学型实验室、工作站型实验室、社会挑战中心型实验室和虚拟实验室）。德格还特别指出，人文实验室并非简单模仿科学实验室，而是根据自身的需要和诉求调整构架与设施。

叙事医学人文实验室的首要诉求应该是提升医者临床胜任力，尤其是叙事能力。人文实验室可以虚拟再现苦难的主客体境遇差异，创设各种细微的共情体验，如从生命功能健全到失能、失控、失眠、失聪、失明、失智的落差，还可延伸到失意、失落、失速、失重的心理、社会、精神困扰。虚拟情境中也可以再现各种临床叙事要素（主题、语境、语态、语义、语感），尝试比较技术病历与人文病历、技术语境沟通与全人语境沟通，通过虚拟境遇优化医者的倾诉境遇与倾听氛围，提升医患沟通的内在与外在条件，帮助医护解决叙事能力不足的问题。

疾苦境遇（牙疼、分娩痛、痛经、癌痛）与濒死境遇的虚拟再现是人文实验室的一个优先项目，受试者通过 VR 光影隧道里的遨游，实现虚拟与现实的对话，体验时间、空间、身份的分裂与颠覆。在人工智能时代，濒死暗盒里像隐藏着一道旋转门，它不仅为 ICU 复苏的探究预设了机会，成为一条通往精神复活（永生）的天路，和一套诗化、幻化死亡的解读语码，还是导向人类元宇宙想象力的入口。

16　Pawlicka-Deger U., "The Laboratory Turn: Exploring Discourses, Landscapes, and Models of Humanities Labs," *Digital Humanities Quarterly* (2020).

同时，它不只是一个概念实验室，还是数字人文走进临床的新尝试。VR 技术虚拟再现濒死境遇可以打通生活经验、文学体验、医学实验的区隔，走向生物学境遇与生命境遇、实在与存在、心理与心灵的融通，以及文学、医学、人工智能的语汇通约（人性、诗性表达与质性分析、人工智能算法的交互）。从哲学层面看，这更是海德格尔命题的全新求解，是存在与时间（瞬时性、历时性、共时性）的互嵌。从现实功能看，当下的虚拟实验室未来可以发展为开放的生命体验馆（社会生活实验室），推动全社会的死亡教育与死亡脱敏。

　　总之，叙事医学本身就是跨界与多学科协同的产物，因此，它未来的研究一定是开放的、不拘一格的。期待青年一代能打开学术视野，放飞想象力，锚定新命题；同时，也能聚焦主题，登堂入室，精耕细作，防止广罗原野，泛泛而论，流于空疏。

"医者意也"：现象学境遇中的中医叙事

"医者意也""由意达悟"，一直被认为是中医学认知思维的特征之一，但在对象化、客体化盛行的现代医学认知范式的强势挤压下，其逐渐被边缘化。受现象学哲学启发而诞生的叙事医学，松解了逻辑实证主义的思维板结，叙事医学的特征，如时间性、独特性、主客间性、因果偶然性、伦理性与"医者意也"之间存在着相同或相近的认知路径。本文通过对"医者意也"古典意涵的阐释，结合叙事医学原理的钩沉，尤其是主客间性的开掘，意在拓展"医者意也"的现代价值。

一、"医者意也"的文献源流与哲学辨析

医学史学者廖育群把"医者意也"视为认识中医的钥匙，并对此有着较为全面的文献归纳与语义研究。何者为意？一是主客交感；二是主客对话；三是主客彻悟，用"意"的过程揭示了哲学上的主客关系，即主客间性。这份体验最早见于《后汉书·郭玉传》："医之为言意也。腠理至微，随气用巧，针石之间，毫芒即乖。神存于心手之际，可得解而不可得言也。"（在心神、心手之间，至微、至乖，不可言说。）可见体验来自针法琢磨，并揭示了两路"意"途：原为针大药小，现为药大针小，针药并行。在针灸中兴时代，术中的"意"为

针法中的加持之巧，郭玉有"腠理至微，随气用巧"之言，《黄帝内经·素问》中也有"如临深渊，手如握虎，神无营于众物"之感。唐以后，这份"意"转移到药物疗法中，成为采药—种药—炼丹—临证用药—咏药过程中的自然联想，取类比象，暗合机巧。《太平圣惠方》曰："夫医者意也。疾生于内，药调于外，医明其理，药效如神，触类而生，参详变易，精微之道，用意消停。"脉诊是中医的独门功夫，自然要用"意"，将摸脉—辨脉—识脉—悟脉—通脉的流程融会贯通，谢肇淛用"夫医者，意也……须博通物性，妙解脉理而后以意行之"之言，喻博—约—意—通的脉学路径。研读医案（医话）也需用"意"，唯有这样才能悟精、悟变、悟妙、悟反、悟道。也有学者将"意"从具体诊疗技法中抽象出来以成一种境界和魅力，如朱震亨称："古人以神圣工巧言医，又曰：医者意也。"《黄帝内经·灵枢》称："能参合而行之者，可以为上工。"《千金翼方》称："若夫医道之为言，实惟意也。固以神存心手之际，意析毫芒之里，当其情之所得，口不能言，数之所在，言不能喻。"[1]

在当下，对叙事医学主客间性的解读，不应限于寻求对话、共情，而应反对绝对化思维，将其拓展到唯物与唯心间性、膏肓间性、健康与疾病间性（虚证）、表里间性（少阳病）、虚实间性、阴阳间性、寒热间性、直观与玄妙间性、理性与经验（感性）间性、理性与悟性间性、体用间性、外在性与内在性间性、体育与药育间性或食育间性等诸多方面。

美国学者费侠莉（Charlotte Furth）在《繁盛之阴》一书中也有对"医者意也"认知逻辑的解读。费侠莉认定，"黄帝的身体"提供

---

1 廖育群：《医者意也：认识中医》，广西师范大学出版社，2006，第40—60页。

了别样的认知路径[2]，由此揭示了隐藏在黄帝的身体里的多重世界，它是被观察的身体，也是被思辨的身体，还是被体悟的身体。中医看病既有医疗思维，又有养生思维；其既是现象的世界，也是体验的世界，还是臆度的世界，经络传感至今还是没有形态的功能，个体差异极大。因为"身体"不同，所以解释的向度与理解的径路就迥然有异。中医临证叙事对现代诊疗开出了艺术的别方，是多元文化语境中类型化的体现，它不仅指向不同心法、神方、奇药，还包括"内丹"养胎术，以及长生不老者的生育与妊娠的玄想，以同病异治和异病同治对冲标准化、方案化。针灸背后的经络传感现象标志着形态学基础的逃逸，以无药之针（刀）对冲有药之针，追求得气，而非得药，靠手法致效（补泻归经），旨在调动与激发内在的抗病机制，而非药物内容（成分）致效，属于外在的物化干预，犹如陶渊明演奏无弦琴。《晋书·陶潜传》载其"性不解音，而畜素琴一张，弦徽不具，每朋酒之会，则抚而和之，曰：'但识琴中趣，何劳弦上声！'"。"素琴"者，无弦无徽之琴也。禅说："抚有弦琴易，无弦琴难。"李白有言："大音自成曲，但奏无弦琴"（《赠临洺县令皓弟》），"弹虽在指声在意，听不以耳而以心"（欧阳修《赠无为军李道士二首》其一）。可见听琴的人用心灵去聆听，弹琴的人也用心灵去弹奏。[3]

在实证主义者的眼里，这类"医者意也"现象只能归于玄学。玄即曲观，而非直观，就是曲径通幽；推而广之，是反面敷粉、反弹琵琶，上病下治、下病上治，内病外治、外病内治，脏病腑治、腑病脏治，同病异治、异病同治。《道德经》称颂："玄而又玄，众妙之门。"在中国，"玄"是一种别样的世界观，也是一种人文主义的思维路径，

2　费侠莉著，甄橙主译：《繁盛之阴——中国医学史中的性（960—1665）》，江苏人民出版社，2006，第26页。

3　陈定家：《隐形手与无弦琴——市场语境中的艺术生产研究》，中国社会科学出版社，2007，第1页。

玄—观，继而玄—妙，它不是绝对的主观姿态，而是一种曲观（反面敷粉的迂回抵达、容与徘徊），相对于直观、客观，属于主客体间性的认知，源自"格物致知"（经验科学）的考察，又杂以"物与神游"（美学）的遐思。从古至今，中国人对玄观都很自信，如今有了科学真理这把尺子，玄观成为真理的反动（反科学），若硬与科学套近乎，又被讥为"伪科学"，国人"玄圃积玉"的自信已荡然无存。玄妙的根本在入神、莫测，对于医学来说，这不是反动，而是智慧的启迪，就像奥斯勒曾经把医学定义为不确定性的科学与可能性的艺术。时至今日，基因组学的显赫功勋也没能彻底颠覆生命的偶然性与不可知性，纤毫立辨的现代影像技术也不过是对生命真相认知的逼近与拟真再现。莫测不是不可测，而是任何检测都无法穷尽生命的奥秘，现代临床诊疗对病患者情感、意志、灵性的漠视，恰恰源自对"入神"的遗忘。病入膏肓也是类似的隐喻：膏之上，肓之下，针药不及，神医不治。

二、中医"象思维"的现代质疑与认同

中医现代化的进程不是简单的革故鼎新，痛点在批判性继承，难点在返本开新，以及融会古今中西、传统与现代的有益价值，而不是割裂其联系，即要在传统意识与现代方法之间保持张力。当然，传统有术道之别，古为今用的是术，古慧今悟的是道，前者相对容易继承，后者则难以融会。白虎汤加阿司匹林的模式显得浅白，循证医学（医者术也，逻辑实证主义）加叙事医学（医者意也，现象学）的格局就显得更有厚度与境界。当然，将叙事医学思维等同于中医学的"象思维"也还有待于精细论证，但其哲学内涵（时间性、独特性、主客间性、因果偶然性、伦理性）确实与由意达悟的中医"象思维"

有着相近、相交的认知范式。可贵的是丽塔·卡伦秉持"仅有证据是不够的，故事也是证据"的态度[4]，努力弥合循证医学与叙事医学的分歧，而非一味强调两者的差异与价值冲撞。她致力于发展"循证—叙事医学"的努力，对于中医学的古今融汇也具有特别的启示。无疑，在中医现代化的进程中，学习借鉴循证医学的方法十分重要，且经过许多中青年学者的努力，中医在循证医学方法的运用上已经相对娴熟，也积累了可观的成果。但如何在认知上"兑入"叙事医学的精髓，诸如"医者意也"的传统养料，更大程度上凸显中医学的本质属性，值得新一代中医去积极探索和尝试。

中医有医者"易"也、"艺"也、"意"也三种说法：第一重意思是医学的不确定性本质；第二重意思是医学的艺术性内涵；第三重意思是意象、意向、意度（臆测），是主客间性的映射，却偏于主观性，不被逻辑实证主义接纳。在纯然客观性受到绝对推崇的技术时代，"医者意也"的认知范式常常受到质疑，甚至遭到批判，不过拜伦·古德（Byron Good）认为这样的认知涉及个体性的病患表达，或某种特定社会之亚文化，以及治疗传统的医学知识形态，可将其归于"地方性医学文化"而予以肯定[5]。

三、"医者意也"与现象学路径的开掘

现象学是解读"医者意也"的适宜哲学路径。研读现象学经典不

4　Rishi K. and Charon R. et al., " 'A local habitation and a name': How narrative evidence-based medicine transforms the translational research paradigm", *Journal Evaluation in Clinic Practice* No.5（2008）（14）：732-741.

5　拜伦·古德著，吕文江等译：《医学、理性与经验：一个人类学的视角》，北京大学出版社，2009，第40页。

难发现，在胡塞尔那里，意象性是意识运作的方式，这种意识是对某个对象的意识。胡塞尔现象学的第一个原则是：问题在于描述，而不在于解释和分析，以便重返事物本身。[6] 这在丽塔·卡伦那里得到很好的贯彻。如果没有体验，科学符号就无任何意义。整个科学世界是在主观世界之上构建的，如果我们严格地思考科学本身，准确地评价科学的含义和意义，就应该首先唤起对世界的这种体验，科学只是这种体验的间接表达。在海德格尔看来，意象就是站到自己的外边去体验。后来在现象学基础上发展起来的存在主义哲学，更加直言昭示"实在不是存在"[7]。

叙事医学的兴起也为"医者意也"带来新的临床认知视角，其意图是通过文学世界映射和链接生活世界与科学世界。无疑，在生活世界里，健康、疾苦、死亡更多是被感知与想象建构的，而非观察与测评所定义的，于是乎产生文学世界、生活世界与科学世界的分离。医者的诊疗（源自观察与测评）带有强烈的设定性（受控实验的生物学语境），而患者的感知与想象是非设定性的，生物—心理—社会—灵性相交叠，因此，其更接近于真实世界里的本质现象。[8] 胡塞尔尽可能区分了感知与想象的特性。[9] 于是，逻辑学意义上的客观性与心理学、人类学意义上的主观性，临床真实与文学真实同时呈现并互见、互鉴，使得生命、疾苦、死亡的境遇与认知镜像更加丰满。

6 倪梁康：《现象学及其效应：胡塞尔与当代德国哲学》，生活·读书·新知三联书店，1994，第10—15页。

7 丽塔·卡伦著，郭莉萍主译：《叙事医学：尊重疾病的故事》，北京大学医学出版社，2015，第16、51—88页。

8 莫里斯·梅洛－庞蒂，姜志辉译：《知觉现象学》，商务印书馆，2001，第3页。

9 胡塞尔著，倪梁康译：《纯粹现象学通论：纯粹现象学和现象学哲学的观念》第一卷，商务印书馆，1997，第78页。

四、"医者意也"与当代医学思维的离合关系

相对而言，中医学的"意"通常是指思辨方法，也是一种体验式认知路径，通过内景反观、由意达悟通道的开启，容涵了人类学、美学的意境，追求物与神游。"医者意也"与叙事医学有着相同或相近的理论立场，主张重回临证现场，走进患者心灵，探索并理解个体的内心世界，倾听其生活的故事以及对特定疾苦或健康事件的体验与解读。也就是说，个体叙事为我们提供了洞悉自我认同和个人性格的机会。不同的是，叙事医学的研究常常引入"质的研究"（质性研究），对应于实证研究，可将其视为补充。

与循证医学寻找分析规律，聚焦"白天鹅"现象不同的是，叙事研究致力于"黑天鹅""灰犀牛"现象的存在意义与"境遇伦理"的差异性，意在昭示人类现实领域不存在绝对真理和唯一正确的文本解读。叙事方法主张融会多元性、相对性、主观性、主体化和自我观照，消解循证医学的一元性、绝对性、客观性、客体化和对象化。在融会贯通之前，还是应该剖析循证医学与叙事医学之间深刻的价值冲撞。其不可通约性表现在：客体与主体，观察（外在化，客观量化）与体验（内在化，感受描述），普遍性与个别性（特质性），必然性与偶在性（偶然性），身—心—社与身—心—灵等方面。循证医学以视觉优先，叙事医学以听觉优先。倾听是亲近性、参与性、交流性的，我们总是被倾听到的所感染，相形之下，视觉是间距性、疏离性的，在空间上同呈现于眼前的事物相隔离。

丽塔·卡伦归纳了叙事医学的五个特征或五个向度（时间性、独特性、因果偶然性、主客间性、伦理性），对于"医者意也"的深入研究有借鉴与延展的意义，其中对独特性、主客间性的阐发尤其有利于对"医者意也"的理解。在叙事医学看来，把握患者的独特性（主

体性）是临床诊疗的关键，这不同于实证医学的镜像，前者意在捕捉生命体验的独特性、不可替代性、不可复制性和不可比较性。在循证医学意识主导的僵硬的临床实践中，患者成为流水线上的一个生命部件，没有任何个人的特征，这其实也违背了循证医学的三大原则（充分的证据、充分的资源和对患者价值观的充分尊重）。恰恰是医学的可复制性和普遍性追求，遮蔽了医生对于观察和描述中独特性与创造性的发现。叙事医学正是在普遍性的统计数据和资料之外，为医护人员预留了一片魔幻空间，患者讲述着自己那充满个人魅力的主体性真实和高度个性化的疾苦体验。叙事医学的独特性与中国文化的"一花一世界，一病一乾坤"有类同之处，世界上没有相同的花，也没有相同的病。没有个别性，就没有主体性；没有共性，就没有科学。共性寓于个别性之中，寓于神秘之中，对这一认知规律的把握恰恰与"医者意也"有异曲同工之妙。

五、叙事医学语境中"意"度空间的拓展

叙事医学认为这个世界不是僵死的，而是互动的，每一个主体都是他者（自我）认知中的自我（他者），他者（自我）诊疗行动中的自我（他者），他者（自我）动态观察中的自我，而非静止的、被剥离的纯然孤立的主体。主体间性就是医患两个主体相遇中的对视、共情、疏离、误读，复述、复活。叙事的意义源自讲述者与聆听者之间的身、心、灵相遇，理解创造文本，误读也在创造文本。亲密或糟糕的医患关系都源自讲述者与聆听者之间的交集与冲撞。对疾苦的解读千人千说，接受美学与传播美学都声称"一千个读者有一千个哈姆雷特""一千个诗人有一千个江南"。而"医者意也"，也追求实证与用意的张力，强调意在象外，意在言外。于是，中医的身体叙事有别于

西方医学，有藏象（脏腑）、经络、膏肓、命门、三焦。中医的病因叙事也不能完全等同于西方医学，有痰、淤、六淫和七情。中医的临证叙事更加具有类型意义，如针灸实践（针感拿捏）叙事，还有医案、医话的生命叙事。更为可贵的是，中医不只是药物的被动使用者，还是药物的种植和采集者、加工和炮制者，这个过程中的体验叙事，大大细化了临证遣方用药的感受，提升了药物疗效。也就是说，中医本草的博物学历程十分丰富，既有自然主义、客观主义的采药、种药、制药、用药过程，使得本草知识技术化、体系化、序列化，也有心灵化、审美化的品药、悟药、咏药过程，使得药通神灵。加之千变万化的方剂学因人制方，强调个性，反对普遍主义。目前，药物筛选着眼于成分的构成，而忽视药物学的博物志思维，虽不必放大博物学叙事与实验室思维（叙事）的冲突，但药引、药对、性味、归经的异象也应该纳入药物学研究的视野，博物学与人类学模式的研究纲领既是自然的、客观的，又是人文的、心灵的。英国学者 J. V. 皮克斯通（J. V. Pickstone）将医学探索三部曲分为"博物学—分析—实验"[10]。博物学记录多样性和变化是分析科学的前提，分析是通过解剖细节来寻找秩序，随后的实验则是将已知的属性组合起来进行操控，寻找新属性。中国医药学所展现的医学模式属于发达的博物学路径，不应该将其排除在中药研究的计划之外。

　　总之，中医学"医者意也"包含着丰富的玄观、玄妙思维，它不是科学的和技术的医学的对立物，而是智慧的同盟军。玄观的成果可能是有潜力的前（潜）科学，其中一部分知识可以通过科学化加入科学的知识体系，另一部分以特立独行的方式长期与科学思维伴行，成为孕育非线性创新的思想触媒和智慧温床。

10　约翰·V.皮克斯通著，陈朝勇译：《认识方式：一种新的科学、技术和医学史》，上海科技教育出版社，2008，第8页。

叙事医学与人文医学

——一次全新的学理建构与实践拓展

"医学人文"与"人文医学"这两个概念在一段时期内的混用，让学界及公众都产生了一种认知错觉，以为两个词语本质无异，只是提法上有差异，其实不然。可喜的是，近两年来，学者们屡屡发起深入讨论，深入辨析这两个概念的差异与学科建设的路径话题。[1] 在笔者看来，虽然两者都秉持"人的医学"的价值理念，超越科学、技术、消费等器物境界，将医学推升到人性、人道、人伦，即精神性的高度，但前者着眼于医学与人文交集关系以及医学中"人文性"的揭示，在学理上丰富技术与人文二元性的认知，走出科学主义、技术主义、消费主义的迷失，而后者则属意于医学"人文化"的掘进，在理论与实践层面丰富技术与人文的双轨思维与张力，抵达全人医学的知行高度。相较而言，"人文医学"，即医学人文化的路径要曲折许多，使命也艰巨许多，但理论与实践层面的不懈探索已经遇见曙光。

---

1 刘虹、姜海婷：《迈开人文医学学科建设的步伐——全国首届人文医学学科建设研讨会侧记》，《医学与哲学》2016 年第 11 期，第 94—95 页。

一、叙事医学的平行思维开辟了人文医疗的新路径

丽塔·卡伦倡导的叙事医学既包含了医学人文的开悟，也包含了人文医学的开掘。在她看来，生物医学知识、技能、辅助技术的丰富大大提升了认识和驾驭疾病的能力，但是，医疗中的人性在减弱，官僚化、技术化使得患者的感受变得越来越糟。患者抱怨自己的躯体仅仅是疾病的载体，与疾病相伴的痛苦总是被医生视而不见、听而不闻。疾苦、生死的境遇与意义被抛弃，仅凭科学和技术无法帮助患者走出疾苦的折磨和煎熬，无法摆脱躯体失能、失智、失忆，精神失落、失意，生命失速、失重的困境。疾病不只是一个生物学事件，还是一个精神事件。

叙事医学倡导的平行病历揭示平行病理的存在，标准病历只能揭示、解释生物学（躯体及部分心理学）层面的病理变迁，还需要人文病理来揭示、解释社会学（人际交往、经济支撑）、精神（灵）性、跨文化及人类学层面的病理变迁。人文病理还是人文治疗（对技术干预的补充）的基础：其一，它可以促进沟通，从谈病情到谈心情、社情、灵性；其二，它可以开启谈话疗法谱系（信仰疗法、尊严疗法）；其三，它可以尝试艺术（音乐、绘本）抚慰疗法；其四，它可以完善死亡教育与善终辅导。[2]

总之，卡伦首倡的平行病历夯实了人文医疗的一部分制度基石。通过这一实操性想法，人们找到了技术与人文平行决策的突破口，为技术与人文双轨干预开启了新的可能。很显然，平行病历并未止步于病历，还有待扩展到其他临床节点与主题，成为有价值的平行思维，构成人文医学的重要方法论。人文医学的双轨思维将带来医学教育模式的创新，譬如依照对称、互补原理，医学院可设计平行课程，在教

---

2 张大庆主编：《医学人文》，人民卫生出版社，2016，第72—109 页。

授病理学、药理学、诊断学的学期里，并行开设人文病理学入门、人文药理学概论、人文诊断学导论课程等。

叙事医学还将开启健康叙事的多元化发展，揭示健康人与病人之间的认知弹性——一些个体虽然不正常，但并无疾病，身心可接纳，如对"神经衰弱"的诊断。战场上，生病（发烧）、受伤（非重要器官中弹）的战士常常以健康人的面目出现，奋勇杀敌，这被称为"冲锋隐匿现象"。

二、急、慢病时代交叠与转型呼唤人文医学的登场

时代呼唤医学的转型，时代也铸造新的医学范式。作为人文医学的开路先锋，彰显人文性的叙事医学与慢病时代结伴而行，慢病时代恰恰是人文医学的最佳演练场。当下，处于传染病征服时代与老龄慢病时代的迭代（平行）阶段[3]，非典这类"黑天鹅"事件时有发生，而老龄与慢病防治的"灰犀牛"事件正不断涌现。穷尽资源、猛打猛冲、短促突击、务求速胜的防治思维，在老龄慢病时代遭遇了资源相对短缺、速胜不能、速败不甘的尴尬。我们需要变更策略、统筹资源，以时间换空间、积小胜为大胜的持久战思维来应对。但慢病个体也有急性症候的应对阶段，因此平行思维不可或缺。

无论是急病，还是慢病，都凸显了生命残酷的终极真相。它们的差别在疾病进展的坡度，前者是陡降曲线，后者是缓降曲线，两种曲线也可能并存；也就是说，生命衰退（躯体失能—失智）、衰竭（器官功能抵达极限）、衰亡（正熵抵达负熵）的严酷图景真实存在，平

3　邹明明：《关注中国慢病时代，全面反思慢病防控——"医学与人文高峰论坛"学术综述》，《医学与哲学》2017 年第 1 期，第 22—24 页。

衡会走向失衡，活力也可能走向失能、失智。因此，慢病时代，与高龄社区、长期照护相关的综合性社会服务的需求将大幅扩容，康养需求、医疗需求、康复需求、宁养需求也都会迅速扩大。可以预测，慢病护理需求、生活料理需求的缺口将大大超过医疗需求。此时，医学与医疗必然遭逢无能、无力、无效、无奈的顿挫，一是慢病越治越多，诊疗的战争模型失灵，致病因子不局限于外在的细菌、病毒，更多是内在的生活失速、免疫失控、功能失调、心理失序、价值失落、灵魂失重、生命失意，人们需要走出战壕，放下格斗思维；二是慢病的病程越来越漫长，诊疗的替代模型（技术化生存）遭遇高代价、低生命品质、躯体功能维持而精神凋零的困境；三是疾病越来越难缠，医疗绩效下降（无效医疗彰显），如快治快愈转向慢治慢愈、不治不愈，快死（猝死）转向慢死（生命支持）、不死不活（无意识、无尊严、无品质生存）；四是疾病的身心社灵表征越来越立体，医生角色正在发生无声的变迁，从救治者变为陪伴者、抚慰者、见证者；五是社会、心理、灵性权重越来越重，医疗干预从药物、手术刀转向语言、绘本（生死叙事）、音乐（回望青春、遥望天堂），实现心理的安慰（觉悟）、灵魂的抚慰（解放）；六是医学目的正在悄悄变化，如从安全、安康转向安宁、安详、安顿，转向缔结爱的遗产，如此可将死亡的降临转变为爱的降临（道别、道情、道歉、道爱）。

很显然，慢病时代沿用技术主义、消费主义的旧兵器有鞭长屋窄之窘，必须爬上人文医学的新高地。其实，即使是叙事医学的新探索也未必适应慢病时代不断变化的新需求，叙事医学的亮点是平行思维模式的开启。在慢病时代，仅有平行病历是不够的，还有许多主题与领域有待平行，譬如医患平行决策、平行干预（尊严疗法、信仰疗法）、立体关怀，还需要建构慢病特色的人文病理、人文药理的新思域。此外，随着人工智能全面导入，从功能辅助到角色部分替代，从人—机并行算法派生的并行诊断、并行治疗、智能照护，也将会迅速浮出水面，成为显学。

三、叙事医学的平行思维正重启理论医学的学术建构

理论医学带有明显的理想主义（纯粹理性）色彩，很自然地与实用主义哲学驱动下的实证主义医学构成二元、并行参照。在20世纪80年代，曾经有许多著名学者关注理论医学的建构命题[4]，1984年大连还专门成立了理论医学研究所。近三十年这个话题有些沉寂，需要重启这个有意义的命题。提及理论医学的拓展，人们很自然地联想到理论物理。高度信奉实证与还原论的物理学还为想象留下一方自由驰骋的空间，许多物理学的发现都首先源自理论物理的假说性探索，如光的波粒二象性、暗物质、量子纠缠现象，它们最初都是理论模型，爱因斯坦称之为"思想实验室里的盘桓"。目前还有许多悬案，如"统一场论"，在持续地消耗着物理学精英们的智慧。相形之下，医学完全屈从于还原论与实证主义的铁律之下，机械地困在实验室里，不敢越雷池一步。在许多人心中有一条戒律，那就是一切真知都是实验的产物，实验室外无真理。然而，人是万物之灵，不是实验室里的实验对象，生命体也不会在实验室人为设定的条件下吐露它的全部秘密。其实，在医学大师看来，实验室里也需要想象和神游，如DNA双螺旋模型就是思想实验的产物。更有甚者，还削足适履，将医学中的精神性（灵性）还原成为物质性，将心理学压缩在实验心理学的牢笼之中。临终、濒死阶段的精神性消退等同于生理性、生物化学的消退，精神医学的反弗洛伊德思潮盛行，将精神疾病还原成为大脑结构、功能、代谢的偏差，依赖手术、药物的干预。人

4　杜治政：《关于理论医学、整体医学及其它》，《中国社会医学》1989年第2期，第1—6页。

文医学的缺失带来理论与实践的分离与悬空，譬如在安宁疗护实践者那里，有"灵性照顾"的倡导，却没有"灵性空间"的开掘，使得灵性照顾成为空中楼阁。

如果说叙事医学弥合了实验医学与生活世界的鸿沟，开启了眼睛（视觉认知）与耳朵（听觉认知）的协同，实现了虚构（文学）与实证（实验医学）的对话，那么，理论医学则将拉近实验医学与遐想（想象）世界，开启想象（虚拟建构）与实证（实验医学）的对话。期望有一天，疾苦个体的社会性、灵性也可以被充分合理地解释与解读，而非被还原成物理性或归纳为行为数据库。

总之，理论医学相对于实践的医学，是学理上更自洽、自新的医学，人文医学不仅是对技术单边主义的修正和对人文医疗的理论提升，也更加逼近理想医学的优胜美地，抵达人格的充分尊重和人性的充分张扬，如马克思所期望的人的全面发展、全面解放。从更具象的职业愿景看，人文医学与全人医学模式之间存在着深度契合关系。人文医学的充分发育将带来全人医学模式的成熟。

四、人文医学的平行思维促进中西医对话与融合

中医是带有独特中国文化烙印的本土医学体系，被认为富有人文特征。叙事医学的平行思维为双峰并峙、二水汇流的中西医间的对话与融通，提供了较大的涵容性。中医学的发展在历史上受因于实证科学理论突破与技术装备的限制，始终在肉眼视域里条分缕析，转而运用取类比象、医者意也、由意达悟的方法迂回。在实证的诊疗经验之外，中医学蕴含着许多当下文学虚构与美学想象的生命意象，这类生命体验、遐思书写汇入医学解释系统，构成良莠莫辨的理论杂芜，需要认真甄别，也需要对话，还需要在双轨诊疗的格局下不断寻找互

治，不能秉持实验室思维一概予以否定。一些内容可以归于生命叙事、疾苦叙事，一些内容可以归于生命想象与哲思的范畴，譬如"西王母与混沌""病入膏肓"的寓言，它们都是生命不确定性、医学不确定性的绝好隐喻。

当下，中西医共同诊疗中普遍存在着平行（互参）诊断、平行（混搭）治疗与平行病理、并行药理的脱节，尤其是在对疑难杂症的诊疗中，普遍存在对"医者意也"思维方式、对"精—气—神"病理变迁、对"痰""淤""津"病理学说的排斥，对中医辨体—辨病—辩证三位一体与疾病个体化特征刻画的拒绝，对一人一方个性化诊疗模式的不接纳，对"移精变气""引经入络"（药引）"升清降浊"等文化药理的不承认。如果循着实验医学的思维去评鉴，只会丢掉中医临床学的精髓[5]。简单地取用中药的某个有效成分无法取得中医辨证论治的充分疗效，可能还会反过来被作为证据指摘中医理论与实践的虚妄性。

如果转换一下认知立场，选择从人文医学的角度出发，就会发现中医的临床叙事与生命书写具有合理性。因为其主张多元性、相对性、主观性、主体化和自我观照，消解一元性、绝对性、客观性、客体化和对象化。丽塔·卡伦笔下的五种医学叙事特征（时间性、独特性、因果偶然性、主客间性、伦理性），在中医学中都有体现和延展。中医临证叙事范畴与特征包括以下这些：（1）身体叙事：藏象（脏腑），经络，膏肓，命门，三焦。（2）病因叙事：痰，淤，六淫，七情。（3）临证叙事：针灸实践（针感拿捏）叙事，读医不如读案，有助于打开医案、医话形式的生命叙事。（4）药物叙事：故事细化临证感受，诗化药物的过程感受，继而提升疗效。（5）健康叙事：阴平阳秘，真气从之，精神内守，五行关系生生有道，相克有度，乘侮无隙，气血充盈，和顺，神志清晰，敏捷，经络通顺，开合有序，

---

5 廖育群：《医者意也：认识中医》，广西师范大学出版社，2006，第42—69页。

形神交合，内景反观。（6）虚证叙事：囊括前疾病或潜疾病、伪健康或亚健康境遇。（7）死亡叙事：阴阳绝，五行乱，气断，血崩，精脱，痰迷心窍，经络弛废，形神不交，失神（厥汗）。(8)生死间性：假死尸厥（可复活的濒死境遇）。的确，这些意象都不同于循证医学的实证叙事，但充满生命的别样体验与玄妙的干预、疗愈路径。这些叙事中蕴含着中国人特有的生命观、疾苦观、健康观、诊疗观，如何从这些传统医学叙事中发掘现代意义，其中具有许多创造性转换的契机。

总之，叙事医学的平行思维不仅为人文与技术的双轨诊疗提供了丰富的认知空间，为慢病时代创造了立体、多元的诊疗模式，廓清并丰富了理论医学的图景，为哲思属性的中医学说提供了新的合理性，还为人文医学的全面建构开辟了新的思绪。其效应是全方位的，将为人文医疗、人文医学、人文医教、人文医管、人文医改的综合和立体提升，开启新的视野，搭建新的脚手架。

简说叙事医学的原点思维

　　无疑，叙事医学在中国的发展如火如荼，正在形成一种燎原之势，也遭到诸多质疑与抵制。深刻质疑有利于学科的进步，但笔者最担心的事情是费了半天力，烧成一锅"夹生饭"。预防的办法就是正本清源，回归原点思维，不断地反思叙事医学是什么（不是什么），要干什么（不要干什么），能干什么（不能干什么）。作为一位日夜不息探索叙事医学真谛的学人，有以下七点认知，谈不上洞见，算是一家之言，供大伙批评。

　　（1）叙事医学的出现不是空穴来风，而是应运而生。现代医学过度技术化产生了不少副作用，需要一股清流来对冲。因此，可以把叙事医学看作对当代医学技术主义趋势的反动，如今的医改困境从表面上看是医患关系遭遇坎坷，本质上是医学遭逢现代性危机。医学做得越多，健康获益越多，社会抱怨越多，公众误解越深。高冷是高技术的必然趋势，在医学奋力攀登的崖壁上，温情和温度在价值诉求上与高技术进取格格不入。因此，医学人文是全社会的集体诉求，叙事医学的兴起仅仅是医学人文复兴运动中的一道风景。

　　（2）毫无疑问，叙事医学与循证医学构成一对价值互补的范畴，一个重证据，一个重故事，两者存在着既对立又统一的辩证关系。叙事医学与循证医学的交叉融合是临床医学的必然趋势。丽塔·卡伦本人也在不断地弥合两者的鸿沟。她的名言"仅有证据是不够的，故事也是证据"说明她并不反对用证据说话，但不能把证据只局限于实验室检验和声光电磁的检查，要拓展到情感生活、社会关系、灵性开阔。所以她断言，只有听得懂他人的苦难，走进他人的苦难境遇，才能真正实现共情，继而设身处地地解除这些身心灵交叠的痛苦。

（3）文学是人学，医学也是人学，生死苦难是永恒的生命母题，也是文学母题。叙事医学得益于医学与文学的交互引领，借鉴了文学叙事、文学批评的若干方法。但就本质而言，临床叙事不是文学采风，不是身体书写（纯粹体验），也不是临床关怀与感恩的质朴书写，而是医学人类学意义上的临床境遇的田野考察与疾病的民族志书写。临床上，一些医护朋友只强调疾苦的故事白描，而忽视挖掘故事背后的苦难递归。疾苦境遇中，身、心、社、灵四要素之间既有交互、交叠，又有投射、纠缠，构成一幅奇诡的人文病理图景。而要破译，继而化解这些复杂的"罗生门"，需要叙事医学结盟医学心理学、医学社会学、医学人类学等学科共同发力。

（4）叙事医学的哲学基础是现象学哲学（探究主客间性境遇中的疾苦意象、疾病隐喻、生命意义）。叙事医学的哲学诉求不是以感性经验主义去对冲逻辑实证主义，而是用现象学哲学、存在主义哲学去拓展逻辑实证主义哲学。在丽塔·卡伦关于叙事医学原理的叙述中特别提及，主客间性犹如恋爱中的男女眉目间互递的"秋波"，它既不是客观性和对象化的，也不是主观性和主体化的，而是主客交集、心心交映。医护驻足在病床边，与患者深情对视，悉心倾听患者的疾苦故事以及病中生活的艰难，继而讨论诊疗的多种可能性，这一幕就是主客间性的真实体验，患者会觉得医护很在乎自己，也很眷顾自己，继而对诊疗有信心。对医护来说，这也是一种职业价值的赋能。

（5）叙事医学的临床价值有别于临床心理治疗中的叙事干预，平行病历书写之后是平行病理，必然导向并行干预，但叙事治疗不是叙事医学的核心诉求，叙事医学有更高的愿景。它在医学目的上有重大校正——从救死扶伤到回应人类苦难，更是慢病时代医学纲领的一次重要调整，以全人医学（身心社灵）姿态应对生老病死之苦，还是医学家精神发育的思想陀螺、价值搅拌器。通过对临床境遇复杂性（偶然性、不确定性、多样性）的复述、咀嚼、反思，可以抵达技术与人文双轨并进的新天地。

（6）有人将叙事医学归于临床医学人文的范畴，将其与文学体验画等号，继而与实验室研究路径隔绝，似乎人文就是思辨。其实，叙事医学的推进并不局限于文学化的精读、反思性写作（平行病历），还可以通过人文实验室建构全新镜像的再现与归属。数字人文视野中的 VR 虚拟技术完全可以再现濒死、疾苦境遇，从而将生老病死的生活经验、文学体验、医学实验融为一体，实现生物学境遇与生命境遇的融通、实在与存在的融通、心理与心灵的融通，继而是文学与医学的语汇通约：质性算法与诗性表达。以此最终回应海德格尔存在与时间（瞬时性、历时性、共时性的互嵌），以及萨特存在与虚无（社会文化心理投射）的命题。在叙事医学的明天，虚拟实验室将逐渐创生为生命体验馆（社会生活实验室），走进医院、走进社区，完成对苦难、死亡的教育、脱敏。

笔者相信，叙事医学在中国将会有光明的前景，因为中国社会重视人际（伦理）关系的和谐共生，追求入情入理、通情达理，崇尚情理交融。中国文化是情本位的文化，中国人的处世位序是“情—理—法”，而非西方人的“法—理—情”位序。中国人信奉“将心比心”“己所不欲，勿施于人”的换位思维，儒家文化也十分重视“吾日三省吾身”的道德修炼，这使得共情和反思成为医护个体伦理修为的优先路径。所有这些，都使得叙事医学在中国落地生根有了适宜的文化温床。可以期许，中国未来将成为叙事医学的高地。当然，“高处不胜寒”，需要我辈有“一览众山小”的勇气和“卷帘天自高”的主动性与创造力。

豁达生死

生死的医学与哲学

古往今来，死亡研究大凡两个境界：哲学、宗教属于形而上的研究，探究超验的灵与魂，努力开拓精神空间；医学、心理学、社会学则是形而下的研究，注重经验、体验、观察的世界。一般来说，死亡有四种叙事：日常（生活）叙事、文学（高于生活）叙事、伦理（道德）叙事和哲学（智慧）叙事。医学（医生）对于死亡的认知始于医疗生活，旁及文学叙事，穿越伦理辨析，最终直抵哲学、宗教的精神云端。

医学是人学，医生要比其他行业更接近生命与死亡，更多地超越死亡事件，更真切地感受死亡，但他们是否会更多地想象死亡，思考死亡，也未必。因为生物学意义上的死亡捆住了我们的思维，心跳、呼吸、脉搏、心电图、脑电波等指标成为我们划分生死的客观指标。医生大多只关心疾病谱与病死率（死亡统计）、死亡的生物学因素（病理生理与病理解剖）、死亡的医疗救助（ICU 和复苏术）、死亡证明与告知。他们对逝者心灵的提撕与冲撞、飞翔与安顿，灵性世界的遭遇与相遇，基本上不信、不睬。于是，死亡变成一个技术事件。

不过，也有一些医生超越纯粹的技术思维，沉浸在生死的哲学叩问之中。一是癌病房里的医生，他们陪病人迎击死亡的逼近，咀嚼死亡的恐惧，也陪病人思考死亡的意义，甚至包括生死哲学的话题；二是 ICU 病房的医生，他们拥有最先进的器官功能增强与替代的设备和药物，却常常无力逆转临终病人衰弱的生命，无法维护生命的最后尊严，无奈中必会思考"什么是生命"，"生命的尊严何在"；三是心脑血管病医生，面对诸多猝死案例，以及心肺复苏无力回天的临床境遇，他们常常感叹生死无常、医学无法掌控生命，以及疾病转归的偶然性，心中一直纠缠着"无常""偶然性"的困惑，寻求解惑。此外，灵性、信仰、意识（梦境）、意志等精神空间一直没有被纯生物学及理化还原价值与方法学（实证）所完全占据，弗洛伊德学派的精神分析学说虽然遭到质疑，但还在顽强地坚守着独有的理论与实践高地，存在主义哲学家的理论魅力与思想光辉依然回荡在这个学科的价值圣殿中。

无论是热衷，还是漠视，死亡都是生命的母题，是所有人的共同命运。在对死亡的认知中所产生的文化景观，便使我们成为人类，而有别于禽兽。人类所有高级的思想，正是起源于对死亡所做的沉思、冥索，每一种宗教、每一种哲学与每一种科学，都是从此处出发的。

人们之所以拒绝思考死亡命题，是因为时间顺序中是先有生，后有死，自然过程的生死之间经历了童年、少年、壮年、老年的漫漫长路，不像植物的四季转归那么急促与突兀，且由生往死，似乎死是人生最终的结局，无需那么早就去思考这个悲切的问题，等到生命终末期再去思考也不迟，莫耽误了良辰春宵。其实，生命的觉悟常常需要置于死地而后生。先预设死，才知道（明白）如何生，对死的严肃思考决定我们如何度过此生，因为死必然来临，我们的生命是有限的，必须在有限的生命里尽可能赋予它更多的价值、更多的意义、更多的精彩。人生是有选择的，人生中遇见的许多人、事、机会是有权重、有顺序的，不能都去爱、都去做、都去抓。人的死亡意识是其一生追求创造与幸福的动力，一个人只有意识到死之将至、生命有限，才会格外地珍惜生命，懂得如何去支配有限的生命，攀登尽可能高的生命巅峰，创造尽可能完美的人生。

一、传统死亡观念的积淀

中国古人这样解读死亡:"死,澌也,人所离也。澌,尽也,水流到尽头。"追溯中国的生死传统,不得不关注儒家的生死意识。儒家文化讲天人相应,认为天地有好生之德(创生万物,长养万物),人有生生不息之精神(珍惜生命,注重人事,修养心性,以配天德)。子路问孔子:何为死?孔子答:"未知生,焉知死?"表现出讳莫如深的态度。言下之意,我连生都弄不明白,哪里还顾得上去琢磨死的问题,反正"死生有命,富贵在天"(自然宿命,由他去吧)。孔子还有另一种心情:"君子疾没世而名不称焉。"相对于死亡的恐惧,死之将至而名声未立,更让人无法接受。《礼记》记载了孔子之死的故事。孔子梦见自己坐奠于两楹之间,自感死期将至,于是早早起来,负手拽杖,逍遥出门,歌曰:"泰山其颓乎!梁木其坏乎!哲人其萎乎!"子贡闻声知孔子将辞世,于是急忙奔与孔门,孔老夫子从容地交代身后之事,翕然归天。作为思想家,孔子开启了中国安命乐生、重生轻死、惜生讳死的文化传统。

春秋时期,中国民间意识中开始萌生一种"生寄死归"的信念,语出《淮南子·精神训》:"生,寄也;死,归也。"传说中的大禹治水有功而成为华夏领袖,有一次他去南方省份巡视,与随从坐船到江心,突然一条黄龙把船托到半空,船上的人顿时慌乱。大禹则大笑道:"我受命于天,竭力而劳万民。生,寄也;死,归也。"黄龙见吓不倒大禹,于是仓皇而逃。

在中国民间影响最盛的生命观莫过于道家与老子的生死意识了。道家的基本生命信念是全生避害,讲求顺生和清静无为,绝少奢谈死亡。道家多热衷于炼丹,袅袅青烟间透出一种对长生、永生的希冀。道家的文献中充满了劝善的篇章,或积德遇仙,或修道、炼丹成仙。老子感叹生命短暂而无常,人生于天地之间,若白驹之过隙,忽然而已，有必要明白生死化归的道理："已化而生，又化而死。生物哀之，人类悲之。解其天韬，堕其天帙。纷乎宛乎，魂魄将往，乃生从之，乃大归乎！"老子之死是一个谜，据说他垂暮之年，骑一匹瘦驴西出函谷关，客殁他乡，不知所终。

论洒脱，庄子的生死意识最值得称道。在庄子看来，"生之来不能却，其去不能止"，"死生，命也，其有夜旦之常，天也"。有三个关于庄子的传说表达了他的死亡之道（乃至善、至乐之道）。一是妻死鼓盆而歌：惠子问难于前，庄子自辩，"察其始而本无生，非徒无生也而本无形，非徒无形也而本无气。杂乎芒芴之间，变而有气，气变而有形，形变而有生，今又变而之死，是相与为春夏秋冬四时行也。人且偃然寝于巨室，而我噭噭然随而哭之，自以为不通乎命，固止也"。二是与骷髅对话：人生在世，有种种负累，死后一了百了，上无君主，下无臣民，无四季寒热，超然自得，与天地共长久，即使是帝王的快乐，也无法比拟。三是庄周梦蝶："昔者庄周梦为胡蝶，栩栩然胡蝶也，自喻适志与！不知周也。"

在古希腊，哲人的生死意识今天依然值得咀嚼与回味。苏格拉底认为死亡是福（视死如德、视死如归，自己也是含笑赴死），学习哲学就是学习如何死亡。柏拉图相信灵魂与肉体是分离的，唯有人的灵魂才能不朽永恒。在灵魂坠入肉体之前，它独立于肉体，并给肉体以思想、精神、智慧，死亡是灵魂离开肉体的囚禁而获得自由（诗化死亡，劝死的哲学）。亚里士多德认为，灵魂或精神（形式）远比肉身（质料）根本和重要。

伊壁鸠鲁深感人们对于死亡的恐惧，提出"死亡与我们不共时空"的解脱之说——我们在时，死亡不在；死亡降临时，我们已不在。所以我们无需恐惧。卢克莱修也随声附和："对于那不再存在的人，痛苦也全不存在。"这个说辞的致命弱点恰恰是死后的虚空，一切都不存在了，人们害怕的不是死亡的痛苦，而是生死之间从丰盈到虚无的巨大落差。但这份恐惧的前提是人的知觉（感知有无）与欲望（坚守物欲世界的价值）在死后依然存在。

相对而言，斯多葛学派的死亡意识比较坦荡。斯多葛学派认为欣然接纳死亡就是服从自然律令，接受命运安排。既然死亡是人生的必然，恐惧、痛苦、抗拒就都是徒劳，不如坦然、爽快地接纳。对于死亡，西塞罗比喻成"旅人离开旧客栈，奔向新客栈"；奥勒留比喻成"果实从树上熟落，演员因幕落而退场"；塞涅卡认定"只有不愿意离去者才会被赶出来……智者绝不会被赶出生活"；后世的蒙田遵从这一学说，发誓"与其被死神追着跑，不如停下来邀他共饮"。如此看来，对于死亡，似乎只要改变心愿，就可变被动为主动，死亡就不再可怕。

人们一定会问，哲学家就一定有坦然向死的心愿吗？未必。作家拉罗什富科道出了哲学家心中的秘密："死亡的必然性造就了哲学家们的全部坚定性。"诚然，哲学家更早意识到死亡不仅有必然性，而且有普遍性。在我们之前，多少英雄豪杰化作黄土，多少名医在挽救他人生命后自己也要面对死亡。在我们身后，还有无数名流巨贾也会追随我们死去。全世界的人都一路向死，作为个人又有何憾呢？人生最大的安慰，莫过于死亡面前人人平等，死神公正无私，并且死并不孤单，全世界都与你为伴。

古往今来，死亡恐惧萦绕着许多活着的人，因为死亡意味着思想个体、生命意志和生存欲望的毁灭。究其原因，必归于痛与苦、失与落，人们传诵着与死亡相伴的各种身心痛苦的经历。卢克莱修指出，对死亡的恐惧很大一部分来自死后肉身的毁灭方式（微生物入侵而腐烂，现代丧葬制度下火烧的境遇，曝尸野外被野兽叼撕）。人们设想死后万事皆空，人生归零，荣誉、地位、财富等都将化为乌有，归于虚无。死亡还意味着将被这个世界抛弃，要面临亲情割舍与社会遗忘。令人难以反驳的是死亡的不可经验性，人类对于死亡的全部知识都建立在对他人死亡现象的感知上，因为死者不可复生，我们永远也无法得到死亡的经验，这一特性给死亡笼罩上一层神秘的氛围。濒死复活并不是真正的死亡经验，而只是在最大限度地逼近死亡。

何以理解死亡真谛，真正的答案是生命的偶然性。父母的生命是偶然的，他们之间的邂逅是偶然的，他们之间的亲密行为更是激情、偶然的，数亿精子在受孕投胎过程中的竞争结果也是偶然的，母亲生育、养育中遭遇的风险是或然的。这一切偶然与或然都可能改变你作为生命主体的存在与消逝。既然生命无端、无常，也难怪死亡无端、无常。

在西方，向死而生意识的形成可以追溯到古希腊哲人奥勒留，他的名言是"像一个将死者那样去看待事物，把每一天都当作最后一天度过"。当代哲学家周国平认为，人生只是瞬间，死亡才是永恒，不透彻地想一想死就活不踏实。一个人只要认真思考过死亡，不管是否获得了自己满意的结果，他都好像把人生的疆界勘察了一番，看到了人生的全景和限度。如此他就会形成一种豁达的胸怀，能以超脱的态度对待人生的一切遭际，其中包括作为生活事件的现实中的死亡。

对生死母题的叩问派生出人类的宗教意识。人类如何在理性的论证与辩护之后，让那些不肯接纳死亡（必然性）的灵魂得救？出路只有一条——为自己编织一个灵魂不死的梦幻，这个梦幻就是信仰。

佛家重死远甚于重生，讲究人生的轮回和转世，期待以另一种方式和生命体再活一次。佛教的本义是把生命与死亡都看作"虚无"（四大皆空），教人在此基础上看破生死之别，而不必执着于生命的幻觉。藏传佛教不仅豁达面对生死，还崇尚死后天葬、水葬，以暴烈的形式获得回归的欣悦（残酷美学的境界）。佛教应对死亡有三种态度：一是生死随缘也随愿，能生则努力求生，非死不可则欢喜地接受。生存之时致力于提升生命的品质，净化心灵，不主动求死，也不畏死。要对死亡存一份感激之心，因为是死亡让我们放下此生千万种责任，带着一生的功德，奔向一个充满希望和光明的生命旅程。二是彻悟生死，生死有如日月出没，日没时，只是太阳在地平线上消失，而太阳本身并没有消逝。经过夜的静思，一轮红日又在地平线上升起。因此，死亡不可怕，德性的光辉可以照亮希望的未来。三是豁达生死，死亡降临时，若能自主自知，当以喜悦之心勇敢接纳，对于一生经历的人与事都应该感恩，这样才会无怨、无悔、无傲地迎向未来。若已失去自主自知（陷入昏迷），则应怀虔诚安定之心，为其诵经，以定力和信心帮助其神识幽明，迎向光明。一切扰动心神的抢救、呼号都会增加痛苦与伤感，有碍逝者平安、宁静、祥和、温馨的往生之旅。

佛家的生死理念是生灭三分：刹那生灭（细胞，念头），一期生灭（凡夫的一生一死），三世生灭（信佛者的轮回转世，享受无限前世、今生、来世）。佛家追求生死的升华，认为凡夫俗子为分段生灭，圣者为变易生死（由菩萨、罗汉向佛陀提升，超越分段生灭），乃至大涅槃境界的抵达（不生不死，虽死犹生，没有生死执着的佛陀境界）。在佛家眼里，人生没有所有权，只有使用权；人一旦死去，使用权即到期，最后一次使用权的行使就是把身体捐献出来供医学教学与病理研究，以完善自己最后的功德。佛教号召人们对于身外之物要"看得破"，其实，对于身内之物也要"看得破"。佛家认定死亡是一个美妙的往生之旅，关于死亡的概念大多是灰色、沉重的，唯有"往生"一词充满希望和光明。往生净土是一个诗意的境界，这里的人们要再一次出发，向着新的生命阶段（更洁净的人生）进发。因此，死亡不是静止，不是寂灭，不是苦楚，而是运动，是随风飞翔，是大快活。

基督教讲究生之苦难和死之救赎。耶稣以一死度众生，展示的是世俗生命在"十字架"下的神圣超越和美丽想象。《圣经》中著名的"天启四骑士"（瘟疫、饥荒、战争与死亡），揭示了世界无常与生命无常的宿命。其中，战争是人类仇恨、敌视与野蛮搏斗的极端境遇，伴随着大规模的杀戮和迫害，忧伤与绝望、死亡与痛苦无法避免，而且迅速陷入高强度的人性、人道灾难之中。不难想象，战争（瘟疫、饥荒）中，短时间内出现大量的非正常死亡、歧视、凌辱、残暴，导致大批令人发指的苦难，人们对于密集降临的死亡与苦难不再惊骇（见怪不怪，强迫性死亡脱敏），人性迅速崩溃，由恻隐、悲悯、同情滑向残忍、残暴、残酷。同时，战时统治者以国家、种族、政治、军事的名义与战争激励机制大量制造苦难与死亡事件，并给各种残忍与残酷冠以道德上的合理性，遮掩并消解人类对于苦难、死亡的基本情感和反应（构成严重的道德认知错乱），甚至鼓励残忍，造成一种畸形、变态的集体冷漠。此外，战争中极力追求战胜、征服的军事功利，促使制造死亡和痛苦的动机异常强大，好胜、求胜的驱动力使得日常生活中心性善良的人也会变得疯狂，也会不择手段，被裹挟进入极端伤害的行为之中。现代战争中的许多科技手段被用于充当战争工具，也使得杀戮和痛苦的效应急剧扩大，高科技的杀戮中由于作恶者远离现场，类同虚拟场景，人们也更为残忍和更有脱罪感。更可怕的是，战争、饥荒、瘟疫中的受害者大多殒命或失忆，无法诉说其所经历的苦难和杀戮过程的残暴故事，使得作恶者的罪行湮没于历史记忆，大规模的痛苦与死亡事件被遗忘，得不到叙事重现，以及道德和法律的追诉和控诉。即使如此，苦难中人性的光芒无法被遮掩，克服巨大风险的战地（瘟疫）救护（起死回生），赋予医学、医生、医院（挪亚方舟）更崇高、更神圣的人性依恋和道德境界，赢得了更广泛的社会拥戴。

近代语境中，叔本华的生死观值得玩味，因为他对生死的理解既残酷又豁达。在他看来，人之生本质上是一种痛苦和煎熬，既然生不如死的境遇摆在我们面前（并不是恒常的绝对境遇，但是可能境遇），以死了生是最佳的选择。他还特别强调人之生死乃是个体生命的自觉选择，与他人无关，没有死亡自由的自由是不充分的，从而为安乐死、尊严死开启了哲学之门。他认为比死亡更重要的是死亡的方式：人可能在生活的痛苦煎熬、社会压迫、疾病恐惧中死亡，也可能在全然不知的偶然事故中意外死亡，这些都不是真正的人之死。真正的人之死是深刻的哲学和宗教事件，是在参透人生真谛（苦海无边）之后，意志选择的自觉自愿、快乐豁然地赴死。

二、现代死亡意识的嬗变

纪实文学《相约星期二》的主人公莫里教授告诉我们，无论生死，人都应该有尊严。死亡不过是一次人生的远足，是跨过一座生死桥，到天的另一端去翱翔。无疾而终固然安详，与病同行驾鹤西去也存有一种宽许。唯有放下生死的人，才是大彻大悟的人。从某种意义上讲，公众理解医学就是理解死亡，读懂死亡，人生大课才算毕业。

2008 年，英国某纪实频道播出一个纪录片，展示一位患神经元疾病的病人在他人帮助下实施安乐死的过程。这是对医学，尤其是老年医学发誓阻断死亡使命的挑战。节目还没有播出就在英国引起了很大反响，人们争论的焦点首先当然是关于安乐死的问题，其次是这个节目是否应该在电视上播出（虽带有帮助公众理解死亡的教育意义，但也带有公开挑衅医学使命的意味）。因为公开播放，人们可以从电视上看到科拉吉在临死之前和妻子告别的情景——妻子说：我爱你。这段视频告诉我们，人死的时候一定要有尊严，平静和安详地离去是美好的。也许正是出于对生命本身的尊重，一些人才会赞同出于绝对自愿的安乐死。生命是最珍贵的，也是最尊贵的，没人愿意看到生命被折磨得满目衰败。

美国电影《死亡医生》讲述美国一名备受争议的医生杰克，在几十年的职业生涯中，见过无数人为病痛所折磨，他们求生不得，求死不能。杰克坚信，医生的职责不仅是要尽最大努力医治病患，更要设身处地为病人着想，满足他们的需求，包括他们对死的渴望。因此，杰克尝试帮助对生活失去希望的病人施行安乐死。但是他的做法遭到了普罗大众的一致反对，人们斥责他剥夺病患的生命，更送他"死亡医生"的绰号。在这一过程中，只有少数亲人和朋友默默支持着杰克。面对巨大的舆论压力，杰克从未表现出退缩，他认为自己深知病患的痛苦，为了帮助他们解脱，即使身陷囹圄也在所不惜。这部电影的原型是美国的一位病理学家，2011年他在密歇根州一家医院病逝，终年83岁。作为一名医生，1990年他实施了自己职业生涯中第一例自杀援助——通过自制的"自杀机器"，将致命毒剂注入一名54岁阿尔兹海默病女患者的静脉。之后多年，他因倡导死亡权利并协助约130名患者自杀而在美国引发广泛争议。这位医生由于"大胆妄为"曾四次被司法部门指控谋杀，其中三次被无罪释放，一次指控被判无效。为掀起全国针对安乐死的讨论，1998年他将自己协助一名患者自杀全过程的录像送给哥伦比亚广播公司播放，随即遭到指控。1999年他被裁定二级谋杀罪名，被判十年监禁。服刑八年后，他因表现良好获得减刑，于2007年被假释出狱。之后，他继续活跃在公众视线中，不断通过发表演讲、撰写专栏文章、参加电视节目等呼吁安乐死合法化。2010年，影片《死亡医生》再现了他为病人争取"死亡权利"所做的种种努力。2008年，他作为密歇根州底特律市的独立竞选人竞选国会众议员，以对抗"剥夺美国人选择死亡权利"的最高法院，但以失败告终。

安乐死的中国经验曾发生在陕西汉中。患者夏素文，长期患"门脉性肝硬化"，1986年因病情恶化，被送入陕西汉中市传染病医院肝炎科，后出现肝肾综合征，生命垂危。子女为减轻母亲的极度痛苦，强烈请求肝炎科主任为其母注射杜冷丁，致使其母死亡。随后，当地人民检察院以故意杀人罪起诉其子女，两人均被收审。经四年的审理，1990 年 5 月，汉中市人民法院做出判决，宣告两人无罪。

该案曾轰动一时，被当作中国第一例安乐死案件。其后，死亡选择话题成为社会风暴眼，学界组织专题讨论（1987 年中国社会科学院哲学所发起安乐死讨论，1988 年上海召开"全国首届安乐死的社会、伦理和法律问题学术研讨会"），随后触发全国性大辩论。安乐死由医学命题转为社会观念命题。1994 年 10 月，中国自愿安乐死协会成立，随后发布了协会章程。1996 年 3 月，八届三次人大会议上，170 位人大代表提出 9 份推动安乐死立法的大会议案。

著名作家史铁生脑溢血后放弃抢救、捐献器官的尊严死事件给了社会一次灵魂的震撼，是一次豁达生死的示范。2010 年 12 月 30 日傍晚，史铁生静静地躺在朝阳医院急诊区的手推板床上，呼吸微弱，命悬一线。他后来被转至宣武医院，著名神经外科专家凌锋教授将"可能救过来，救助过程痛苦，且之后生活质量会很低"的预后告知了史夫人，史夫人告诉凌锋大夫，放弃一切介入性的急救举措，她平静地签署了停止治疗的知情同意书。这不是她即兴的决定，而是史铁生郑重的预嘱。根据这份预嘱，史铁生还捐献了他的肝脏和角膜。史铁生坚持着熬过了艰难的 9 个小时，他的肝脏、角膜捐献成功，他的生命依然在欢快地延续。在史铁生的追思会上，时任卫生部副部长黄洁夫教授深情地说："史铁生 23 岁就下肢瘫痪坐到了轮椅上，无法像我们一样站起来生活，但是，他的死让他高高地站了起来，而且站到了中国人的道德高坡上。"诚然，史铁生的死是一个示范，我们完全可以像他一样坦荡地、从容地、诗意地、利他地死去，而不是惶恐地、焦躁地、慌乱地、凄惨地踏上生命的归程。

尊严死不等于安乐死，实施安乐死更为复杂。实施尊严死前需要签署一份不予复苏（DNR）的生前预嘱，这是一份需在本人清醒时自愿签署的法律文件，表达本人在生命末期希望使用什么类型的医疗照顾，包括是否使用生命支持系统（气管切开、心肺复苏、电击）以及如何在临终时尽量保持尊严。生前预嘱必须至少有两位成年人签署见证，他们不能是患者的亲属和配偶，也不能是患者的遗产继承人和医疗费用的支付者。生命预嘱的由来是 1976 年美国加州通过《自然死亡法案》，允许不使用生命支持系统、不再延长不可治愈病人的临终过程，也就是允许患者依照自己的愿望自然死亡。不久，美国各州相继颁布法案，以保障患者的医疗自主权，生前预嘱作为这项法律的配套文件应运而生。中国的生命预嘱文本与程序由"选择与尊严"网站与"生前预嘱推广协会"起草与发起，需签署文件"我的五个愿望"：我要或不要什么医疗服务；我希望使用或不使用、生命支持、系统；我希望别人怎样对待我；我想让我的家人和朋友知道什么；我希望谁帮助我。

无论如何，公众的死亡教育迫在眉睫。美国第一门有关死亡教育的正式课程，于 1963 年春季由罗伯特·富尔顿（Robert Fulton）在明尼苏达大学开设。文学艺术作品中的死亡是最鲜活的教案。如今，死亡学课程分化为死亡哲学与死亡伦理学、死亡心理学、死亡社会学、人类死亡学、临床死亡学、死亡政治学、死亡教育学，其核心命题是我们的死亡意识和救助期望。

2003 年，伊丽莎白·库伯勒－罗斯（Elisabeth Kübler-Ross）的《论死亡和濒临死亡》入选巴诺书店评选的"改变美国历史进程的 20 本书"，《时代》周刊称赞作者罗斯是 20 世纪最伟大的思想家之一，认为她的研究改变了人们对于死亡的茫然无措，促进了社会对病人弥留之际的关怀（临终关怀、安宁照顾）。这是一部具有拓荒意义的图书，作者罗斯是一位心理医生，长期研究病人临死之前的躯体和心理状态，她尖锐地指出，没有人真诚地对视临终的眼睛，她呼唤人们坐到濒死病人的床前，倾听他们的心声，同时吁请医生打破职业偏见，走出治疗中心论，聆听病人心灵深处的诉说。该书最大的贡献是厘清了死亡过程的心理接纳机制，即著名的五阶段学说：拒绝—愤怒—挣扎—沮丧—接受。她的学说现今已被广泛接受，成为一种常识。由于死亡的心理表征在医学、心理学发展的漫漫长河里一直被忽视，因此，其学说具有划时代意义。

在德国，生命终末期服务涵盖以下内容：帮助临终患者认知（生命终末期）现实，把握现实；控制痛苦，如缓解晚期癌症患者的疼痛；满足患者生理、心理需求和爱好；满足患者的亲情需求；建立良好的医—患、护—患关系，以及做好弥留期疗护。在新加坡，生命终末期服务包括：在充满人性温暖的氛围中，为生命终末期患者提供适当的躯体、心理、灵性服务与照顾；为参与终末期照顾的医护人员提供心理、灵性服务的培训与指导；研究生命终末期患者痛苦的症状及其原因，提供个体化的服务与照顾；协调好居家护理、医院、临终关怀组织（义工）的服务衔接。

生命最后的岁月总是匆匆忙忙，没有时间叩问何为善终，何以善终。中国人传统的对"善终"的理解，是在可预知的自然亡故中，没有太多痛苦和急救技术介入地离去。理想中的临终时节，亲人绕膝，诉说衷肠，爱意融融，交代最后的遗言，了却最后的遗憾，揭开最后的心结，放下最后的心事。然而，现实中一切都显得务实而具体，人们关注于抢救的程序、后事的嘱托、遗产的分割。我们忘记去凝视那双临终的眼睛，也以为躯体的衰弱必定带来精神的衰弱。其实，那双临终的眼睛在与死神的对峙中能洞悉人生最后的真谛。逝者的遗憾就在于未能在生命的最后关头，从容地把对人生的感悟说完。

死亡是生命的归宿，死神的最后召唤是不可抗拒的。生命对于每一个人来说，都不是"有无"问题，而是"长短"问题、"高低"问题、"轻重"问题。因此，"向死而生"不仅是一个哲学命题，也是世俗命题。如同蒙田所说，与其被死神穷追猛跑，不如停下来，与死神对酌，达成某种妥协，从而在有限的时空里摆脱尘俗，做出一些无愧于自己生命的事功来。因为死神总是铁面无私，地无分东西，人无分贵贱贫富，归期来临一律发配"西海"，即使有世间最先进的设备、最优秀的大夫也无济于事。此时，不妨坦然地接受死神的邀请，一起完成人生最后的壮游。

三、医生与死亡

医院里的死亡事件有三重境遇，由此引出医者三类不同的体验与省思。

其一是病人之死，这是一种"他者"之死。在现代医学的价值谱系中，自我与他者是断裂的，客体（知识）与主体（情感）很难接合，所以，医者对他者死亡的冷漠不仅可能，而且必然，一切伦理、道德都是自我与他者争斗时谋求和解的产物。儒家文化讲求"以己度人"，每一桩他者之死都类同于丧亲（你死）和自我的死亡，其实行为上很难做到。西方哲学重视"他者"境遇的研究，讲求"以人鉴己"，认为对象化的他者是镜子，照见的是自我的灵魂开阔与升降。自我对于死亡的解放，只能通过对于他者死亡的理解而实现，所谓见苦知福、见死彻悟。

初级医生面对临床死亡有震撼感，因为临床死亡的无限丰富性完全超越教科书的技术教育范畴，让医者的心灵为之震撼；同时伴有失败感、挫折感，当死亡宣告医疗救助无效，医者的心情犹如战场上战败的战士。医者禁不住感叹医学如此无能，也使职业尊严受挫，更有无助感、无力感。医学是助人的职业，如今兵败而归，助人不成，自己也无助起来。与此相伴的还有忧郁、无奈、不忍、惋惜与遗憾，这大多是受病人家属情绪的感染。当然，医者也会免不了反省与内疚：为何"愈治愈糟"，"越忙越乱"。偶尔，医者还要担心患者家属不理解，会怪罪、责罚自己。长久如此，医者会表现出无言、逃避与麻木，自感再怎么努力也救不活病人，也难以得到家属的肯定，自信心、同情心、悲悯心衰减，得过且过，任其自然。

然而，资深医生面对临床死亡的态度是适度关切，自我保护，表现出平常心。他们认为生死是自然规律，应坦然面对、处乱不惊，已尽己责便问心无愧。他们会有意撤除情感牵挂：理性与情感切割，侧重于经济考量。观念上坚守视病如友，不接纳视病如亲，保持距离，以求心安，以防情感过度颠簸。这些资深的医生对医学的极限与能力早有评判，失治在意料之中，身经百战后，死亡已激不起更多的心灵震撼。

其二是亲人之死，这是一种"你"之死，你—我关系显然比自我与他者的距离小，亲情、友情、爱情消解了医者客观性、客体性的坚硬立场，逐渐进入"你—我同心"的境遇。医生面对亲人、挚友的亡故，常常会表现出极度的悲伤，悲痛程度甚至大于患者的死亡；同时会有内疚感，觉得身为医生无法救疗亲友，深深自责；行为举止流露出矛盾（心理和行为），在许多临终处置上陷入两难，在积极救助与无谓救助、减轻痛苦与增加痛苦间徘徊。他们会极度遗憾自己无力回天，造成亲情割裂，无缘再见；也会陷入反省，思考自己的行为是否存在失误（差错）、不周（存在纰漏）、不果断（迟疑）。

其实，每一位医生都有疗亲的体验。当挚爱亲朋来到病房，患者不再是陌生的"他"（对象化的客体），而是与自己情感息息相通的"你（您）"。此时的诊疗关系不再是商业契约所能承载的知识、技能服务关系，而是高度情感化、主体化的双重决策，技术决策思维的"高技术比低技术好，新技术比旧疗法好，贵药比廉药好"即刻发生了动摇，常常代之以"风险（副作用）尽可能小，代价（支付、耗时）尽可能小，诊疗感受（痛苦）尽可能舒适"的人文准则，原本用于他者的坚定、刚性诊疗方案变得柔软、踌躇起来，甚至瞻前顾后、犹豫不决。在医疗目的与境遇的重新思考与排序上，也更倾向于无痛苦、无牵挂、无遗憾、有尊严、有灵性的治疗与别离。

这里讲述一位资深大夫丧亲的故事。主人公出生于医学世家，父母都是资深的医生，当外婆因结肠癌晚期生命垂危时，他与身为医学专家的妈妈如此商量着对策："外婆今天晚上可能过不去了……""是不是到医院去呀？在家我们该怎么办？""不用去医院！"最后关头，妈妈把头凑到外婆耳边，他以为妈妈会说："您坚持住，病会好起来的！"而他听到的是："妈妈，您放心去吧！我们会照顾好自己的。"外婆听懂了妈妈的话，微微点了点头，眼角流下一行泪水，然后慢慢地闭上了眼睛。

　　在杭州，一位医学博士成全父亲自然死亡的故事被热议。2011年，对生命有着深刻体验的老人陈有强被查出恶性肿瘤晚期。而他从医近20年的医学博士儿子陈作兵并没有选择积极治疗，而是让父亲安享最后的人生。他送父亲回故乡与亲友告别，享受故乡山水的秀美，体验种地的乐趣，这位78岁的老人尽情享受人世间的快乐与温暖，最后安然离世。陈作兵认为："活的是质量，而不是几天行尸走肉的生命，死也是有尊严的。"

　　其三是医生之死，这是一种"我"之死。

　　2006年，赵可式以患癌之躯访问了40余位医生，写下《医师与生死》一书，书中讲述了一位濒死医生的故事。他是一位德术皆优的肿瘤科大夫，50岁时罹患了胰腺癌，接受各种根治性治疗，痛苦不堪，但病情稍有好转就回到病房为病人服务。穿越恶疾，他的心绪十分矛盾：一方面自知来日无多，希望多与亲友联系和聚会；另一方面，他希望以最有尊严的面目示人，当他被疾苦折磨和进行治疗时，会拒绝亲友的探访，以免让他们目睹自己虚弱与憔悴的病容。对于工作，他一方面觉得身为医师，要始终保持职业的荣耀，时刻坚守在医疗岗位上，直到生命的终点，如同战士死在战场上；另一方面，他又深知行医是一项高强度工作，会加重病情，而且自己的病容会被病人窥探，会降低病人对自己的信任感。对于疾病，他一方面告诫病人要顺从、配合医生的治疗，严格遵医嘱；另一方面，自己却是一位不严格遵医嘱的病人，常常修改主治大夫的治疗方案。对于安乐死，他一方面拒绝病人的安乐死请求，并以不合法来制止病人的思绪；另一方面，他在自己遭逢巨大痛苦时，希望有人能帮助他解脱，打一针就睡过去不再醒来。对于医院，他一方面以院为家，并认定病后就应该住到医院接受正规、系统的治疗；另一方面，他患病后深怕住进医院，渴望多待在家里、回家治疗，并认为家才是天堂。对于命运和死亡，他一方面鼓励病人要鼓起斗志与病魔抗争，自己也表现出不屈不挠的劲头；另一方面，他常常感到身体羸弱，希望向命运求和，向死神投降。

作为医生，常常要面临过度医疗与医疗不足的两难境地，也会发现疗身容易疗灵难，照顾比治疗更重要，陪伴比救治更重要。面对生死困局，仅有技术是不够的，仅有爱也是不够的，要帮助病人建构新的自我，坦然、豁达地接纳痛苦与死亡。在肿瘤病房、安宁疗护病房以及 ICU 监护室，面对生命终末期的病人，医生常常会默默地问自己：此时我还能干什么？似乎医生的干预角色、拯救使命变得扑朔迷离起来。一旦进入生命终末期，恶疾不再只是细胞、组织、器官的病理变化，而是身心灵的蒙难；痛苦不再只是肉体的疼痛与止痛的困扰，而是熔炉般煎熬的精神苦楚（恐惧、忧伤、沮丧），掺杂着生命的张望与绝望。反思技术时代的死亡与救助，需要呼唤与重建新的、豁达的疾苦观、生死观、医疗观。此时，不仅是医生，还有病患者，都必须告别倔强的干预模型，坦然接纳姑息顺应模型，实现功利搏击到心灵澄澈的转身。医护者不再是永不言弃的救治者，也不甘做一半无奈、一半敬畏的见证者，而变身成为有德、有灵、有情的陪伴者，通过叙事（谈话）方式完成生命救渡（救赎）的使命。此时，生命不仅是一个技术事件，还是一个精神事件，要认知生命、理解生命、彻悟生命，从而接纳死亡，医患双方在彼此陪伴中与死亡达成和解。

叙事医学将死亡从急救医学、ICU 的技术氛围中解救出来，为陪伴者的医疗价值和工作内涵提供了有益的拓展。叙事医学帮助医生走出沮丧、恐惧和逃避心理，完成从救治者到陪伴者的转身，为茫然无措、无言以对情形提供现实的指导。此外，陪伴的细节叙事有利于安抚指标的发现与优化，从而发展有品质的陪伴。陪伴的经历对于陪伴者会产生积极的疗愈作用，并促进其灵魂的净化。作为新的医疗角色，陪伴者面临的问题十分复杂、棘手：一是如何跳出纯技术语境，转入灵性语境；二是陪伴者灵性语境的开启，涉及话题、语汇、语气、道具，以及陪伴形式（陪他，陪你，陪自己）的多元关照；三是从陪伴到相伴，从相伴到相依，陪伴者恩宠满溢，通过陪伴获得自身的灵性成长；四是在生命终末期抵达灵然独照的境界，完成善终与送别。本质上，这是一种新医疗观的确立，明确安宁缓和疗护以提升病人生命品质为诉求，而不是以延长患者生命长度为诉求；同时，这也有助于新的诊疗价值的确立，明确绝症患者离世不是医疗的失败，而其生命终末期未能得到陪伴和安抚，无法通过安宁照顾安详离世，才是医疗的失败。

生命的善终就是在恩宠中往生，如同鲍尔弗·芒特（Balfour Mount，加拿大安宁照护运动的倡导者）所言，"临终即疗愈"。如同索甲仁波切的感悟：人只有在死亡中才能疗愈自己的灵性。诚然，陪伴者的意义就是开启灵性，引领灵性，完成生死沟壑的跨越（混乱—诚服—超越），实现诗意（灵性）地往生。

在中国，医生常常必须充当安魂者的角色。在一个缺乏灵魂皈依（宗教）氛围的社会，医生的确别无选择，需要承担患者与家属身—心—灵的安顿义务。尤其在弥留之际，在生死桥头，我们需要走出技术万能的魔咒，因为机器意志（工具理性）永远也无法取代人性的甘泉。

每一位医生都应该直面死亡，咀嚼死亡，因为死亡不只是发生在急诊室、手术室、癌症病房、ICU 监护室里的临床事件，还是一个哲学事件，甚至是精神事件。技术、金钱可以重新定义死亡，但无法安顿躁动的灵魂。现代医学需要医学哲学向度的启蒙和教化来完成对疾苦、衰老与死亡的坦然顺应和超越。

我们必须深切反思死亡哲学的贫乏，发生在当下的越来越多且越来越残暴的医患冲突案件表明，公众对高技术装备和大量吞噬金钱的现代医疗机构无力战胜死亡表现出极度的不理解和强烈的不满，人们无法接纳"人财两空"的结局。于是一切死亡都是非正常死亡，都是不正确操作、不正当（不道德）动机造成的医疗责任事故，都是医学、医生的失误。任何法律判决、行政仲裁、第三方调解都无法安抚这种社会的集体躁动，而亟须生死哲学、叙事医学的柔性疏解。

四、死亡与医学的现代性

在我们今天这个技术崇拜的时代里，不仅需要重新回答"死亡是什么"，也要思考"我们如何死亡"，更需要重新诠释"死亡的意义是什么"。死亡已经绑定医疗技术，尤其是器官替代与支持技术，从某种意义上讲，今天的死亡就是"关机时间"或是"停电时间"，而不是生物器官或生命体的瞬间自毁进程。意念中的油尽灯灭（寿终正寝），是民间传说及宗教中的阎王爷、上帝或者死神"吹灯"的时辰。ICU 技术延长了死期，使衰竭的生命垂而不死，就像多米诺骨牌斜而不倒，造就了人"不死不活"(植物人)的境地，即生理性(生物学意义)存活，而思维、情感、尊严丧失的社会性死亡——持续性植物状态。

现代医学无时不在挑战死亡的必然性，但迄今为止，它没有能改变人的必死性。不过，社会的进步（战争、动乱、饥荒频率的降低）、急性传染病防治控管水准的提升、生命管理（生命风险控制）技术和延缓衰老技术的探索，减少了死亡威胁，提升了长寿人群的比例，也开启了人类与死神讨价还价的空间，培育了得寸进尺的超级长寿继而不死的欲念。现代医学还试图超越死亡的偶然性，虽然还没有完全成功，不过应该承认现代急救技术增加了起死回生的机会，开启了临床上逢死必救、永不言弃（1%的希望，100%的努力）的决战死亡的信念，也引爆关于生存意义的大讨论，以及生物学意义上的"苟活"与"全人"意义上的存活（有情感尊严、有社会性）间的交锋。同时，这也促发了生命终末期救助的自决性、选择性，滋生出"尊严死、放弃救助、灵性照顾、慈善助死"等伦理话题，以及对安宁缓和医疗制度的尝试。

我们有必要质疑现代医学单行道式的救治选择，其宣言就是"永不言弃"。正是这一顽强的职业信念将医学逼入一条卒子过河的单行道，它是典型的战士思维，而非将军思维。很显然，永不言弃反映了一种当代的社会意识（恋生、恶死），甚至是一种生命观，很容易助长当下社会对医学功能的过度期许和畸形想象。一旦不救，医者就像背弃了诺言、失去了忠诚，甚至还成为一些人医疗欠费的道德辩词，其根本还是对死亡的恐惧与拒绝。"好死不如赖活着"，这种意识在高技术医疗格局下得到了强化。而其实相当多的死亡属于生命个体的自然凋零（寿终正寝），无需医疗技术的介入，要通过正确的生命教育帮助人们消除恐惧，学会坦然接纳，顺从自然归途。应该知道的是，对于极度痛苦（如癌痛）者来说，死亡也许是最有效的止痛药。

如何正确看待现代急救技术及人工生命支持系统的功能，这是当下医学必须回答的一个难题。现代医疗福利体系不仅面临"看病难、看病贵"的制度设计难题，还面临着"死不得、死不起"的伦理困境。大量医疗资源用于病人最后半年的医疗消耗与维生（并有巨大的社会财富参与进来，还透支了逝者亲属未来的生活和幸福）。不惜一切代价地抢救或维持已经衰败的个体生命，价值几何？意义何在？这需要人们更加理性地思考和评估。

技术时代、消费时代充满着特例，有人凭借财富、地位享受更充分的生命支持技术，获得更多不老、不死或缓死的权利。每一次死亡都是独行的孤旅，没有精神的伴侣，没有灵魂的慰藉，没有人性的呵护，即使机器环绕，也是冰冷的温度。生命尊严的意念超越技术，浮现在人们面前。尊严就是活得有意义，有价值、有品质，有目标的体验和显示，而不在生命的长短。要以生命的厚度、纯度、豁达去冲兑生命长短的忧虑。

无疑，在这个技术与物欲双重纠结的时代里，医学遭遇着"人机复合生命"的死亡，以及安乐死、尊严死等崭新的命题。再也没有圆寂，没有寿终正寝，唯有高技术抗争。死亡面前，医生是作为还是无为？这成为一个现代性的问题。理想的医学与好医生不是能够战胜死神、超越无常的知识体与技术人，而要认同并能艺术化地（柔性、温暖地，而不是冰冷、生硬地）帮助患者接纳人的必死性，认同诊疗过程中无法调和的无限危机与有限治疗之间的矛盾，接受一面与死神决战，一面与死神讲和。通过生命教育，可以明了生命的五大向度——长度、宽度、厚度、温度、澄澈度，从而滋长对于生命的感恩之心、悲悯之心、敬畏之心和豁达之心。

在西方，"好死"作为一种文化约定，包括六个方面：一是无痛苦的死亡；二是公开承认死亡的逼近；三是希望死在家中，有家属和朋友陪伴；四是充分了解死亡，把它作为私人问题和事情的终结；五是认定死亡是个体的成长过程；六是认定死亡应该根据个人的爱好和态度来做安排。然而，我们却片面地倚重抢救和维生技术，这些技术本质上是一种"协助偷生术"（抢救的要害在"抢"），所假定的竞争者是上帝或者死神。既然是"协助偷生"，前提还是必须接受和顺应死亡这一自然事实，干预总是有限的、有条件的，而不是万能的。技术无端干预无异于凌迟——在中国传统文化语境里，生死之别的优劣还发生在速率的维度，快速、流畅的词汇与感受总是乐事，譬如"快乐""快活"；死亡也是一样，最残忍的死刑形式是"凌迟"，让受刑者缓慢而痛苦地死去。在技术时代，各种器官替代技术维持着诸多衰竭的躯体（人—机混合生命），死亡过程人为地拉长，这种境遇无异于技术凌迟。

人们不禁要问，生命何以神圣？生命神圣包含两重意思，一是生命无比圣洁，二是生命的历程神秘莫测。因为神圣，人们才会对生命有敬畏。尽管医学有新知、有奇术，但生命总归无常，虽然疾病可防、可治、可救，但生命的进程绝对不可逆。现代医学如此昂扬自信，也如此无力、无奈，究竟是道高，还是魔高？无法言说。"膏肓"之幽、"命门"之秘，无法抵达。人生本是一条单行道，途中也会遇到若干选择，譬如赖活好死、好活赖死、赖活赖死，最佳的境遇当然是好活好死。总之，生命不过是一段旅程，肉身无法永恒，死亡是肉体生命的归途。

空门：生死的哲学彻悟

佛家智慧说破人之偏好，遇见好了，只想好，不愿了，其实，一了百了。遇见空门，不愿入，其实，照佛门理论，空门并不空，门后藏着极乐世界，无限想象，十分惬意。但没有验证，谁知道真假呢？依然不安，依旧彷徨……只有少数智者与高僧，才会静候空门。

人类为什么总归要遁入空门？为何不能长生不老、长生不死？现代医学如此发达，为何无法抵达永生的境地？在财富和技术飙升的今天，有没有超越生死的解决方案？有，那就是哲学智慧。

近些年来，佛家的空门没有人再去理会了，而是更关注生命空门边徘徊的维生技术，譬如危重医学的 ICU 生存境遇、器官移植技术、再生医学、克隆技术、低温技术、电子技术与人工智能各显神通，各种高技术应对不老不死的解决方案可谓捷报频传。如果克隆技术不受伦理羁绊，甚至人人都可以拥有一个克隆备份，人类既可以从中获得可替代器官，它也可作为整体来顶替原来的生命主体；或可将人们思维、情感、人格模式变成认知算法移植到智能机器人的电脑芯片之中长期保存、定期复制，也就实现了所谓的"电子化永生"。人机混合器官的研发可获得数倍于自然器官的疾苦、死亡的抵御能力，如果将这些技术叠加、组合，难保不会在将来出现"永生社区"。如同战斗机航母上飞机起降既需要弹射器，又需要拦阻绳，制止技术与财富冲动的是哲学家与伦理学家，因为对于这个新陈代谢、代际更迭的世界来说，某一个体或群体进入不老不死境地是不道德的，严重破坏了世界进化的秩序。哲学家更没有随着技术、财富起舞，他们认定死亡的合理性，认为永生不在躯体层面，而在灵魂层面，正所谓灵魂的飞扬。人类精神延续比肉身不灭更有价值，因此生死豁达理应成为当今时代的一种共同追求，一份人生智慧。

一、生死豁达，怎样才算豁达？

字面上解读，"豁"为眼界豁然，将视野放大到生前死后乃至人类进化的全程，来度量人与自然的演进关系，滋生出神圣与崇高、敬畏感与悲悯感；"达"为心灵通达、达观，指能悟透人生的真谛，坦然面对并欣然接纳痛苦与死亡，无论遭逢怎样无常的生老病死境遇，都能找到命运颠簸的合理性，都能找到心灵的降落伞。

豁达有许多同义词，譬如解放、觉悟、放手、不执。它不是愣头青嘴里的"老子不怕"，而是由"害怕"到"不怕"，再到"敬畏"的心灵升华过程，如同高僧心中的"见山是山—见山不是山—见山还是山"的心路曲折。

在死亡面前，人人都会发抖，即使是见惯了生死的医生，正如前文提到的《医师与生死》一书中那位被查出胰腺癌的大夫。他豁达了吗？他豁达了。他没有在诊疗上死磕，也没有情感、意志、行为上的虚伪，每一个举动都是穿越事实的意向（热爱生命），穿越意向（敬惜生命）的事实。他直面真相，心系真谛，实现了哲学上的正反合，便是大通透、大彻悟。

二、财富与聪慧：无法取代生命豁达

在生死宿命面前，钱和科技能改变命运吗？当人们拥有巨大财富、熟悉科技进步的成果与福利时，会惯性地认为很多东西都可以驾驭、超越，甚至是死亡这个人生大坎。死亡就像一条巨大的沟壑，大多数人会因为无法跨越而被动坠下，但金钱和科技的介入，使得一些人不甘心这份宿命而想要跨越。的确，如今金钱可以买来各种生命替代与延续的技术，可以延长垂死的生命，但最终还是无法超越死亡，甚至要付出延长痛苦的代价。譬如，人类死亡有快死（几分钟）和慢死（几月甚至几年）两个通道，如果是前者，有钱也帮不上忙，后者花钱能买时光，但没有生命品质和尊严的时光，又是否值得呢？

现实生活中，有钱人、聪明人和普通人一样，一方面恐惧、拒绝死亡，一方面又肆意挥霍生命，疏于健康管理。死亡和苦难一旦降临，人们却又不惜一切办法想要延长生命，这是一种非理性的死亡观。钱或许能买来生命一部分的长度，但它不一定买得来幸福和有品质的生命。人生多傲慢，有人恃才傲物，有人恃财傲物，但死亡是人生唯一的清醒剂。在死亡面前，无论是国王，还是乞丐，众人均回归凡人，死亡面前人人平等，这是每个人都无法改变的宿命。所以，人们应该活在当下，学会顺应和接纳死亡，寻求生命的真善美。

三、生死哲学：意志张扬与自然尊崇相结合

在现实生活中，我们会发现每个人对生死的理解不尽相同。有人认为人死了就什么都不是了，有人认为人死了还有灵魂。事实上，在生死观上没有对错，只有豁达与否。生死观的最高境界不在是非、得

失、利害，而在美丑、清浊、长短，最终是生命的豁达。

豁达的前提是走出"越有钱、越怕死"的阴霾。希望用钱买最新的医疗技术，用技术去延长衰亡的生命；希望请最好的医生，吃最好的灵药，住最好的医院……这些在逻辑上并没有错，但不豁达，是一种不愿放手的行为。人最终都要肉体归零，灵魂飞翔，可以思考如何让灵魂飞得好一点，肉体归零得痛快一点。也许财富可以帮一些忙，但不能帮所有的忙，金钱最终无法战胜死亡。

我们活在一个被建构的世界里，生死的道理是所有事物的总道理，可将其平移到生活的各个角落，洞悉很多问题。叩问生死让人变得豁达，使人面对失败、衰落甚至破产这类不如意时会更开朗一些，想得通透一些。人生起落、胜负，都不是问题，想到人终有一死，任何执念与不愉快都是多余的庸人自扰。

只有明白了在生死问题上谁都无法随心所欲，才能该放手时就放手，接纳各种可能性，从而变得豁达。无论是医生，还是老百姓，都要知是非、明得失，知进退、明收放。成语"撒手人寰"所说的正是一件事：人总是握着拳头来到这个世界，百年之后终要撒开手离去。放手是一种终极姿态。成功者靠着张扬的意志获得了事业上的成功，但不可能战胜一切，依旧需要尊崇自然，顺服生死。人生与事业的兴衰都有规律，兴到一定程度就会衰，知衰而后兴，无需有太多的执念。总之，豁达是意志与自然的相互结合，是花开花落两由之，该奋斗时要奋斗，该放手时要放手，该入空门时即入。

空门不可畏，人类连太空都敢闯荡，还怕什么人世间的空门？

"围死亡"概念的诞生
——医疗殡丧一体化

　　中国人大都有一个忧虑，叫"不知所终"，有一个夙愿，叫"死得其所"。何为"终"？考辨仓颉造字时的会意，"终"为人生曲折，抵达冬日。中国人还有一句熟语：养老送"终"。从哲学上叩问"终"止（死亡），是此岸（尽头），还是彼岸（新生）？屈原的境遇，是灵与肉两分，于是高歌魂兮归来，发愿要招魂、追魂、安魂，最后守洁殉道（投江）。何为"其所"？即顺天应时、应地、应景、应象，才能无常、随缘、遂愿、无憾。现代安宁疗护制定出善终的指标，即身无痛苦、心无牵挂、亲人绕膝、挚友侧立，交代最后的遗言，表达最后的夙愿，放下最后的遗愿，化解最后的遗憾。

　　如今，医疗行业归属卫健委，使命是救死扶伤，临终关怀，全人、全程照护，抵达善终；而殡丧行业归属民政部，致力于追思慎远，哀伤关怀，安顿灵魂，安抚生者。因此，需要一个包容生与死的概念"围死期"。如果说"围生期""围产期"概念的创生，填平了产科与新生儿科的鸿沟，那么，"围死期"概念的确立，正试图打通医疗—殡丧分治格局。

　　"围死亡"的基本内涵囊括死亡四期：

　　（1）濒死期：有可能逆转，奇迹发生；假死复活（非技术性），抢救复苏（技术性），临终关怀（陪伴、见证、抚慰、安顿，道别—

道谢—道歉—道爱)。

(2)临床死亡：器官功能渐次消亡，死亡确认，到达器官捐献、移植手术摘取器官的窗口。

(3)生物学死亡：器官功能完全消失，转入殡丧通道(医院告别—转场，情境转换)。

(4)社会性死亡：入殓、守灵、告别、火化、入土、追思，既有丧仪，也有葬礼、服丧、哀荣，死而不亡的意义在于追思慎远。

因此，"围死期" 的境遇一方面是躯体器官功能、新陈代谢活动的终止，心理活动的滞后消失；另一方面是社会关系的崩解、灵性(身后归宿)意念的悬空，呼唤灵性照顾。

"围死亡" 概念的提出，意在反思医疗、殡丧的接口与断裂。首先是聚焦于两个职业的接口，即人生物学死亡期之后的转场：由抢救室被运至殡仪馆，逐步过渡到社会性死亡阶段，接纳无法逆转的宿命，生命终于了结。其次，做好医疗殡丧的语境转换，认可身体意识的默默变换：由躯体到遗体、大体、圣体，梳理新的关怀旨向，将逝者的临终关怀转向幸存者的哀伤关怀，发现新的价值语境，由技术救助语境转向宗教救赎、轮回、文化与礼仪的语境。当然，社会生活中这一过程也有卡顿、断裂的特例，如死而不葬的遗体、器官捐献，高技术处理的遗体冷冻，如 2007 年济南的展文莲案例 (中国首个"冷冻人")。

在我们这个老龄社会、慢病社会，打通医疗—殡丧分治，可望实现救疗关怀与丧葬关怀一体化，是安宁疗护关怀体系的重要命题。医疗—殡丧要建立沟通协商机制，相互了解各自的关怀节目，与逝者及其亲属充分交流、建立共情，沟通关怀的内容，将最后的道别、逝者最后的尊严、精神照护、幸存者哀伤辅导等共同任务统筹起来，协同发力，追求最佳关怀。

抢救室、葬礼就是生死的两个连接点，从濒死救治到入殓、入土，从医院到墓园，谱奏了一首低徊的心灵交响曲。死亡辅导中的悲壮、哀荣诉求包含了悲伤、悲切、悲情向悲欣、悲壮、悲怆的转圜。还有最后奉献的"无语良师"（医学界对遗体器官捐赠者的尊称），要先做病理解剖，再行告别，多有亲属、学生参与，创新进入殡丧礼仪。无遗体丧葬、衣冠冢、烈士遗骨二次安葬，意在弘扬逝者的精神存续意义。

在当下，医疗、殡丧业协同至少有五个方面的意义。其一，全程与全人，只有全程呵护才有全人关怀；其二，完成从寂灭到幻灭的历程，诗化死亡，促发生命意义的诞生；其三，从医疗节目预嘱到丧葬节目预嘱，丰富生前预嘱的内容；其四，丰富祭奠行为的文化记忆；其五，真正做到"没有遗憾，只有不舍"，让逝者安宁、生者安心，完成临终关怀与哀伤关怀的统一。

深究下去，医疗殡丧业要价值互鉴与行为互参，如果能够实现穿越医疗的殡丧与穿越殡丧的医疗，就能寻找共同的职业价值皈依，避免发生交接时期的价值错乱、行为慌乱，为医患关系"埋雷"。因此，我们提倡殡丧业者提前介入临床死亡，以志愿者身份参与濒死抚慰，见证临床死亡的救治，体会医学神圣、生命神圣，建构职业价值。我们鼓励医护人员参与殡丧节目，以救助者的名义参与葬礼、追思会，品味追思慎远的价值，丰富阅历，提升医护人员的社会化程度，使其能全时、尽心地抚慰幸存者并完成哀伤关怀。

有一位外科医生朋友对笔者说，他参加了一位患者的葬礼后才真正走进这位患者的生命，对他的人生、人品产生了敬慕，不然，这位患者仅仅是他手术台上的一具身体，而不是一个完整的、有风范和品格的人。

可以设想，未来的临终时节，家庭会议会呈现双主题：一是生前预嘱，这既是医疗选择，也是临终尊严的确认。借此要表达"五个愿望"：我要 / 不要什么医疗服务，我希望使用 / 不用生命支持系统，我希望别人怎样对待我，我想让我的家人和朋友知道什么，我希望谁帮助我。二是生命归途、身后事，后路无忧的预设。将逝者要表达未了的心愿，涉及遗容的风采，葬礼、葬仪音乐，哀荣、追谥的内容，墓园环境，爱的遗产的缔结，亲属心涛的安澜，等等。这样一来，临终关怀的内涵大大拓展，有了身心社灵的全方位抚慰，而非只是躯体照护，由此深入开掘了人类的死亡意识，意义丰富。

总之，"围死亡"概念的确立以及医疗殡丧一体化的建构，指向向死而生、转身去爱的生命观，将帮助我们这个社会接纳、超越死亡，祛除死亡生理主义、物理主义、技术主义之蔽和神灵主义之魅，从而超越生死认知。

心有灵犀言照护

——由魔幻现实主义文学开启生命照护中的灵性空间

　　21 世纪伊始，丽塔·卡伦首倡叙事医学，开启生命书写（疾苦叙事、残障叙事、衰老叙事、死亡叙事）的新理念，对于临床医学走出对象化、齐一化、技术化思维，多维度认知生命、疾苦、死亡，深入洞悉知识、技术背后的情感、意志、信仰力量，实现从救助到救度的跃升，都具有积极的意义。[1] 但当下的生命书写偏于写实（零度写作），不自觉地排斥意志与信仰，缺乏象征性、隐喻性，灵性叙事也显得相对薄弱。在一般人眼中，灵性世界"莫若以明"，难以驾驭，是一片"物与神游"的虚幻世界。因此，灵性常常与宗教结下不解之缘，有人干脆将"灵性应对"（Spiritual Coping）与"宗教应对"（Religious Coping）视为同义。其实，宗教只是对灵性信念和体验的组织化、机构化的阐释和实践，而灵性与人类追寻意义、目的和价值的体验有关，它可能包括也可能不包括上帝或超越性力量的概念。灵性是人类超越自身的过程。对于信仰上帝的人，灵性是他们与上帝的关系的体验；对于人道主义者，灵性是与他人相处的自我超越体验；对于世俗百姓，它可能是与自然或宇宙的和谐或同一的体验。灵性引导人们进

1　丽塔·卡伦著，郭莉萍主译：《叙事医学：尊重疾病的故事》，北京大学医学出版社，2015，第 89 页。

入一个自然王国，在那儿"可以体验到与某种大于自身的事物的联合，并由此找到自己最大的安宁"，也就是说，"虽然宗教是一种精神发展的路径，但还有许多非宗教路径"。[2]

医学中的"灵性"起源于拉丁文的 Spiro，医学哲学家阿维森纳在《论灵魂》一书中认定灵魂是没有形态的机能，不可以察觉，但可以知觉与理解。灵魂，英文 Soul，希腊语 Psyche-，心理学的词根来自于此。那么，灵性属于心理学范畴，还在心理学范畴之外？或者灵性正在融入心理学？对此众人意见各一。可参考西方学术语境中的三个词根，一是 Psycho-，为心理境遇的解读与干预，有"邦纳综合征""创伤应激综合征"的演绎，如影像在朦胧中显现、幽灵影像、格列佛幻觉（小人国、巨人国幻象）、眼（眼部疾、伤或视觉漂移）与脑（大脑剧场）之争；二是 Mental-，多指心智境遇，为笛卡儿二元（躯体与精神、实在与存在两分）命题中哲学智慧层面的解读，包括存在与时间（从生到死的时序，生之前、死之后的时轴延长线），存在与空间（三维空间，多维空间，可视的与不可视的物理空间，如量子空间、暗物质空间、虚拟空间，以及灵性空间）；三是 Spirit-，可做心灵境遇、灵修或濒死与弥留阶段的灵异访问、灵然独照层面的解读。[3] 肿瘤专家刘端祺教授认为，灵性是介于生理和心理之间的一种身心之外因人而异的体验，可以是幽怨、恐惧、焦虑、烦躁、愤怒、忧郁和孤独等负面作用力的混合体，也可以在正面力量引导下衍化为内心和谐、恬淡宁静、直面死亡、了无牵挂、豁达摆脱身心痛苦的人生境界。于是乎，它打通了实在生命（肉身痛苦）与现象生命（灵然独照）、意志生命（信仰支撑）的沟堑。

2　大卫·艾尔金斯著，顾肃等译：《超越宗教：在传统宗教之外构建个人精神生活》，上海人民出版社，2007，第3、23页。

3　王一方：《临床医学人文纲要》，湖北科学技术出版社，2019，第240—241页。

古希腊先哲伊壁鸠鲁认为生死分属两个世界（空间），因为不同框，无法彼此参照去深究，也无需恐惧。这一论证反而加重了人们对死后世界的意度，不如主动穿越生死两界，通过对话展现死亡的温暖而非冰冷，展现死神的可爱而非可狰，身后并非虚无，身外也并非虚空。苏珊·朗格（Susanne K. Langer）指出，人们对死亡有各种不同的态度，最普通的是否定死亡的终极性，想象死亡之外还有一种继续的存在。[4] 在中国古人那里，死亡是超越生命的形式，人们用想象建构了神灵与鬼魔的世界，给肩负必死悲哀的人类创造了一份希望：死亡不仅没有终结生命，反而是成就永生的契机。然而，没有人从那个世界折返（濒死复活其实并未真正死去），能为人类确证它的存在，于是，灵性焦虑与灵性关怀的渴望便很自然地产生了。

临终与哀伤期的共同诉求是灵性关怀，其前提必然是灵性空间的建构。没有灵性空间，哪来的灵性关怀与灵性照顾？而在现代医学的话语谱系中，灵性空间如天上的浮云，飘忽不定，何时能成为地上的岩石，有形有质？这是一个理论难题，在既往的解释体系中唯有宗教路径。如何在宗教叙事（涅槃、轮回、天堂）之外，尝试从魔幻现实主义文学作品的死亡叙事与诠释中，开拓出灵性认知的新空间、灵性抚慰的新工具、灵性照顾的新语境？或许这项研究工作还刚刚起步，并未完成将灵性话题从宗教叙事中剥离、解救出来的使命。但循缪斯之途，完成灵性认知由宗教叙事向文学叙事的易帜，已经初露端倪，可以期待文学叙事为灵性空间的建构提供新的脚手架。

魔幻现实主义文学跟医学、疾苦、生死会有交集吗？有！在当下，唯有魔幻与现实的拼接才能解开生命终末期诸多超现实的现象与谜团，如那些灵然独照的幻觉，与逝去亲人的邂逅、重逢，生命中印痕深刻事件的二度浮现，心爱的音乐的回旋、影片的重映，一条"秦

4　苏珊·朗格著，刘大基等译：《情感与形式》，中国社会科学出版社，1986，第386页。

人洞"通往"桃花源"，一道光洞见一个新的世界（瑶池），一个闪念化蝶遇仙……死亡不再是冰冷的肉身火化、腐烂成泥，而是蜜糖水勾兑的孟婆汤，泉水叮咚的奈何桥，鲜花铺就的黄泉路。死亡不再令人恐惧，勇敢地循此路径前行，才能切实解决人生"最后一公里"安宁疗护中的灵性关怀、灵性照顾问题。

在死亡叙事中引入魔幻现实主义文学的创作与批评，首先应该对"魔幻"与"现实"的概念做一番修辞分析，明了魔幻现实主义文学的意义。魔即神而不圣，奇而有迹，怪而有痕；幻蕴含着幻觉、幻想、幻境、幻化，熟悉的事物陌生化，继而通灵、通神，洞见尊严、意义、价值，而非虚无。魔幻现实是不拘的现实，提供新的独一性的生命体验，而非确定的图示化线性解释。因此，死亡的魔幻现实叙事是集体记忆，符合文化逻辑，而不是个体的虚构与想象。魔＋幻＋现实＝半真半假、亦真亦幻、不虚不拘，正如"孟婆汤"也是汤（有忘忧之功效），"奈何桥"也是桥（悲欣交集的无奈感），"黄泉路"也是路（确立死后世界的方向感），"阎王簿"（生死簿）也是簿（生存痕迹与生命意义的确证）。它本质上是真善美与信望爱的价值对话，由虚、实间性，唯物、唯心间性，唯物、唯灵间性，在此岸和彼岸之间开启生、死间性的哲学思辨，将临床认知从生命规律延伸到命运（宿命）无奈。

魔幻现实主义文学，是拉丁美洲后起的文学流派，但它并不局限于拉美文学，乌斯拉尔·彼特里（Arturo Pietri）认定其基本特征是把人看作"神奇之所在"[5]，再深度诠释神圣的内涵：神秘、神迹、神灵、神通、圣洁。魔幻现实主义叙事手法有夸张怪诞、虚实交错、穿越生死、融入神话的特征，汲取了民间文学与民间信仰的养分，打上了强烈的拉美地域文化与民间信仰的历史烙印。它的生命经验（荒诞

5　转引自陈众议：《魔幻现实主义》，辽宁大学出版社，2001，第25页。

性）目前只能从人类学境遇上确认，而呈现出反理性、反现代、反正统的特征。它不认为科学与物质是这个世界的唯一前提，也不认同世界是绝对理性的、可控制的。从魔幻现实主义文学的代表作《百年孤独》可以看出，它的主题是现实的，但内容和表现形式却是魔幻的，两者交织穿越。作者常常打破生死界限，让魂灵穿梭于活人的世界，活人也能提前见到死神，之后等待死期的降临。在马尔克斯看来，他所写的这一切都是真实的，在拉丁美洲，什么样的事情都可以发生，包括神灵再现。在他心中，灵性不是解读，而是自然流淌。电影《寻梦环游记》讲述了梦想成为音乐家的小男孩米格尔和魅力十足的落魄乐手埃克托在五彩斑斓的魔幻世界里的一段奇妙非凡的冒险旅程。一切又是那么真真切切，天堂里对应的家庭、鲜花桥、音乐狂欢，仿佛将人间搬到天国，台词有些絮叨，反反复复地叮咛，死亡不是生命的终点，也并不可怕，遗忘才是最终的告别。在墨西哥人眼里，《寻梦环游记》的场景并非虚构，而是建构。在他们心中，人死后灵魂犹在，且常常来到活人身边，交流、共感。因此，这里的人们不怕死，每年的 11 月 2 日还要过亡灵节，为的是安慰那些仍在飘荡的孤寂鬼神，让他们回到亲人身边来。有专家将其归于"原始意识"，认为这是一种文化返祖现象。[6]

魔幻小说在中国也可以找到历史的根脉，《搜神记》《聊斋志异》《夜雨秋灯录》，甚至《红楼梦》里都有一定的魔幻因素。在中国古代的志怪小说中，也可以发现某些带有原始思维的观念和信仰，如万物有灵，人神之间、人鬼之间、人与物之间有着种种互生与交集，充满了神秘与神迹。《搜神记》"韩凭夫妇"一节叙写了人的精灵化为树木（相思树）和益禽（鸳鸯鸟）的故事；《聊斋志异》中的"湘裙"，

6　张学军：《来自加勒比海岸的神秘真实——关于魔幻现实主义的再思考》，《信阳师范学院学报》1987 年第 2 期，第 82—93 页。

叙写晏仲穿越时空，去阴间会见兄嫂，并为兄抚养来自阴间的孩子，还娶回阴间女子湘裙为妻。文坛泰斗汪曾祺曾写道，中国是一个魔幻小说大国，可资改造的材料很多，改写魔幻小说可以开拓一个新的写作领域。[7]

在现当代文学作品中，也有一些作家，如扎西达娃、莫言、贾平凹、韩少功等人将魔幻现实主义文学式样与精神本土化，其中扎西达娃以宗教魔幻取胜，莫言以感觉魔幻见长，贾平凹动用多种神秘元素来丰富自己的魔幻叙事，韩少功则在魔幻叙事中融入浓烈的荆楚文化色彩。医生作家余华算不上魔幻现实流派的拥趸，但他的死亡叙事富有诗意，在虚实、庄谐之间推拉、徘徊。

在藏族本土作家扎西达娃民族志风格书写的笔触下，西藏乡民达观地面对生与死。《流放中的少爷》里，当流放贵族贡萨即将离别心爱的雍娜时，雍娜没有一丁点的悲伤，因为她相信人生有三世（前世、今世、来世），会有多次轮回，更相信在不远的来世她还会与贡萨重逢，再结良缘。《悬崖之光》中的"我"与两个月前离去的女友的幽灵相见，倾情交谈。

莫言与马尔克斯同为诺贝尔文学奖得主，他像拉美作家一样把生命感觉写得活灵活现，神奇无比，大江健三郎评价莫言的作品是把拉美文学与中国文学融合在一起的优秀著作。[8]大家熟悉的《红高粱》中，奶奶被日本人的机枪射中，将要死去，她回想起自己敢爱敢恨的一生，感到心满意足、无怨无悔，所以面对死亡她没有痛苦和恐惧，反而有一种快乐感，这一切都是通过她死前的感受表现出来的，"她感到自己轻捷如燕，贴着高粱穗子潇洒地滑行"，"奶奶正向天上飞奔，她看到了从天国射下来的一束五彩的强光，她听到了来自天国的用唢

7　汪曾祺：《中国当代作家选集丛书·汪曾祺》，人民文学出版社，1992，第6—7页。

8　莫言：《生蹼的祖先们》，文化艺术出版社，2001，封底引言。

呐、大喇叭、小喇叭合奏出来的庄严的音乐"。当父亲举着火把钻进高粱地寻找奶奶的尸体时，此时"高粱们在火把之上低垂着沉重的头，发出暗哑的哭声"，写出了高粱与人同声悲切的心灵感受。[9]

乡土作家、文学陕军翘楚贾平凹在《怀念狼》中借商州猎人傅山之口述说着今世与来世生息相通的民间信仰。那一年，商州接连发生了三起车祸，傅山认定这街上飞奔的车都是狼变的，车撞死人是狼崽子吃人，车撞车则是狼与狼格斗（源自狼的骚情与戏谑）。这篇小说中的"棉花担"的老婆死后就变成了一只越飞越大的蝴蝶，分明是庄周"化蝶遇仙"寓言的现代版。贾平凹还叙写了死亡之前的"离魂"境遇，《高老庄》中，子路的爹病危，他从城里赶回探望，亲历了离魂现象：爹明明躺在炕上，子路坐在炕沿陪伴，但他却看见爹在堂屋里踱步，走来走去，有些难舍难分，还去逗了家里的小黑猫。一个时辰不到，老人去世。对此，贾平凹辩护说，他作品中写的这些神秘现象都是自己在现实生活中接触过的真实事件。[10]

韩少功曾是文学湘军的领头雁，他的特长似乎不在白描，而在对生命的时间感、死亡幻灭感深刻的哲学解读。无疑，存在即时间，生命即过程，但在《马桥词典》中，韩少功偏偏要揭示国人时间观念的矛盾性：一方面我们是最有时间观念的民族，世界上没有哪一个民族有如此庞大和浩繁的史学，对史实的记载可以精细到某年、某月、某天、某时辰；另一方面，我们又是最没有时间观念的民族，中文没有时态，有些字词的时间刻度是模糊的、多义的，譬如"前"，前述、前缘、前夜、前因都表述过去，而前途、前景、前瞻又都表述将来。有些场景还没有时空，如同不知有秦汉的桃花源，《爸爸爸》里那个

---

9 曾利君：《魔幻现实主义在中国的影响与接受》，中国社会科学出版社，2007，第146—148页。

10 张英编著：《文学的力量：当代著名作家访谈录》，民族出版社，2001，第140页。

"大山里，白云上"的鸡头寨，人们日子懵懵过，也自然不会有死亡的急迫感、恐惧感。《余烬》中，知青福生遭逢了 20 年人生经验的荒诞拼接：20 年前应难产产妇急救派车请求时随手书写在烟盒纸上的一个"同意"，竟是 20 年后的真实情境，让人丈二和尚摸不着头脑，不知今夕是何年。作家就是要通过消解时间的刚性来淡化生死的忧伤。[11]

余华早年有过六年的牙医生涯，还有夏日里在太平间石墩上安卧纳凉的经历，他的死亡叙事是真实、丰富的，有时苍凉、悲切、无常，坠入残酷，也不时展现直觉、愉悦、诗意，遁入幻境。《现实一种》中老太太的死亡感觉不是悲伤、恐惧，而是兴奋与"痒滋滋"，死亡感由局部拓展到全身，像是巫术蚂蚁似的从四周爬向心脏。《在细雨中呼喊》中的少年苏宇的猝死被作者赋予轻盈、灵动、幻美的愉悦，仿佛一股微风极其舒畅地吹散了他的身体，"他感觉自己化作了无数水滴，清脆悦耳地消失在空气之中"。祖父孙有元死时竟然感受到自己的灵魂像小鸟一样从喉咙里拍着翅膀飞身而去。《已婚男人杨泊》的跳楼轻生也如随风飞去，那一刻"身体无比轻盈，像一片树叶自由坠落"[12]。

近几年，一些饱受文学熏染的跨界科学家也开始进行科学逻辑框架内的魔幻现实风格的死亡叙事，譬如大卫·伊格曼（David Eagleman），他是贝勒医学院神经医学博士后，供职于斯坦福大学。身为顶尖的脑科学家，他早年曾在莱斯大学（与贝勒医学院校园相邻）攻读英美文学，是一位诗人气质浓郁的医学科学家、专栏及畅销书作家，还是神经科学主题电影顾问。因为八岁时一次鼻梁骨摔伤导致生命节奏变慢并延迟的奇特体验，他结合脑科学与生物物理学的前沿研究，创作了《死亡的故事》（*Sum: Forty Tales from the Afterlives*）。Sum 一词有童话般的奇幻境遇感，在伊格曼笔下，死后世界是异度

11　曾利君：《魔幻现实主义在中国的影响与接受》，中国社会科学出版社，2007，第 149 页。
12　胡西宛：《先锋作家的死亡叙事》，湖南人民出版社，2010，第 247 页。

空间，半是虚拟现实，半是魔幻现实；生活节目还是那些节目，只是顺序、节奏完全错乱，时空不仅折叠了，而且还旋转了；人在微生物的种群之间转换，在量子纠缠的交集之间穿越，初看有些传奇色彩，富有象征性、隐喻。有赖于超异的空间、超常的人物、超凡的举动，细细琢磨一切却又在情理之中，人们在死亡压迫之下获得一份终极的解放。[13] 这本书的精妙之处在于它对生命与死亡本质有着别样的诠释，不必执念于肉身的消亡，而要关注于时间的脱序、脱轨。

国人常常把生命历程的蹉跎叫作"过日子"，虽然饱经磨难，却是一种有序的生活节奏（婚丧嫁娶）与演进（生老病死）。如果"日子"乱了，就无法正常"过"了，就进入另一种无序、错序、反序的存在空间。在陶渊明那里，这个时间丢失的仙窟是"秦人洞"外的"桃花源"，可以把它理解为诗化死亡的田园牧歌叙事，类似的玫瑰色的死亡意度还有瑶池永生叙事、化蝶遇仙的解脱叙事、御风而行的逍遥游叙事，这些都更增添了生命"羽化"的意境。

总之，本文通过魔幻现实主义文学的部分作品对于灵性世界的诠释与建构，试图说明缪斯（文学艺术）是人类灵魂自然而普世的语言，是抵达神圣之境最便捷、最有价值的路径之一。当灵魂困顿时，她用形象与象征来启悟；当灵性需要滋养时，文学艺术是最好的语言。她温柔地掌握着我们所有的终极关怀。[14] 正是通过文学化的生死对话，人们才能触摸到死亡的温暖，发现死神的可爱，洞悉身后并非虚无，身外也并非虚空，需要有希冀、有寄托、有抚慰、有安顿。如果真正彻悟于此，便会理解东巴人的"悬棺"和湘西人的"赶尸"，才能真正读懂陶渊明的《桃花源记》，才能在内心深处倾情吟诵庄子的《逍遥游》，才能明白灵性的真谛不过如此。

13　大卫·伊格曼著，李婷燕译：《死亡的故事》，北京联合出版社，2019，第3—5页。

14　大卫·艾尔金斯著，顾肃等译：《超越宗教：在传统宗教之外构建个人精神生活》，上海人民出版社，2007，第142页。

墓园中的美与崇高

在中国文化里，词语的隐喻无所不在。譬如墓园与墓地，同为与丧葬相关的特定空间，但意象却大不同。墓园多指向文化，让人联想到苍松翠柏、花映彩蝶、美与崇高、豪迈与深沉、神奇与圣洁，寄寓着后人追思慎远的绵绵情愫，更隐含着民德归厚的教化意义。综观全球，一座名城中，墓园也是一个文化符号，一条历史、艺术长廊，一块精神高地，一个旅游者驻足流连的地方。譬如巴黎的拉雪兹神父公墓、莫斯科的新圣女公墓，墓碑上的碑文与墓志铭则蕴含着更多墓主的生命光彩与命运多舛，生与死的寄托与寄寓，彷徨与决绝。墓地多指向经济，让人联想到公平交易、适宜价格。身后之事的奢华与简朴、铺张与节俭，折射出逝者身份的雅俗、家境的隆衰，也引发高下、清浊的议论，还掺杂社会福利的多寡与利益的均沾。由此可见，对丧葬空间的认知具有社会、经济、文化、心理的多向性，也必然呼唤生死、丧葬境遇的多样性、艺术性、哲理（宗教）性，其背后的哲学、伦理、美育意涵与社会治理艺术都值得深入探究。

一、死与葬的空间意识

无论是墓园，还是墓地，都是一个二元空间。首先它们是一个承载遗体（传统土葬）、遗骨（骨灰、遗骨的二次葬）、遗物（衣冠冢），完成丧葬使命的物化空间。伴随城市化脚步的加快，公共墓地、陵园兴起，绿色丧葬（花葬、树葬、海葬）被倡导，土葬与火葬比重异位，甚至出现遗体冷冻的死而不葬形式（期待未来技术化复活），人们对这一特殊空间的认知在逐渐转变。其实在中国的辽阔疆域以及多民族、多神教的历史长河里，各地墓园与墓地意识、丧葬习俗也不尽相同，既有"青山处处埋忠骨，何必马革裹尸还"的西征烈士们的决绝，也有千里赶尸归故里的湘西民俗的执着；东巴人有悬棺习俗，先人死后要费尽心思将棺木悬置在三峡的峭壁之上；藏传佛教的天葬、水葬都视遗体为往生的障碍，应尽快被喀喇昆仑天空的苍鹰、雅鲁藏布江里的鱼群吞噬，不留残杂，才能速速转世。春秋时期，儒家与墨家之间关于丧葬的厚薄、奢简纷争，也都涉及葬仪与墓穴的安排，无论厚葬还是薄敛，都将肉身安放置于精神安顿之下。于是，墓地被衍化为一个精神空间，生者与逝者的交往空间、对话空间，以期死而不亡（不忘）的灵性空间。久而久之，墓地被建构为文化遗产的积淀空间、历史的书写空间。墓园何以精神化？这离不开灵与肉两分意念。楚三闾大夫屈原的《国殇》里有"身既死兮神以灵，魂魄毅兮为鬼雄"，虽说烈士的英灵化作金星光耀古今，但离不开墓园的庄严、神圣境遇；《招魂》中回答"魂兮归来"命题，不外"掌梦"（托梦）、伤春心（清明墓祭）、哀江南（寄哀情于山水，所谓"青山有幸埋忠骨"），才能弥合"魂魄离散"之苦。和平年代里，灵堂里无处不在的"精神不死""音容宛在"寄寓着后人的追怀心愿。

从哲学修辞看，空间可以分而析之，"空"不过是一方待填充的可及虚空（不可及的虚空为"太空"），"间"则是主体意识、生命价值、精神诉求的围合，因此，墓园空间的内涵远远超越二元论，进入人类价值认知的高原地带。它首先是视听（哀伤表达）空间，其次是情绪（哀伤宣泄）空间、记忆（爱的遗产）空间、象征（幻灭隐喻）空间、精神（灵性交集）空间、社会（身份、交往）空间、文化（传统习俗，宗教仪轨）空间，横亘在阴阳（生死）两界的过渡地带，必定叠加与杂糅了众多空间遐想，被赋予更丰满、诡异的心灵投射。现象学哲学是理解墓园空间秩序的一把钥匙，情感现象学家马克斯·舍勒（Max Scheler）探究了人的一生所能企及的生命位序与精神位格，由此来揭示生命价值的腾跃高度，如何从小快乐过渡到大快活。舍勒的人生价值的金字塔分为四个层级：第一层级是感官价值（欲望、类植物性、动物性快感），第二层级是功利算计（是非、利害、得失），第三层级是崇高感的体验（高下、荣辱、清浊），最高层级是神圣感的沉浸、笼罩（心流、豁达、解放）。[1]许多人终其一生只迈上第二层级，偶尔感受到第三层级，只有很少的人能够迈上第四层级阶，成就人生的巅峰体验。盖棺论定之时，幸存者、后来者对于生命位序的思考将更加自觉、深沉。因此，墓园是穿越人生曲折，进行生命教育与死亡辅导的最佳课堂。

二、死与葬的场所精神与灵氛境遇

"场所精神"的精神源头可以追溯到海德格尔"诗意地栖居"理念。在这里，栖居的时空延展性不限于肉身生命，而放大到精神生命，将"栖居"意念转化为"场所精神"这一特定概念并予以充分诠释。建筑理论家、建筑史学家诺伯格·舒尔茨（Norberg Schultz）曾深入地

---

1 马克斯·舍勒著，李伯杰译：《人在宇宙中的地位》，贵州人民出版社，1989，第1—19页。

阐发"场所精神"的核心意涵。在他看来，场所精神首先是一种历史传承的空间意识，最早的场所精神来自古罗马人的守护神，赋予场所与人一种特定关系，通过神圣、纯洁的境遇给人类一种富有生命力的提振。[2] 墓园就是一个飘荡着招魂、追魂、安魂（屈原精神）价值的特定空间。随后，当代建筑家、雕塑家克里斯托弗·戴（Christopher Day）在其专著《灵魂的场所》（*Place of the Soul*）中，也深入阐发了人对建筑空间的感受以及建筑对环境的巨大投射。他的核心观点是"场所激发灵感，抚慰灵魂"，"建筑空间只不过是为了改善和突出场所的意义"[3]。虽然克里斯托弗·戴没有专述墓园建筑，但他的空间意识超越物化的营造，对认知墓园的寄寓境遇不无启喻。中国台湾的建筑学家李清志也有专著《灵魂的场所》，他描述了墓园所具有的特征，并把这类特定场域定位为孤独的场所、沉思的场所、信仰的场所、人生转场的枢机、归寂的场所，也是烛照心灵的场所、和平的场所。[4] 哲学家本雅明（W. Benjamin）有著名的"灵氛境遇"（"Aura"也译为灵晕、灵韵境遇）之说[5]，它是人类神圣感对外在的投射，也是场所神圣对人性的反哺。人们常常借用这一境遇体验来揭示徜徉名人墓园、烈士陵园时别样的空间意韵，那是一种寄托，也是一份寄寓，还是一股心流，浓烈而混沌，只可意会，不可言说。这种难以言尽的审美体验与意志交映，可与之媲美的是中国传统美学意境中的"神与物游"境界，一份类似于濒死过程中"灵然独照"的神秘意象。无论对于逝者，还是幸存者，死亡都是一个肉身与自我感崩解消融（临床死亡、

2　日本建筑学会编，徐苏宁等译：《建筑论与大师思想》，中国建筑工业出版社，2012，第22—29页。

3　转引自查尔斯·詹克斯、卡尔·克罗普夫编著，周玉鹏等译：《当代建筑的理论和宣言》，中国建筑工业出版社，2005，第147—149页。

4　李清志：《灵魂的场所：一个人的独处空间读本》，大块文化出版有限公司，2016，目录1—2页。

5　刘北成：《本雅明思想肖像》，上海人民出版社，1998。

生物学死亡）、逐渐转向内在灵性（社会学死亡）的过程。在这里，内在灵性不是神秘主义的异象，而是别样的生命品质的浮现。这种品质如缓和医学专家凯瑟琳·辛格（Kathleen Singh）所述，是一种空灵的圆满，无边的浩瀚感，不受拘束的自在感，内在的光芒、安详、慈爱和一种可以与他人分享的神性，可被归纳为恩宠感、放松感、退出感、光明、内在性、静默、神圣、超越、知悟、融合、体验圆满。它对于未经历这个过程的生命个体而言难以言说，是一份满溢的恩宠，是一次惬意的灵然独照。[6]

无疑，人营造环境，环境也营造人的心境。墓园营建就是要把今人与先人的对话内嵌于人与环境的对话之中，生死两相安（和谐）是一件精神奢侈品，人们在精心地设计、诗化墓园的环境，墓园环境也在抚慰、安顿人们的心灵。无疑，优美、空灵的墓园环境能够促进社会和人际关系的和谐，墓园沉思的目的在追思慎远，民德归厚。至于场所精神如何培育，首先要对情感空间有深入的了解，然后在艺术创新意识的引领下，借助自然风光、艺术作品、装置赋予场所一种神圣、坚毅的精神。在中国殡丧界，成功的案例不少，譬如上海福寿园的新四军将士纪念园、湖北咸宁市郊的仙鹤湖、北京北郊的九公山纪念园都是生命终极意义的凸显，是化蝶遇仙、驾鹤远行的诗意呈现。

三、死与葬的社会情绪与文化疏导

在绝大多数人心中，死亡是一件坏事。其社会情绪有二：一是"死不得"（拒绝死亡），二是"死不起"（抱怨死亡）。医疗、殡丧业

---

6 凯瑟琳·辛格著，彭荣邦、廖婉如译：《陪伴生命：我从临终病人眼中看到的幸福》，中信出版社，2012。

常常成为人们迁怒的主要对象。

在医院抢救室、ICU 里，"因病抢救无效"的逻辑大行其道。人们将死亡归罪于疾病捣乱、医学无能，相信发达的现代医疗必有逆转的机会。于是乎，恋生恶死意念高涨，一切死亡都是非正常死亡，都要通过高技术手段、高费用支付予以逆转（花钱买命）。救治成功，人们一方面自感庆幸，同时也为高额费用而计较，"救不易"也"救不起"的舆情浪潮直逼医疗保障制度，给医改带来重压。殊不知技术化生存与技术化死亡造就了一个巨大的医疗黑洞，吞噬着有限的社会财富、家庭财富，那种希冀医疗公益无缝覆盖生老病死全流程服务的念头是天真的。医疗公益性不等于财政公益性，它还包含慈善公益性、保险公益性，公益性与市场性互补互洽才是国家卫生健康治理现代化的必由之路。更何况医学存在巨大的不确定性，生命健康遭遇危机、命悬一线之时，生机无限是谎言，危机重重才是真相，花钱买命是虚妄，花钱赌命是现实，与死神"掰手腕"胜算难料，一旦回天无力，就是人财两空，人们无法接纳。此时，人们的情绪会更加激愤，很容易把死亡看成医生、医院的失职，进而要求"偿命"，索讨赔偿，甚至通过伤医毁院来平息愤懑。

殡葬业作为医疗业的下游，"死不起"的污名也如同幽灵一般萦绕着墓地经济，"天价墓地"的舆论讨伐声不绝于耳。这一连串的社会情绪都透出一个潜台词，那就是国民死亡观的迷失与重建。对于这一强烈的社会情绪，必须给予强大的文化疏导。出路就在通过政府的引导，让医疗（死亡的第一现场）、殡丧（死亡的第二现场）两个行业联起手来，从自发到自觉，共同承担对全社会开展卓有成效的生命教育与死亡辅导的使命。

在生死两界的结合部存在着管理上的纠结。医疗行业归属卫健委，负责患者濒死期的救死扶伤、临床死亡，以及生物学死亡期的临终关怀、哀伤辅导，旨在帮助患者与家属顺应死亡、豁达死亡。殡丧行业归属民政部，负责社会学死亡期的入殓、守灵、告别、火化、入土、追思，丧仪与葬礼使人追思慎远，能安顿亡灵、安抚生者。语境转换上，新的身体意识诞生，新的关怀旨向产生，新的价值语境萌生，完成从寂灭到幻灭的历程，即诗化死亡历程，精神不死、价值不灭、死而不亡的背后是生活意义的重新发现。生命意义的二度诞生，能疗愈生命的失重、失意和人生价值的迷茫（空心病），也丰富着祭奠行为的文化记忆。由此，生命叙事、死亡叙事、丧葬叙事被整合起来，以完善精神传承的庄重仪轨。

为此，我们倡导医疗殡丧的互鉴，提倡殡丧业者提前介入临床死亡，以志愿者身份参与濒死抚慰，见证临床死亡的救治，体会医学神圣、生命神圣，建构职业价值；也鼓励医护人员参与殡丧节目，以救助者的名义参与葬礼、追思会，品味追思慎远的价值，提升医护人员的社会化程度，尽心地抚慰幸存者，完成哀伤关怀。

总之，墓园之美是全社会生死教化的好去处。除了清明、中元等国家祭祀日，应设置更多的时段和机会窗口，把人们引向墓园，对话亡灵，叩问生命意义。这不仅可以帮助人们克服死亡恐惧，还可以激励人们在生活中搏击，活出更多的精彩来。

四、死与葬的公益性与市场性张力

无论医疗业，还是殡丧业，都有一个追求获益与风险代价的匹配度问题。天底下没有免费午餐，不可能只获益而无风险，很少有没有代价的好事。不过，生命零风险的妄念很容易放下，而获益与代价的博弈却会经久不散，其背后是公益性与市场性的张力问题。其实，这一对范畴不仅拷问着医疗、殡丧两个行业的价值归依，也折射出民生与民粹、全民政府与全包政府等深层次的国家治理问题。

公益性是社会主义社会的一项基本特征，医疗服务、殡葬服务都被归于公益性事业或行业，不以营利为目的，最大限度地满足人民群众日益增长的医疗保健与殡葬优雅的诉求。但是，人类追求公益性的历史告诉我们，公益性是分层次、分序列的，绝非纯粹的财政包干模式。笔者曾经专文探讨过医疗公益性的三个层次，分别为慈善公益性、保险公益性、财政公益性。[7]古今中外的国家和地区，大都实行混合型的公益性模式，而非单一模式，殡葬业也相差无几。世界上最早的墓地大多由宗教组织管理经营，由此宣导他们的生死信念，有传道与安魂双重使命。如今，一些著名墓园依然归属于某一教堂或教派，并按照一定的宗教仪轨遴选安葬者，设计哀荣隆盛程度。

保险公益性既有公益的因素，也有市场的因素，其机制在于统筹（众筹）社会个体与人生各个时期的风险管理资源，形成一个共生共享的调节池。目前医疗险、养老险、护理险已臻成熟，保险筹资多用于医疗、养老、护理等人生活力期、失能期、失智期的干预与照护，基本还未延伸到生命归于寂灭的殡葬环节。不过，随着医疗殡葬一体化思维的发酵，打通两服务的尝试正在一些机构进行。譬如，我们的医院、护理院、养老院都聚焦于某一主业，但是随着老龄社会、长寿社会的降临，以医疗为主业的医院正在向养老、安宁疗护病房拓展。一些保险公司兴办的养老机构则由单一的助老、护老向"养老—送终"目标拓展。他们针对社会中高端人士量身订制了打通生前、身后之事，取消身内、身外之物区隔等的全流程统筹服务，包括老龄活力期颐养、半失能期辅助、失能期扶助，生命末期安宁疗护、临终期心愿表达，逝世后在纪念园里完成殡葬（葬礼、火化、入葬）、祭祀代理等。而且通过保险筹资方式，老人们提前预备了各个时期、项目的基本费用，既不为自己留遗憾，也不给子女增添负担。虽然这些试点服

7　王一方：《谈谈医疗的公益性问题》，《中国医学人文》2021 年第 8 期，第 5—7 页。

务还处在探索阶段，费用标准也不具备普惠性，但全流程统筹、保险预先筹资等思路值得认真总结。

毛泽东同志曾在延安出席一位普通战士张思德的葬礼时发表《为人民服务》的讲话。他说："今后我们的队伍里，不管死了谁，不管是炊事员，是战士，只要他是做过一些有益的工作的，我们都要给他送葬，开追悼会。这要成为一个制度。这个方法也要介绍到老百姓那里去。村上的人死了，开个追悼会。用这样的方法，寄托我们的哀思，使整个人民团结起来。"由此可见，普惠性的丧葬活动最能体现公益性，也就是说应该由政府和财政托底保障。对于那些对社会做出巨大贡献的劳模、荣军、烈士，理应通过各级财政安排较高标准的丧葬祭祀费用，并赋予更多精神层面的褒扬，让他们因利他行为成为全社会的道德楷模。对于普通民众，尤其是那些需要救济的底层人群，财政也应该有基本的、普惠的丧葬服务（葬式、葬仪），尤其要制定绿色丧葬的基本流程与套餐式服务，目的是引导社会朝新风俗转变，不断推动"病有所医、老有所养"等取得新进展，[8] 实现并优化"死有所葬"的人生终幕。

8　新华社：《中共中央政治局 2021 年 2 月 26 日就完善覆盖全民的社会保障体系进行第二十八次集体学习报道》，2021 年 2 月 26 日。

人生"善终"的知与行
——《最后的拥抱》序

在国家经济腾飞，国民生命质量、生活品质大大提升之际，人们便很自然地关注起死亡的品质与尊严来。因此，善终成为一项权利和一项福利。文明社会里，绝大多数人都能通过安宁和缓的医疗通道有尊严、少痛苦、愉悦地步入往生之途，善终也是一个社会的伦理共识，一场自我教育运动。通过新的生死观倡导，学习、交流生命善终的原则和技巧，全社会的每一个成员都将通过相互关爱、呵护，帮助别人或得到别人的帮助而获得善终，这本《最后的拥抱》就是学习"善终"的绝好教本。

中华民族是一个重生轻死的民族，孔子的"未知生，焉知死"常常被人们误读为"珍爱生命"的宣言。于是，时时幻想着颠覆生老病死的自然法则，萌生长生不死（永生）的奢望，拒绝死亡也恐惧死亡，躲避对死亡话题的讨论。君不见，产房内外，众亲拥簇，周到备至；相形之下，衰病之躯的临终时节，常常会失落孤寂，即使亲朋环绕，提供良好的躯体、医疗照顾，也无法使受伤的精神得到抚慰，将逝的灵魂得以安顿。因此，尽管我们每个人都希望得以善终，但愿望在现实中常常落空。更多的是在无奈、无措中与亲人草草诀别，留下诸多无法补救的遗憾和撕裂性的别离哀伤。

在完整而丰富的生命历程中，一定少不了最后送别、告别、道别的节目，也就是说，人的一生中总是会经历几次与亲人、朋友生死诀别的经历与体验。在有限生命的境遇里，因为有生死惜别才会滋生对生命的无尽珍爱。这份珍爱也通常表现为对亲人的安宁照顾能力，因此，我们每个人都是安宁护士。在医学生活化的当下，我们离不开医学的专业帮助，但死亡不仅与疾病（造成重要器官功能衰竭）有关，也与衰老（器官组织功能衰退、老化，最后归于停歇）有关，生离死别不只是医学与病魔抗争、完成躯体救助的过程，也是心灵的拯救与灵魂的救赎之旅。技术主义主导的现代医学尽管法力无穷，却无法抵达灵魂安抚的高度，也缺少临终时节（生命终末期）心理与心灵关爱、照顾与顺应的系统辅导。因此，抵达善终的送别是当代临床医学教学中最苍白的一课，无论医生、护士还是家人都需要补上这一课。

人们究竟需要怎样的善终与送别呢？《最后的拥抱》里，资深的安宁护士玛姬与帕特蕾茜亚用一系列鲜活的安宁护理与送别案例昭示我们，无痛苦，少折磨，不煎熬，有尊严，有和解，死亡过程宁静、温馨，那是最后一次体验亲情和智慧的仪式。生命长河里，亲情、友情是悠长的，但诀别只是一瞬间，一旦逝去，追悔莫及，永远也无法弥补。她们特别强调的是：生命诀别的过程是身心灵三位一体的，身—心—灵同步或者心—灵先于肉身迈向生命的终点，而不是躯体衰亡之时留下无限的心理遗憾，灵魂无家可归。

这本书不是学理艰深的学术著作，也不是结构谨严的教科书，而是穿越个体丰富经历和体验的安宁护理札记。这种职业笔记传统由南丁格尔所开创，南丁格尔为我们留下的护理学著作就是那部不朽的《护理笔记》。这种文体轻松好读，适应性广，读者不限于医学生和专业人士，它是一部普适的人生教科书。它告诉每一个人，"善终"是你的需要，也是可以去虔心学习和感悟的日课。犹如莫里教授的《相约星期二》。书中每一个安宁送别的案例都不是简单的故事，而是包含着生死的观念与心态、谈话的方式与语境、沟通的技巧与叙事医学范本。

刚刚兴起的叙事医学将死亡从急救医学、ICU 病房的技术氛围中解救出来，成为一个个生命之火从幽闪、返照到最后熄灭的文学叙事。读完这些故事，你会觉得临死前的精神世界（作者命名为"临死觉知"）是那么阔达，以至于我们仅仅用病理学（心理与生理）的知识器皿来装盛是那样的局蹇，有长鞭窄室之困。徜徉在作者的故事里，你会觉得死亡叙事果真是一首自我吟唱的诗，还是深情诵诗的美丽仪式。在这个庄严的仪式上，人们从容飞渡孤独、恐惧、沮丧、忧伤的心理峡谷，坦然接纳死期的降临，也尽情抒发生命最后的尊严和最后的爱，完成最后的拥抱。从此以后，肉身也可能"零落成灰无觅处"，"化作春泥更护花"，灵魂却腾入天国，自由飞翔，生命得以涅槃，得以重生。

此书中死亡叙事的神来之笔是关于死亡历程的诸多隐喻，其中最常见的隐喻形式是"生命的远足"，死亡就是跨过一座桥，到远方去旅行，因此，临走之前要"找地图""找护照"，叨念着"旅程的艰辛"，亲人和友人要读懂这个隐喻，帮助将逝者勇敢上路，解脱他的最后牵挂。第二个隐喻是"穿越时空的灵异访问与重逢"，譬如见到早已逝去的前辈、多年不见的至交，这样的会面常常半虚半实，神龙见首不见尾，却如梦如痴，相谈甚欢；或许是过去的仇人与情敌，为的是在生命的最后关头与这个世界和解，不留下仇恨、敌意与遗憾。这些相遇者都是将逝者未来生活的旅伴，与他们结伴而行，往生的路才不会寂寞。第三个隐喻是"谒神、遇仙或步入天国、仙境"，有宗教信仰的人会感觉到上帝、天使、真主、佛陀、观音的召见或邂逅，体验到天堂的胜景，或看到一束美丽的光，或远眺一个美丽的地方，包含着平生积德行善的自我肯定，会有遇仙或步入仙境的荣耀，有了这份荣耀往生的路会平坦顺畅很多。

面对临终者形形色色的死亡叙事，玛姬与帕特蕾茜亚告诫我们，无论是医护人员，还是家人与朋友，都必须服从叙事医学的"军规"，坚守故事语境与仪式，不能以科学（理性）语码来破译；恰恰要以文学意象（诗性）来建构，来领悟；更不允许使用"这不过是临终幻觉""这分明是药物过量反应""这是不可能的"类似的客观主义大棒去击碎那些美丽的诉说和体验。相反，要顺从将逝者的故事语境，辅以肢体的关爱（如抚摸、拥抱）将故事延展下去、探寻下去，将隐喻解读得更丰满、更惬意。同时，记录下这些临死觉知，也许会发掘出人类临终期（三个层面：民族文化独有意象，个人生活经历的独特意象，人类公共意象）的"思维地图"与"认知密码"，让死亡叙事的"剧本"更加丰富与丰满。

最后，要指出，这本书还有一个非常有意义的"焊接"，那就是将临终关怀（针对将逝者）与哀伤关怀（针对将逝者家人）融为一体，真正打通。逝者的家人在安宁护士的引导下积极参与身心灵三位一体的临终关怀，自然会消除对逝者的撕裂性哀伤，转而进入绵绵不尽的追思和怀想，或者有望成为优秀的安宁义工与志工。中文里"舒"字由"舍"和"予"组合而成，仓颉造字提示着我们：只有舍得给予，才会赢得生命中最大的舒坦。

生命末期的养尊处优
——《好好告别》序

这是一本出自安宁疗护医生的临床陪伴手记，时髦的说法是"叙事医学的生命书写"。作者凯瑟琳·曼尼克斯（Kathryn Mannix）是一位资深的全科大夫、安宁疗护专家，也是一位认知心理学家，还是一位讲故事的高手。该书的基调很特别，聚焦于生命末期的"养尊处优"话题。

在中国人的词语之林里，"养尊处优"是一个讨人喜欢的词，但是，安宁疗护（安宁缓和医疗）赋予了它新的意义。无论是在受慢病煎熬的生命末期，还是在深度衰老的弥留期，患者都不再需要生命救助。虽然当今时代的生命支持设备、急救技术足够先进，能够让他们继续苟延残喘，但是这样的生活品质十分低下。于是，这就派生出两大世纪难题。

一是生命尽头的人能不能安详离去？他们难以割舍对生命支持系统的眷恋，于是去忍受心脏按压、气管插管等急救措施。但急救成功后，他们很可能就要通过依赖生命支持系统维持毫无质量的植物状态。二是生命和死亡的权利属于谁？尤其对临终或患有不可治愈的疾病并忍受巨大痛苦的人来说，他们有没有权利放弃自己的生命，或者选择在何时放弃自己的生命？此时，医生如同攻防战中的将军与士兵，是与疾病血战到底，还是停止无谓的抗争？是永不言弃，还是与死神言和？家属也很纠结，救本天经地义，岂能撒手不救？若不救，将于心何忍，于情何堪？

在凯瑟琳看来，人们应该跳出积极与消极的纠结，开辟出第三条道路，那就是"养尊处优"。在医疗技术上，它算不上积极，在人文医疗上，它却积极到家，其核心是着眼于将逝者的尊严与关怀，对往生之途的认知与接纳。

"安宁疗护"是一个全新的理念，它追求安宁（安详、安顿），而非安全、安康，工作重心是疗护（照护、介护），而非疗愈、疗效。正是因为工作目的的迁移，它带来了医患双方，乃至整个社会的死亡意识的转变、调整。安宁疗护的干预对象不只是单纯的躯体，而是全人或全身心灵；临床不只有喂药、打针、做手术，而是拓展到对生命关怀、个体尊严、生活品质等问题的讨论。通俗地讲，安宁疗护就是让那些在慢病末期与深度衰老的人能"养尊处优"。

经过一段不短的观念纷争和实践探索时期，人们逐渐接纳了安宁疗护的一连串新任务。它不仅包括使用医药、器械控制各种症状，还包括通过沟通缓解患者的心理焦虑、纾解其精神困惑，来调适其社会关系。人们也认同了它的一系列新原则（人文特性凸显）：以患者为中心，关注患者的舒适与尊严；不再以治疗疾病为焦点，接受不可避免的死亡，不加速也不延缓死亡。

该书的故事很揪心，也很温馨；很扎心，也很温暖。它在教人们如何直面痛苦，尤其是那份衰弱、衰竭、衰亡之苦，还有在生命的尽头，如何豁达地看待生死。人类面对痛苦有三个办法，或解决，或直面（关注、关切、关爱、关怀），或解构（失意、失落），但不可以漠视、忘却。医生针对患者的躯体痛苦，有一套症状学解决方法：止痛、止咳、止吐、止痒、解痉、平喘、退烧、消肿、消胀、缓解皮肤褥疮、对口腔溃烂进行护理、用营养学改善虚弱的状况，等等。但这显然不够，还需要针对患者身体上的痛苦进行生命关怀，针对苦别离进行精神抚慰。此时，虽然医生无法疗愈生命，但可以敬佑生命、叩问生命、关爱生命，赋予生命以新的意义。

要真正在慢病末期与深度衰老的时刻落实"养尊处优"，实现从症状解决的1.0模式转变为关怀生命的2.0模式，有七道长坡要翻过去：

其一，坚信衰竭、向死进程不可逆，干预只能缓解而无法疗愈，它与可逆的疾病、通过干预可重现活力、康复心理期许之间存在认知鸿沟。老龄及终末期病理特征为器官、组织、细胞的退化，而不是异化、歧化，主要表现为功能退化、行为退缩、智力蜕变，躯体失序失能、失忆失智，情感意志上失意失落、人格缺失、尊严丢失。现代医学引以为傲的控制病因的"战争模型"、改善功能的替代模型失灵，姑息、安宁缓和医疗模式登场。

其二，知晓疼痛与痛苦之间存在巨大落差，疼痛不是痛苦。1.0的干预是充分止痛，2.0的干预从疼痛控制转到痛苦抚慰、痛苦意义的阐释。

其三，疗愈与尊严的目的交映，疗愈不是尊严。1.0的诉求是追求病因学改善（疗愈）；2.0的诉求是维护患者的生命尊严，帮助患者及其家属重新发现生命的意义。

其四，把握终末期技术、人文双轨范式与单纯技术干预范式的差别，认识到治疗不是矫正修复，而是关怀照护。1.0的认知是着眼于矫正与修复的治疗（病因学、发病学、症状学治疗），可以部分矫正、修复失能，但无法矫正与修复失智、失意、失格、失尊严；2.0的认知是着眼于全人境遇与生活品质的改善，实施全人的关怀、照顾。

其五，熟知终末期身心干预的认知偏倚，心理干预不是心灵抚慰。1.0的行为是心理症状的缓解、负性心理动因的稀释，2.0的行为是精神性的抚慰、终极关怀的达成。

其六，洞悉死亡过程与意义的认知偏差，认识到肉身死亡不是全人死亡。1.0 的行动是直面死亡危局的预警与解读；2.0 的行动是认知死亡意义，在拒绝死亡与接纳死亡、控制死亡与过度干预之间保持张力，帮助患者及其家属豁达地看待生死，缔结爱的遗产。

其七，明了沟通不是交往。1.0 的层级是通过改善语言，增加医患、护患之间沟通的亲和度；2.0 的层级是通过共情训练，拓展医患、护患之间的交往深度与丰富度，融入患者的生活和生命体验，提升生活品质。

凯瑟琳是一位智者，一切慧根都流淌在她的故事里，唯有细读，才能汲取其中的深味。

时刻准备着……
——《人生除此无大事》序

一听到"时刻准备着……"，就会联想到儿时的眺望。其实，它是中国人"预则立"意识的张扬，凡事都要布下先手棋，所谓"有备而无患"。但是，对于生死别离，人们却是怀着十万个不愿意的心情去触碰，更不会提前发力准备。虽说出生入死、向死而生，但对人生唯恐躲之不及的死亡事件摆出"时刻准备着"的姿态，还是于心不忍。其实，人生无常，死期难料，人生别离的悲切与苦痛的确彻骨扎心，却是人生难逃的宿命，若能在思绪上提前入场，未雨绸缪，谋划"有准备的别离"，就可实现"预则安"的心理期许。

举目当下，安宁疗护的困境是"预之不立"，为什么？我们面对的是一个观念的黑洞，要穿越过去还真不容易。首先，我们要跳脱出现代医学所塑造的"永不言弃"的意识，告别"药（术）到病除"的神话，然后才能转身去接纳安宁疗护（临终关怀、宁养医学）的基本观念。唯有观念转身，才能去发力，为不能治愈的病人提供积极的、全面的照顾；才能尽可能地肯定生命的价值并承认死亡是人生的一部分，承诺不会提早结束生命，也不会勉强延续生命，肯定疼痛和症状控制的重要；才能为患者提供身（生理）、心（心理）、社（社会）、灵（精神）的照顾，协助患者积极地活到最后一刻，并帮助患者家属度过丧亲痛苦。

其实，古人早就用文学的范式为我们设计了一种虚拟别离的场景，那就是陶渊明笔下的《桃花源记》。这部亦真亦幻的经典游记原来是一部想象死亡、解放自我的劝世之作：樵夫一旦穿过"秦人洞"，眼前就是"桃花源"，时间丢失（不知有汉，无论魏晋），身份丢失（无须缴税），一切将重新开始。翠竹青山，炊烟袅袅，又是一派耕读恬静的景象，死亡犹如人世间（生命）的"转场"，原来如此优雅、优美。

当人们对死亡有几分接纳、有几分豁达之后，我们再打开案头这本关于终末期生命预期与死亡辅导的新书之前，要率先树立"清单革命"（葛文德的一本书名）的意识，这是有品质阅读的必要准备，唯有心中有清单，眼中有问题，手中才会有办法，脚下才会有新路。

好了，好了，我们可以进入打开"任务清单"的阶段了。

要论第一份清单，自然是当下安宁疗护的境遇与照护类型清单，其中蕴含着医生的战略思考。照护资源总是有限的，动员更多的社会资源来应对日益复杂的安宁疗护事业，要立足于"精细化"思维谋篇布局，大处着眼，小处着手，切不可"只见树木，不见森林"。如谚语所言，魔鬼总是藏在细节里，而安宁疗护的精粹总是缠绵在故事的叙说之中。

当下安宁疗护的境遇与照护类型清单包括六个大类，切不能混沌不清：其一，老而失养，贫病交加，养老物质资源极度匮乏，需要经济救济和社会平权援助；其二，老而失亲，老来丧子（失独）、丧偶、慈孝关系断裂（父不慈，子不孝；父慈，子不孝），思亲不得，孤独绝望，需要亲情滋润与心理抚慰；其三，老而罹患恶病（失康、失序、失活），如罹患恶性肿瘤等严重消耗性慢病，不仅疾病痛苦（癌痛）难忍，还出现严重的心理危机（恐惧），因病返贫或与贫困叠加，造成身心社灵交叠性困苦，需要疗、康并进的全人照护、呵护；其四，老而失能（失聪、失明），深度衰老，器官退化，活动半径急剧缩限，生活无法自理、自持，生活品质严重下降，需要全程、全要素的照护与康养料理支持；其五，老而失智，如罹患阿尔兹海默病，智力退化、言语、行为失控，常常是智能先于体能丧失，需要全时、全程的身心照护，也需要强大的经济支撑；其六，老而失尊（失意、失落、失望），原有社会身份丢失、社会地位骤降、社会支持系统崩解，需要尊严（疗法）维护。

第二份清单是患者（将逝者）与家属（遗属）"此时此刻"的多元、立体祈求。这份清单的背后是长期照护境遇的复合使命、复杂任务，更是患者权利的伸张。实事求是地讲，目前的安宁疗护临床并不能满足这份清单的全部要求，但医护必须全数知晓，才能为之而努力。但对这份清单的深入研判也是安宁疗护专业化、精细化、本土化，临终关怀与哀伤关怀、医疗—殡丧一体化工作的基础。

> 此时此刻，我需要适时决定转入长期照护模式及舒缓医疗阶段，而非保持紧急救助模式，不再追求目的性疗愈，转而追求过程疗愈（姑息诉求）。
>
> 此时此刻，我需要与医护有坦诚的沟通，医护要全方位回应疑问，并承诺整体应对患者（将逝者）的身心社灵困境，而非只是躯体困境。
>
> 此时此刻，我依然需要被当作一个活生生的人来看待，而不是一个会喘气的瘤子或者植物人。
>
> 此时此刻，我需要优先解决躯体的症状困扰（如疼痛、腹胀、呕吐、失眠、谵妄）。
>
> 此时此刻，我依然需要对病中生活抱有希望，而非失望、无望，或绝望，无论情况如何不测。
>
> 此时此刻，我需要一位内心富有同理心、同情心和慈悲之心的帮助者来照护，无论境遇如何糟糕。
>
> 此时此刻，我需要受过系统安宁疗护训练的医护人员提供

服务，服务模式体现技术与人文二元性。

此时此刻，我希望用自己的方式表达身心痛苦感受与情绪，并用自己的文化来解读痛苦并寻求帮助。

此时此刻，我希望用自己的文化、信仰、社会身份和言语方式表达对于死亡的态度（包含厌生意愿的表达），无论这种态度如何不符合医学、科学的价值观。

此时此刻，我希望本人自主决定生前预嘱（DNR），参与安宁疗护方案的制定与决策，有权选择不积极抢救，家属的代理决策权有条件让渡，并严格限制。

此时此刻，应尊重患者的灵性张望，尽可能地提供灵性照护（尊严疗法与信仰疗法）。

此时此刻，我需要家人或特定的友人参与陪伴、见证、抚慰、关怀等，有时间跟亲友在一起度过最后的时光，允许亲友参与道别、道情、道谢、道歉的别离仪式。

此时此刻，我需要给予死亡预期的告知，以便适时安排最后的人生节目，尽可能不留下遗憾。

此时此刻，我希望有一个安详的、有尊严、有品质、无痛苦、无牵挂的死亡过程。

此时此刻，我希望有机会对自己的丧葬环节提出自己的意见，举办一个符合自己心意、风格的葬礼。

此时此刻，我希望有机会表达自己的遗体或器官（如角膜）捐献意愿。

此时此刻，我希望自己的遗体从临床死亡到生物学死亡、入殓火化的全过程都得到尊重与呵护。

此时此刻，我希望身后的社会学死亡过程平稳、和谐，不因医疗资讯泄露而出现名誉危机。

……

此时此刻，安宁疗护团队要满足患者、将逝者的种种诉求，仅有既往的诊疗技术是不够的，还需要技术、人文双轨并进的陪伴、见证、抚慰、安顿、追思、慎远，其核心是善终境遇中良善人性的灌注，即究竟应该以怎样的素养和胜任力去迎接这场临床谱系的大变迁。如何识别、培育这些素养，关涉安宁疗护人员的职业热情如何持久，如何抗击共情耗竭的冲击，不可言之泛泛，必须要缔结第三份清单：安宁疗护从业者素质养成清单。安宁疗护的先驱者西塞莉·桑德斯凭着自己多年的服务体验，提出了近乎完美的八项素养：

其一，正向思维，积极心态；

其二，情绪稳定，性格成熟，有自我反省能力；

其三，乐于与人合作；

其四，好学上进，渴望与事业一起成长；

其五，对他人的生命（存在）意义有感；

其六，对别人的痛苦与需要都敏感；

其七，与人交往有喜感与乐感；

其八，敬业、尽责、热情不衰，并重视临床伦理问题的探讨。

平心而论，桑德斯眼中的八项素养并不容易达成，它分明是一道人性修炼的长坡，苦乐兼程，非一日之功，更不乏慈爱信念的执着，"你重要，因为你是你；你重要，即使在生命的最后一刻"。诺贝尔和平奖得主特蕾莎修女曾经深描良善人性塑造的历程，它始于语言，成于行动，定格于习惯，终于人格。

接下来要打开的第四个清单、第五个清单……不过，它们不在序言之中，而在正文之中，在读者的精读细思之中，包括许多特异性的问题，如即使社会地位优越、认知敏锐、财务自由的高知、高管、高干人群，也并不能抵御、缓解所有的老龄困局。在安宁疗护境遇中，金钱并不是万能的，有些照护元素金钱买不来，如共情。要知道人是社会性动物，照护关系的建构比照护行为的强化更重要。要明白，衰老与疾病的困境是多元的，也是复合的，需要社会与医疗的多元支持，但多元支持系统的协同、统筹十分困难，一旦失灵，很难彰显其功效，甚至出现负效应。更大的难题是文化，是意志。无论是医者，还是患者，都要知晓照护文化比照护技能更重要，技术时代、消费社会的讥老文化、厌老文化、惧死文化亟待改进，生命末期也需要意志的完整与强大。

时刻准备着，令笔者想到史铁生的"天眼"之窥："死神每天都蹲守在我的家门口。"这使得"生寄死归"意识成为人生常识。时至今日，现代医学的进步可喜可贺，但人类依然无力征服死亡，也无法消灭痛苦，只能让死亡有品质、有尊严，让躯体与心灵的痛苦降低到最低限度。笔者期望，每一个人都像史铁生一样，打开"天眼"，洞悉"无常"。

医学钩沉

"五四"与医学

一百年前的"五四"，并非一场医学领域里的精神暴动，却是一场与医学有着诸多关联，并对近代中国医学产生深刻影响的思想、价值肉搏战。如今，中国近代历史的过山车已经闯过激流险滩，趋于平稳，不再剧烈跌宕，但其精神轨迹给我们的启迪依然激荡，反思的诱惑依然不减当年。

一、22 年前的一桩杀医案

人常说没有"一战"就没有"五四"，若深度溯源，应该说没有"巨野教案"，就没有德国及日本在胶东的霸凌与特权，也就没有"外争国权，内惩国贼"的救亡运动，继而演变成启蒙、救亡的双重使命。1897 年 11 月 2 日发生的巨野教案，导火线是一桩意外的"杀医案"，死者是两位德国传教士，受害者本应是传教士医生本人，但因晚上让床给朋友而导致凶手杀错了人，偶然事件的背后是当时流行的义和团意识对中西医学在眼科诊疗路径上差异的荒唐误读（百姓误传番国眼科医生专门摘取儿童的眼珠，实为角膜手术）与莽撞排斥（中医治疗眼病多采取内服药物的办法，即使是外治也只是药浴或敷药，因此不认同不接纳手术刀割治的外科治疗办法），其间夹杂了诸多教士、教民与当地百姓的利益纠葛。这桩血案迅即引发了"胶东事变"。10 天后，德国舰队北上强占胶州湾；次年 3 月 6 日，德国强迫清廷签署《胶澳租界条约》，青岛沦为德国殖民地。1914 年，"一战"爆发，德日在胶东开辟亚洲战场，展开决战，日军在营口登陆，迂回攻陷青岛，德军投降，日军取得胶州湾的控制权。"一战"结束后，巴黎和会上，日本代表欺人太甚，施压中国政府签订屈辱的"二十一条"，同意将德国在胶东的治权转让给日本，中国作为"一战"战胜国却继续丧权辱国，激起国人的愤怒抗争、决绝思变。

追溯"五四"的前戏，我们可以清醒地认识到，催生杀医案的义和拳式排外情绪不是什么爱国主义情怀。中西医之间身体理论、诊疗路径的差别只能通过交流互鉴来融通，而不是通过民粹主义情绪宣泄来加剧对立和仇恨。

二、一个医学生的毅然抉择

在当年北京的 8 所国立高校中，北京医学专门学校规模较小，加之医学生学业负担沉重，对于国运民瘼的关切相对疏离。但是，1919 年的"五四"大游行中，走在队伍前面，高擎"外争国权，内惩国贼"标语的却是一群北京医学专门学校的医学生，召集人是二年级学生梁铎。梁铎，字敬宸，1895 年出生于江苏江都，1918 年考入国立北京医学专门学校，次年担任学生会会长。1919 年 5 月 4 日上午，北京 13 所高校代表在北京政法专门学校开会商议游行示威事项，梁铎以北医学生会代表身份出席，决定当天下午即集会于天安门示威。上午的会议刚结束，梁铎就赶回北医，通知同学们下午上街游行。梁铎高擎标语走在队伍的最前面，成为这一重大历史事件的组织者、亲历者与见证者。在 6 月的北洋军阀清算中，梁铎被捕入狱，经校方保释才得以出狱。此后他依然斗志不减，在 1921 年的高校索薪抗争中又一次充当召集人，冲在前面，于是二次被捕。因为是"二进宫"，他被列为重犯秘密拘押，险些丧命，后经社会各界声援及校方担保才被救出。

1922 年，梁铎毕业，因成绩优秀而留校任教，不久被评定为内科学讲师。附属医院新购 X 光机，成立 X 诊断室，求新好学的梁铎担任主任。1930 年，北医送梁铎赴德国柏林大学留学，他曾在居里夫人实验室短暂实习。1935 年，获得柏林大学博士的梁铎回母校任教，担任附属医院放射科主任，将放射学由诊断拓展到治疗领域。正当梁铎事业风生水起之时，"卢沟桥事变"爆发，国民政府安排北平的高校南迁与西迁，北京大学、清华大学、南开大学赴长沙，组建长沙临时大学，后来辗转到昆明，成为西南联合大学。北平大学（含医学院）与北平师范大学、北平工学院、北平研究院赴西安，组建西安临时大学，后来南下汉中组建西北联合大学。当时，约 80% 的员工选择随校西迁，但这一次梁铎没有站在时代的潮头，他拒绝了徐诵明校长的西迁指令，选择留驻北平，加盟了由老校长汤尔和附敌后组建的伪北大医院。1945 年抗战胜利后，因为这一附敌污点被光复后的北大医院限期调出，他南下去了广西桂林，任教于广西医学院。新中国成立后他被北医召回，仍然在放射科任教。

三、一位医界泰斗的陨落

"五四运动"爆发的 1919 年，一位显赫的医学人物奥斯勒在英伦溘然离世，其实，他本不该那么急切地离去，只因独子爱德华殒命于"一战"炮火，白发人送黑发人的极度忧伤使他免疫力急剧衰退，无法抵御一次普通的支气管肺炎。他的去世标志着一个时代的结束，也标志着一个时代的开启，时代在其中不断重审医学的性质、价值走向和人性归宿。

奥斯勒毕业于加拿大的麦吉尔大学，早年服务于宾夕法尼亚大学医学院，几番拼搏，成为美国20世纪初的四大名医之一。因医学教育改革成绩斐然，他受邀参与创建约翰·霍普金斯大学医学院。他是"床边医学"（以病人为师）的倡导者与实践者，学界无人不知，且桃李满天下。

奥斯勒一方面倡导崇真务实的科学精神和精益求精的技术态度，另一方面也是医学哲学与医学人文教育大师。他最早洞悉医学与现代科学之间的不可通约性及价值鸿沟，指出医学的人道使命与商业理性之间的冲突，反对将医学规律完全等同理化规律，拒绝将医学定义为谋生（盈利）的职业。他时时提醒学生，医学是使命，而非商业，要用教化引领教育，德慧点燃智慧，情怀驱动关怀。临床医生应该警惕"冷漠、傲慢、贪婪"三宗罪的侵袭，自觉抵制医界的沙文主义、民族主义、门户（宗派）主义、地域主义意识；同时，医学应该在科学与艺术之间找到落脚点，在理性与感性之间找到平衡点，在治疗与照顾之间找到交汇点。"医学是不确定的科学与可能性的艺术"，成为当代医学思想史的哲学镜鉴。面对快速推进的医学科学化、技术化，人文的宏博诉求与技术的专精诉求之间的矛盾，以及旧人文与新科学之间的不匹配，他提出新人文的呼吁，那是融汇在技术中的人文，充满人文化智慧的技术，而非两张皮、两台戏。面对医界流行的重技术、轻人文的新思潮，他发出预警，没有人文滋养的医生是跛脚的。他极力倡导乔治·萨顿（George Sarton）以科学（思想）史与科学（技术）哲学烛照学术演进的新人文主义，展现了不凡的胸襟和气度。新人文主义在中国医学界的根植则要滞后到20世纪30年代的北京协和医学院了。

四、从医学纳新到医界革命

"五四"集聚的思想势能、思变洪流最早冲刷的河床就是医学（矛头主要指向传统中医），以及医疗市场。从医学思想史看，"五四"是分水岭，是中国人医学观的嬗变节点。医学生态巨变，发生坐标式漂移，医学彻底投入赛先生怀中，成为科学的医学、技术的医学，被物象（客观）化、对象化。"五四"以降，中医逐渐被知识界质疑、批判，甚至抛弃，中西医格局大改观，由中强西弱演变为中西并茂，继而步入西强中弱的轨道。

从 1819 年的救亡狂飙，到随后的启蒙浪潮，人们在叩问中国向何处去之时，也在叩问如何告别传统、拥抱科学，如何面对浸泡在传统儒道文化之中思辨意识浓郁的传统医学，甚至我们该如何看病，看中医还是看西医。其实，"五四"前后最早哗变的还不是新锐人物，而是旧时的冬烘先生，对中医的质疑声最初来自经学领域。桐城派末代大师吴汝纶，早年考察过日本，对西洋医学有所认识。他鄙薄中医，崇尚西医，在给何豹臣的信中称："医学西人精绝，读过西书，乃知吾国医家殆自古妄说"，"中医之不如西医，若贲育之于童子。故河间、丹溪、东垣、景岳诸书，尽可付之一炬"。他对中医的偏执态度延续到自身就医，晚年身患重病也拒绝中医。俞樾在治经之余对中医药学有所研究，且能处方治病。在《春在堂全书·读书余录》一书中，他用考据学方法对中医经典《黄帝内经》进行探赜索隐、辨讹正误，随后提出"废医存药"论。这一思想主要体现在他的两篇论著《废医论》和《医药说》中。基本逻辑是"卜可废，医不可废乎?"《废医论》则仅仅从考据角度分析，对古今医药的实践视而不见。今天看来，《废医论》基本上是一篇带有书生之见的不通之论。俞樾的得意门生章太炎，是俞樾观点的衣钵传承者，他精通医学，留下不少医学论著。他在《论五脏附五行无定说》中否定五行学说，主张完全废弃。章太炎没有强烈的废医倾向，但他在日本讲学期间影响了一批留日学生，如废止中医运动的领军人物余云岫。余云岫的早期观点也是废医存药，1917年他在《学艺》第二卷上发表《科学的国产药物研究第一步》一文："要晓得阴阳、五行、十二经脉等话都是谎话，是绝对不合事实的，没有凭据的……中国的药品确是有用的。"余云岫断定中医立足于阴阳五行的哲学空想，但认可中医的实际疗效，他提出摒弃中医理论，研究中医药理，以科学的实验的药物学方法分析研究中医的处方。他对于中药的作用，基本秉承了《医药说》的观点。

严复、梁启超虽然没有留学日本的经历，但对日本明治维新中废除汉医的做法极为认同，他们都曾有否定阴阳五行的论说。严复在《原富》中言及五行干支，把中国的医药归为风水、星象、算命一类方术，缺乏实际观察和逻辑推理，是纯属臆造的一套似是而非的虚玄话语："中国九流之学，如堪舆、如医药、如星卜……若五行支干之所分配，若九星吉凶之各有主，则虽极思，有不能言其所以然者矣。无他，其例之立根于臆造，而非实测之所会通故也。"严复曾写信告诫其外甥女："听中医之言，十有九误，切记切记。"早年办《时务报》而声名鹊起的梁启超恶旧趋新，他认为："阴阳五行说为两千年来迷信之大本营，直至今日在社会上犹有莫大势力，今当辞而辟之。"对汉代以后的阴阳五行说，梁启超尤为痛绝，指出医家经典深受其害，"吾辈生死关系之医药，皆此种观念之产物！"晚年梁启超的否定中医、推崇西医姿态在思想界是出名的，他甚至不惜回避自己的误治遭遇，强忍委屈在《晨报副刊》发文为西医辩护。

1903年，虞和钦在《理学与汉医》中视中医为亡国灭种的"怪物"，进行全面的否定。朱笏云在《中国急宜改良医学说》一文中更是表达了他对中医的深恶痛绝："今世最可痛、最可恶、不能生人适能杀人者，非吾中国之医乎？吾中国之医，不知解剖，不辨物性，不谙生理及病理……"

1919—1929 年，十年间迅速形成一股否定传统中医的热浪。其实，中间有两次"接力"：第一次是 1924 年的"科玄之争"，这场论战以"玄学鬼"被人唾骂，广大知识分子支持、同情科学派而告终；第二次是 1928 年全国教育会议上的"废止中医案"，提案人汪企张，时任上海公立医院院长，是余云岫在日本留学时的同学，更是废止中医的急先锋，鼓噪"用政治手段，仿照日本当时取缔汉方医办法"，将中医"拼绝消灭"。他提出的"废止中医案"虽遭否决，但实际上成为次年全国卫生会议"废止中医案"的先兆。1929 年 2 月国民党政府卫生部第一次中央卫生委员会议上通过余云岫提出的"废止中医案"，全称为《废止旧医以扫除医事卫生之障碍案》。议案一公布，立即遭到中医界的强烈反对，大批中医药人士纷纷抗议，成立了"全国医药团体联合会"，组成请愿团，派代表到南京请愿，要求立即取消议案。压力之下，国民政府不得不撤销这一法令。

平心而论，国民政府当年的最初设想是涤旧纳新，参照西方模板，建立一套适应现代社会的制度与法令来规范医疗格局与医学发展路径，顺应世界科学化潮流。恰恰是汹涌澎湃的科学主义思潮与公共知识分子的进化论信仰，救亡图存舆论的巨大推动力，以及医者自身的科学主义认知与趋新求变的时代诉求叠加，才临门"加速"，鲁莽"撞车"，铸就了"废止中医"的现实窘境。几番争斗，中西医双峰并峙的体制达成，中医、西医都在摸索可行的方案，在中医改良和中医革命之间容与徘徊。

五、余思

"五四"的氛围与基调都是激进主义，于是保守主义被打倒，调和主义也基本没有市场而常常被指责为"骑墙派""和稀泥"。在"五四"

学人看来，"道中庸"本是儒家糟粕，应该坚决剔除，不过，哲学上的基本范型就是"正反合"，人类学也常常秉持文化相对主义，拒绝绝对主义。田野归来，没有哪个文化范型绝对优越，哪个文化范型绝对低劣，应该互鉴互学。费孝通老先生有"各美其美，美人之美，美美与共，天下大同"的十六字箴言，如今已经被广泛认同，成为文明互鉴的基本原则。其实，中西医学也罢，东西方道路也罢，左右立场也罢，都有协商、调和的余地。当然，分歧导致的纷争甚至斗争都不可避免，但博弈的终点仍然可能是调和。历史的钟摆律就是斗争、调和，再斗争、再调和，始于左右开弓，终于左右逢源。别的领域不敢妄加预测，中西医的百年纷争大戏，未来一定会有一个调和的脚本。

调和主义的一种选择是在拥抱先锋之际，同时宽（厚）待传统，两者并非水火冰炭，可以在继承中有所发挥、创新。什么是宽厚？笔者的理解是积极反思而不轻率反叛，生猛进取而又清火消燥，告别过分强烈的历史功利心，不求古为今用，但求古慧今悟。在这方面，奥斯勒可谓睿智先生。在他眼里，生命认知需要整合，诊疗探索也需要整合，整合才会走向和谐。门户主义与民族主义都不可取。

1905 年 4 月，奥斯勒从约翰·霍普金斯大学医学院退休，准备定居英国读书写作。在马里兰州内科与外科医师年会上，他做了一个辞别美国医学界的告别演讲，题目叫"整合、平安与和谐"。这篇演讲也展示了他的传统医学调和观，他十分诚恳地劝慰新派医生"要接纳顺势疗法"（传统中医今天在西方仍被归于顺势疗法），认为虽然其处在非主流的地位，但这个圈子里集聚了不少优秀的人才，面对医学（生命）的不确定性（无常），临床上多一种诊疗办法（临床多样性）总是有益的。他承认顺势疗法与新式医学之间有着诸多抵触，顺势与拮抗（抗争）就是一对矛盾，但古往今来顺势疗法对于诊疗的丰富性多有贡献，不能轻易就将其毁弃了。他坚信"阿斯克勒皮俄斯（医神）

的白袍"足够宽大，人们大可以互相交流，搁置争议，修正问题，简单地将其中一种排拒在医学的视野之外，只会令人遗憾。对于这个演讲，那些信奉绝对主义，只会啃读《欧氏内科学》的新派医生大概未必知晓，知道了也未必走心。

从历史演进看医疗的公益性

医疗公益性问题事关民生、民治，意义重大。仅从政治角度看，"全心全意为人民服务"是我国执政党的唯一宗旨，这就决定了我国医疗卫生事业必须强调公益性。因此，习近平总书记强调，无论社会发展到什么程度，我们都要毫不动摇地把公益性写在医疗卫生事业的旗帜上。

何为医疗卫生事业的公益性？仔细分析，可分为广义与狭义两种理解。广义的公益性是国家卫生事业统筹规划中的公益性，指"健康中国"战略指引下的"生命至上"意识，政府决策中的健康优先思维；而狭义的公益性则是指医疗活动中的公益性，就是通常理解的医疗的保障性、福利性。"有病及时看"而且"看病能负担"，跟"看病不花钱"或"国家全负担"的军事共产主义的供给格局还是有所区别，背后是"保"与"包"的纷争。

说到这，有人会列举新冠疫情期间诊疗费绝大部分由国家财政负担的事实来做广延推理，认为既然疫情期间能做到，日常诊疗也就能做到。这个推理存在诸多疑问，一是疫情救治只是少数人群、短暂时间里、单一病种的应急医疗，属于少数危难人群的定点救助；二是慢病（长寿）时代的全民免费医疗覆盖全体国民，是全疾病谱诊疗，如果精算费用，未来这将是一个国家财政无法承受的天文数字。

毫无疑问，医疗公益性是一个现代国家治理中的难点、痛点问题，其核心是尊重医疗卫生事业的二元辩证规律，即公益性与市场性的对立统一，平衡好民生意愿（政府把民众的健康系在心上，责任扛在肩上）与民粹诉求（期望不病不痛、长生不老，一旦生病，只要医疗获益，把风险留给医生，把代价留给国家）、全民政府与全包政府的张力，尽可能做到合理负担，减少浪费，提高效率。如老百姓负担太重，会造成民怨，继而动摇执政为民的法理基础；如国家财政负担太重，势必压垮国民经济的预算—支付体系，窒息经济活力，并造成新的过度医疗、医疗挤兑与卫生资源浪费。

　　如何深入认识医疗卫生事业公益性问题的实质，如何最大限度地拓展医疗公益性，需要置身于历史的长河里去思考。历史是智慧的铜镜，在历史的镜像中，我们会清晰地看到三个公益性——慈善公益性、保险公益性、财政公益性，三箭齐发，互补、互生才是公益性的全貌。

一、慈善公益性

　　回望医院的前世今生，医院曾经是教堂的附设机构。中国近代，一大批传教士医生来华办医，创办于 1835 年的广州"博济诊所"，就是由美国传教士医生伯驾（Peter Parker）创办的。传教士医生一词有两重含义：一层是传教（传播福音）；另一层是治病救人，对皈依宗教的人士，常常给予免费的医疗服务。其实，在"免费"的背后有改变其信仰的诉求，传教士医生以免费（或低资费）医疗服务充当传教的工具，早期的"施（舍）医院"代表了慈善公益性，后来泛化到非宗教组织及个体。这些内幕比较复杂，其中既有这些机构、组织的公益性行为，也有个体的公益性行为，如当今社会中个人针对社会医疗专项或个体医疗窘境的慈善捐款，医生、医院、医疗行为中的"劫富济贫"（大夫为富人开具昂贵的野山参烧炭服用，而对贫穷者则免费医疗）。现代社会中的慈善行为逐渐发展成"慈善基金会"形式，成为企业家们"散财有道"的新途径。刚过百年院庆的北京协和医院，就是由美国石油大亨洛克菲勒财团的慈善基金援建的远东模范医院，其更大的战略诉求是在华培植亲美情感。当然也有相对纯粹的慈善捐助，只为个人、机构彰显社会道德及人格姿态的医疗专项慈善资助，譬如以某位影视明星、企业家冠名的"光明行"（老年白内障手术）项目。不过，与国际成功经验（如梅奥医院）相比，我国在吸引社会慈善基金捐助方面还有巨大潜力。

二、保险公益性

随着近现代医疗技术的长足进步，技术建制愈加丰满，诊所演变成现代医院（综合／专科医院）。医疗技术的提升也吸引社会财富投资这个领域，医疗卫生经济学兴起，医院经营管理成为一大主题，筹资方式变化，保险筹资成为主流，从而产生了共享互助的"保险公益性"。

现代保险制度发端于一位医生的创意。1666 年 9 月 2 日，伦敦城里一场大火整整烧了 5 天，过火面积占伦敦城总面积的 83.26%；有 13200 户住宅被烧毁，财产损失达 1200 多万英镑，20 多万人流离失所，无家可归。火灾造成的损失惨重，幸存者非常渴望能有一种可靠的保障，以便对火灾损失提供补偿。有需求就一定会有满足，聪明的牙医巴蓬（Nicholas Barbon）1667 年独资设立保险营业处，办理住宅火灾险。在巴蓬的主顾中，有相当部分是伦敦大火后重建家园的人们。

生命是最宝贵，也是最高贵的财富，财产保险很快拓展到人寿领域，寿险业蓬勃兴起。而要保持长寿，不至于过早夭折，就必须致力维护投保者的健康，提供医疗、护理、养老保障服务，于是针对大病、重疾的医疗险、健康险、护理险（长期照护险）等险种便应运而生，编织成全方位、全要素、全生命周期的保障体系。如今，保险业扩大保险服务筹资，运用金融杠杆投资兴办医院、养老院、体检中心，为投保者提供更细微的健康、医疗、养老服务。

毫无疑问，就保险个体的获益性而言，商业保险为投保者提供了超出保费投入的具有某种公益性特征的医疗、保健服务，很显然，这一份公益性"给付"建立在一定基数的投保群体和保费收支精算盈利的基础之上，能最大限度实现双赢。以至于后来，由公共财政支出建构的医疗公益性体系在很大程度上，也借鉴了这一"众筹—共担—共享—共济"模式。在许多国家和地区，都是基于这个思路，在筹资方增加政府、受雇机构的出资比重，来建构普惠的健康医疗保障体系。

三、财政公益性

在工业革命之前，全世界的政府鲜有财政经费承担国民日常医疗给付的案例，只在遇灾荒、瘟疫等非常时期，可能会以赈灾的名义发放微薄的救济款（含医疗补助金）。18世纪下半叶开始，社会主义思潮兴起，各国政府扛起部分民生责任，将税收、财政收益的一部分投入到公共卫生与国民医疗保健事业之中，医疗开始作为公共产品向全民提供。之后，政府加大医疗投入，维护公共医疗卫生的公益性。于是，财政给付从无到有，比重增加，产生了"财政公益性"。

在西方，助推政府注资改善公共卫生治理的人是魏尔啸（Rudolf Virchow），他不仅是细胞病理学的创始人和现代病理学的先驱，还是社会改革家。1848 年初，他被派到西西里亚调查斑疹伤寒的流行情况，他把公众健康恶化的原因归咎于恶劣的社会不公，斥责政府失职，并呼吁加大社会治理，如改水、改厕、改善居住条件，消除饥饿与贫困。1883 年，俾斯麦在统一的德意志帝国实行国营医疗保险。从此，政客们纷纷以"改善健康照护"的承诺作为竞选政见。

新卫生运动发端于新英格兰。1842 年，英国政府任命了一个调查委员会，专门收集分析卫生统计数据，1848 年，英国通过第一部《公共卫生法》。1867 年 9 月，马克思出版了《资本论》第一卷，书中最早提出了工业病理学的思想，它是马克思医疗卫生观的一个重要侧面，体现了鲜明的人本主义立场、强烈的公平正义诉求。

由于公共卫生着眼于群体健康，必须由政府财政负担成本，于是，早期财政公益性的主要承付项目是环境卫生改善与传染病防控。1911 年，自由党的财政大臣大卫·L. 乔治（David L. George）以德国俾斯麦的健保法为蓝本，提出国家健康保险法案，法案的主旨是国家为劳工阶级提供健康保险，费用由劳工本人、雇主、国家三方分摊。苏维埃联邦（苏联）拓展这一思路，于 1930 年前后建立了国营医疗体系。当时苏联的医疗水准并不高，且幅员辽阔，城乡医疗发展也不平衡，因此，虽然费用由国库开支，但属于低水准的健康保障。"二战"之后的 1948 年，英国率先将公共卫生保障与国家健康保险拓展到全民医疗保障，建立了"国家健康系统"，将医疗、护理、长期照护依次纳入这一体系。北欧也陆续建立由国家财政承付的全民免费医疗体系，但其实这里的"免费"概念并不确切：一是筹资来源的异位，不来自保险费途径，而来自高额的税收（转移支付）；二是医药分家，看病不需付费，拿药可能需要部分支付。英国最初设计者误判，认为随着技术进步病会越治越少，国家健保投入会逐渐减少，谁承想技术越发达，病也越治越多，国家健保投入成为一个无底的黑洞，财政持续加大投入成为一个瓶颈。另一个被人诟病的问题就是国家健保体系的运行效率不高，预约、转诊、检查的等待时间太长，许多人由此而错过了有效的诊疗窗口，运行中还有医疗资源浪费等诸多问题。因此，同样是发达国家的美国、日本、法国都没有效仿英国，而是沿袭以保险筹资为主、政府补助为辅的医疗保健筹资模型，认为这样更有效率。

　　总之，医疗公益性是一个历史演进的概念，随着社会、政治、经济的长足进步，还将不断刷新自身的概念内涵，丰富其结构、功能，更好地为健康中国战略提供有力的支撑。

医学史：让器物说话

一部医学史，无论是学术史，还是思想史，除了刺眼的"强光带"之外，还存在着忽明忽暗的"弱光带"，聚焦器物的医学技术史（器物医学史、技术史）就处在这一光谱之中，其背后是"耀眼"的精英叙事与"昏暗"的民间叙事之间的落差。因为器物的医学史常常被视为一种非理论化的历史研究现象（有人指责其碎片化，有人指责其随机化），需要从编史学上给予阐释，才能赋予这个范式以理论支撑。历史学家的对象物大多聚焦于文献与文物（远古器物），其背后存在着器物（级）与文物（级）之别，蕴含着一种历史与价值权重的落差，以及厚古薄今的价值选择。毫无疑问，在正统的医学史研究谱系中，首重文献（典籍、著作）、观念、人物，日常医疗、健康器物常常被遗忘，或者归于民俗研究，除非是历史久远的出土文物器具。近现代散落在民间的器物也太过平常，太过杂芜，它们虽然只不过是一些日常保健用品和医疗技术物料，但却隐藏着近现代医学技术演进的密钥，是观念的医学史、人物的医学史、事件的医学史之外的别样风景，也是现代医学察势观风的别样窗口。也就是说，倡导以近现代器物为中心的医学史研究，可望成为主流医学史的必要补充。

一般来说，历史学家有三个基本任务：发现与甄别史实，重新书写，寻找历史事件之间的逻辑联系。当然，史学还有更为闳阔的心愿与功用，即捕捉一个时代的"风标"。那么，在技术史的层面，最易感知风向、风势、风力的或许是器物、图像。譬如中国古代对马镫（器物）的发明与推广使得骑手在马上的身体稳定性提升，带来骑射征战能力质的提升，继而影响世界军事史，由此改写了历史的走向与格局。1958年，中国考古学家在湖南长沙南郊金盆岭一座西晋永宁二年（302）的古墓中，发掘出了一组青釉骑士俑（器物），其中一件骑士所骑的马身左侧鞍桥之下，塑出一个由革带吊系的小马镫，镫呈三角形，外貌简陋，革带也很短。1961年，杨泓撰文指出，该骑俑马镫应该是中国乃至全世界现知最早的马镫实例。据此，有美国学者称："如果没有从中国引进马镫，使骑手能安然地坐在马上……欧洲就不会有骑士时代。"同样，列文虎克处理凸透镜的技能决定了人类对微观世界和宏观世界的观察、探测潜力，开启了细胞生物学与微生物学及天文学（星空探测）的新领域。这背后是历史学的理性与物性之辨，因为"历史不能简化为抽象的、预言性的描述（原理与法则，范式或模式），而舍弃掉所记录生活的特征细节……以及所有在特定时间、特定空间存在着的有意义的碎片"。

无疑，器物医学史带来了历史叙事的变轨，其基本路径是走出观念史，走向田野，沉入世俗，回归人—物的二元性。过去历史叙事常常重视人，而忽视器与物，立体的人物镜像应该是人与器物的交集、互相映衬。在历史的记忆深处，物比人长久，人因物而立，人去物存的局面比比皆是。器物虽然不说话，但承载、凝集着人的历史遗存、风貌与风范。

在研究视野上，对医疗、健康器物的解读呈现出医学史（明确的专业指向性）与文化史（泛化的医学情境、语境）的交映。无疑，器物史的研究通往文化史的幽谷，费利克斯·吉尔伯特（Felix Gilbert）特别指出文化史研究具有四大特征：一是政治光谱（标识），二是跨学科眼光（杂合性），三是建构主义导向，四是历史境遇的分析意识

（情境＋语境）。器物史的拓展必然循着这四个阶梯，我们应推进医学科学史与技术史的交融，开启学术史与思想史的对话，抵达医学文化史（文化史视域中的医学）的新边疆。

方法拓展上，器物的加入融会了考据（文字）与考证（器物）的境遇，实现文献学方法与人类学（民族志）方法的交映，有助于时代性格的白描与深描。法国历史学家雅克·勒高夫（Jacques Le Goff）指出"记忆是历史的原材料"，相对于观念史来说，具体的器物承载着更朴实的生命故事与生活记忆，在记忆与历史之间，可望辟出一个创造性的解读空间（非宏大叙事，非辉格史观）。如法国社会学家莫里斯·哈布瓦赫（Maurice Halbwachs）所言：所有的个人记忆都定位于社会情境中，而那些社会情境构造了它们被唤醒的道路……并最终被镌刻为"社会定式"（social stereotypes）。而那些被器物"唤醒的道路"、被镌刻的"社会定式"亦可以被理解为那个时代的健康与医疗的时尚风标。

对中国学人来说，这份唤起或多或少受到近代新史学理念的启迪。1897年，梁启超首次撰文主张建设以民史为中心的"新史学"，但如何表现"民"的历史，没有具体的路径，人们不知从何下手。王国维在《古史新证》总论中提出"二重证据论"："吾辈生于今日，幸于纸上之材料外，更得地下之新材料……此二重证据法，惟在今日始得为之。"在这里，王国维所言地下之新材料，包括古文字（甲骨文、碑铭、简牍）、古器物（陶器、铜器）。但基本上是考古，历史久远，留存有限，而近现代器物的留存就十分丰富了。1928年前后，顾颉刚为新创立的《中大语史所周刊》（1927年11月始刊）和《民俗》周刊（1928年3月始刊）写了两篇发刊辞。在顾颉刚看来，要在转型时期的中国学界开辟学术新路，须对自己所处的时代、学术方向和范围、材料的状况、最新治学方法等问题有清醒的认识。针对这些问题，他提出建设新学问须打破学问的功利性，以求真为目标；须打破偶像的权威，以彰显理性。在此基础上，他呼吁"承受了现代研究学问的最适当的方法"，"实地搜罗材料，到民众中寻方言，到古文化的遗址去发掘，到各种人间社会去采风问俗，建设许多的新学问"。这是顾颉刚到民间去求新史学的重要表述。其要旨是"眼光向下"，走出书斋，拓宽搜集材料的路径与范围。他认为在故纸堆中找材料和在自然界中找材料没有什么高下之分，主张通过田野调查或者考古，广泛搜集社会各个角落的非文字材料，诸如民间传说、歌谣、谜语、谚语、神话，以及被传统学术研究弃之不顾的档案、账本、契约、民俗物品等材料，来拓展研究。其所谓"眼光向下"，一是单纯地依靠从故纸堆中寻找材料的纯文献研究方法已远远不能适应新时代学术发展的需求，而需重新估定文献的价值，走出书斋，实地搜罗各种民间文献、实物以及图像和口述资料等；二是告别旧史学的"君史"，要站在民众的立场上来认识民众，探检民众生活，从而认识整个社会。

中国近代的巨变，在器物、图像、技术层面上是最直接、最剧烈的。器物层面的变革，始终贯穿于近代中国医学史的脉络之中。虽然大多数技术精英不曾用文字记录器物的演进历程，但在他们的从业过程中，仍然会被动地留下一些资料。器物医学史的信念与目标也在于发掘民间叙事的医学史，从民俗生活来认识医学与健康。历史书写并不是随心所欲的编造，而是立足于证据，主要是用物证来复述（再现）某一个历史事实与场景，刻画某一个历史的内核，所谓有一分证据说一分话。然而，证据在哪里？不能只盯着藏有古籍的图书馆、藏有文物的博物馆，还要将视点移至民间收藏和民俗生活。新兴的历史人类学将人类学理念和田野调查的方法引入历史研究领域，赋予器物医学史全新的权重，给予民俗事件、民间收藏的器物以创造性的解释空间。毫无疑问，器物医学史作为民间记忆的医学史、人与物交映互鉴的医学史，每一件器物背后都有年代感，都有相关人士的情感寄寓。

器物医学史关注点有器有物，器侧重于医疗活动，物侧重于百姓保健活动，器具（如炼丹的器皿、陶器）侧重于传统医疗，器械（早期的光学仪器，后来的光电一体化、电磁仪器）侧重于近现代医疗。器物医学史的目光主题涵盖健康（保健）器物、医疗文书（病历）、医疗器械、医学科学仪器、医学教育文书、医学博物馆展品等多个相关领域。器物医学史就是在历史中做田野考证，通过医疗保健器物的发现和发掘，还原历史的脉搏、温度与细节。当下，器物医学史的拓展不必追随文献医学史的脚步与节奏，而是要聚焦于历史潮汐的潮头与转折点，尤其是西学东渐的巨大历史变革。无疑，器物医学史是近代医学西学东渐的物证谱系。

第一，光学器物的横空出世是一个转折点。近350年前，荷兰人列文虎克的透镜加工术带来显微镜、照相术的发明，打开了探索、记录生命微观世界的窗口。明末清初，大量西方光学器物通过各种渠道传入中国，专家分析，欧洲光学器物的东传有几种不同途径，如贸易、朝贡和传教士等，外来的取景暗箱、透视画、变形镜、多面透镜、魔灯等在我国民间都有流传。照相术的发明与摄影器具的传入，使得医学、保健主题的图像进入医学史的视野，派生出图像医学史的研究分支。西方光学器物不仅在明清时期的社会生活中扮演了十分有趣的不同文化角色，明清诗歌也曾对其文化史进行解读，清初诗人、戏曲作家孔尚任在《节序同风录》中就记载："九月初九：登高山城楼台……持千里镜以视远。"西方舶来光学器物的在地化与工艺史值得深入发掘。明末光学仪器制造家孙云球有一定的西学基础，著有专著《镜史》一部，制造各类光学仪器达70余种。清代著名科学家郑复光在《镜镜詅痴》一书中对各种铜镜的制造、透光镜的透光原理等进行了详细论述，认为应该从最基本的物理原理开始，"此无大用，取备一理"，万花筒"其制至易，而其理至精"。

清末民初，光学仪器开始明显地用于医疗目的，观测生命与疾病指征始于探究病原学、病理学的设备，如显微镜；随后是 1895 年伦琴 X 射线的发现与 X 光机的发明。在当时，它是现代医院里第一款大型医疗器具，而且需要与电力设备配套使用，据《点石斋画报》记载，光绪二十二年（1896），美国教会创办的苏州博习医院就引入一"宝镜"，"可以照人脏腑⋯⋯其镜长尺许，形式长圆，一经鉴照，无论何人心肺肾肠，昭然若揭"，科学技术史界不认可这件宝物就是 X 光机，一是时间太近，伦琴 1895 年才发现 X 光现象，当时不可能在第二年就有普及化的机具生产与出口；二是形态功能也不准确，最初的 X 光机还无法检查所有内脏器官，真正可以采信的引进 X 光机的新闻是 1918 年浙江宁波慈溪保黎医院的 X 光机。据谢振生先生考证，该设备由美国 GE 公司进口，慎昌洋行代办，机器、运费、关税总价 4368.968 元（银圆），由于当时慈溪尚不具备电力供应条件，医院自建发电机房，延宕到次年才投入使用。随后的 X 光器械的发展轨迹不仅有物理当量、检测功率的不断加大，设计理念的升级换代（计算机技术的导入），制作工艺的不断精细，还有医生防护水平的不断提升，从无防护到低防护再到高防护，体现了医护自我保护意识的增强和厂商设计理念的进步。

第二是外科器具，作为医学器物于近现代形成谱系。历史上，中医的外科发展前盛后衰，《周礼·天官志》中就有"疡医"之分，历朝历代连绵不断的征战都需要外科疗治，三国时期的华佗就曾经尝试过外科手术疗法。据考古发现，中国最早的手术刀是青铜"砭镰"，该器物做工精细，形制像一把缩小的"戚"或平头的"戈"。刃口锋利，明显有打磨过的痕迹，三指捏拿，操作方便，如同刀片一般，可精细削割人体器官。但宋以后外科陷于停顿，演变为以药物为主的外治之术，西学东渐之后，才脱胎换骨成为以手术为特色的临床科室。外科医疗器具日渐丰富，随着精细机械加工、制作工艺的提升，各种手术刀、剪、钳、夹、皿应运而生，消杀、麻醉、输血技术的发展也促使许多专门器具诞生；现代牙科的兴起，更带动了成套口腔检查治疗器具的繁盛。其背后是医疗器械工业化雏形的凸显，包括专业医疗器械的临床动因、研发团队、模型制作工坊、生产加工设备、质量控制、临床测试、定型，以及销售促进、进出口业务、广告文书的大量涌现。

第三是随着化学药品逐渐取代原生态的植物、动物药品而催生的近代工业化的实验研发、提纯技术、药业加工、临床试用、审核准入、市场化的销售和包装、药店陈列、媒体推广（广告）等所派生的一系列器物。

第四是近代检验、检测技术与护理技术的萌生所派生的采血、化验、测体温、血压检测、注射给药、吸痰、给氧、导尿、止血、包扎等症状处理类系列器物。

第五是近代战争境遇中急救、转运、手术、输血、护理及临时救护所组建过程中的器物。如白求恩大夫在冀中根据地发明并设计制作的被称为"卢沟桥"（加载在马背上）的简易战地外科器具箱，以及简易外伤消毒、固定装置。

第六，现代医学教育的兴起带来教科书、参考书出版的繁荣，以及考试、考核、培训、认证卷宗、文凭、文件、教具、挂图的丰富。

第七，伴随着诊所到医院的转型、医疗流程的变革，不仅医疗器具越来越系列化，也带来医疗、财务文书的标准化。医疗过程记录从无到有，从略到详，由自由体病案向契约特征的挂号及收费单据、标准化病历与病志、手术记录、护理记录、疗养记录转身；其次是医疗账目由传统流水转向复式记账的现代簿记，以收支平衡、资产负债、现金流量等表单为标志的现代财务制度显现雏形。

不同于经典与文献导向的医学史研究，器物医学史是以某一（类）

实物为基础的研究，必须遵循以下原则和路径：立足于新近发现或司空见惯却寓意不彰的器物，通过实物的细节说话，注重时代性、年代感独特标志的发掘，以及社会文化心理的投射。但 200 年的近现代化进程脚步实在太快，我们只顾一路高歌猛进，缺乏驻足回味、系统收藏、梳理更新换代器物的集体意识和管理机制，譬如最早一批的显微镜、X 光机被新型机具替换时，没有保存下来，而是作为废物被遗弃或扔进冶炼炉。大型的机具器物尚且如此，小型器物更加离散无踪，难以成套归聚，一些重要器物全凭民间收藏的有限渠道加以回收、珍藏。20 世纪六七十年代政治运动对民间收藏的摧残，更加速了近代历史遗存的消弭，仅凭分散、随机聚集的器物如何还原一幅大的近代历史图景，仍然是一个悬题。首先，必须充分发掘民间收藏的潜力，将家庭隐形收藏品变成半公开的可供学界研究的展品，征集、组织有主题、年代特色的医学技术器物展览是一个好形式，每一个展览留下一个藏品目录，为研究者提供一扇可供研究的窗口；其次，还可将目光投向公共博物馆，从其馆藏中发掘医学器物，丰富学术研究谱系。研究发凡部分着眼于近现代医疗模式（形式、内容）大关节（低倍显微镜到高倍显微镜，再到电子显微镜；从手动 X 光机到自动 X 光机，再到 CT、增强 CT）的变轨、变奏、创新与回归。

在器物的研究方法上，要高度重视比较研究，开启古今、中外医疗器物的比较，如日德与欧美同款器物比较，还有同一国别、同一时期之不同地域、不同流派（如中医与蒙医、藏医、苗医）器物比较等多元比较谱系，揭示医学器物发生、发展、传播演变的历史层次，破除器物的零星碎片化带来的困惑和不确定。在器物研究成果的叙事方式上，提倡风格多样、文体多元、媒体多融，可以是单一器物微小体征、意义的深度发掘，也可以是某一类器物的系统研究、比较研究，还可以是器物的多媒态呈现。

器物医学史的研究既要动员医史专家、收藏大师进行或系统或分类有深度的研究，形成专著或专题文集；也要组织和发动医生、医学生、药业、医疗器械从业者，参与征集、研究与写作，形成各层级互补的研究格局。最终激活全社会、全行业的历史遗产（旧器物）意识，从而以器物医学史的研究推动医学教育史、院校与医院等机构史、医药行业与器械业企业史的升级换代，形成器物医学史研究和展示的群体、群像效应。

医院缘何而建?

巴黎人酷爱泡咖啡馆，有"要么在咖啡馆，要么在去咖啡馆的路上"的俏皮话，其实，人生与医院也有不解之缘，于是也有人发出"要么在医院，要么在去医院的路上"的人生感慨。诊室病房不仅见证人生苦难与炎凉，医院还是哲学家的摇篮，如今，医院也是医患共同的伤心之地。

人们为何非要进医院？这似乎是一个常识，但许多人并未深究过。进医院除了能得到诊断与治疗之外，病人还能获得身份。我们高速运转的社会将病人认定为身心有缺陷的人、需要治疗的人，也是社会弱者，是受保护、需要照顾的人，是无需工作、无需面对现实困境的人。病人角色就是对正常人角色的逃离与禁闭（强制隔离或隔绝）。

什么人可以（应该）入院？回答当然是病人，而且要够严重、够危急，还有需要特殊照顾的健康人（如孕妇）、需要管制的躯体健康者（如精神障碍者），甚至廉价健保和高福利体制下还新增部分"医院消费者"（Hospital Shopping，有人形象地译为"逛医者"），这些人放大自身的不适与疾苦，或小病大诊，或无病呻吟，过度消耗社会公共医疗资源，已成为民粹主义医改诉求的蚕食者、破坏者、嘲讽者。

有过住院经历的人都知道，同为病人，病种（急症和慢病、小病小灾和大病绝症）不同，病房（普通病房、干部病房、VIP病房）、医院（综合医院或专科医院，肿瘤、传染病、精神病专科医院）各异，却都是人生与命运的见证。不同的医院境遇，不同的医疗风景，映衬出命运，包括身份、地位、财力的差异，拷问人类价值（自由、民主、平等、博爱），拷问人性（世态冷暖）。

不管怎样的困境与心境，医院都是哲学家的摇篮。人生中有四种生命境遇可以催生哲学家，分别为失恋（弦断情殇）、生病（遭逢痛苦）、撤职（官场失意）与破产（商业失败）。其中生病更具有恒常性，唯有咀嚼病中的苦难可以让一个坚强的人领会到熔炉般的生命，品尝痛苦煎熬的滋味，同时还可能眺望死神，直面死亡，感悟、洞彻人生真谛。知晓生死无常后，才懂得务必快乐当下，也会在与死神的对峙中，升腾出悲悯与慈悲、和解与宽容、恩宠与勇气来。

平心而论，医生也是人，也会生病，也会被无情地抛向生死桥头。严格意义上讲，每一位医生都是生过病的医生（医生本质上是病人）或者身为病人家属的医生，所以，医院也是医生第二身份彰显之所。柏拉图曾经说过一句有几分刻薄的话，"只有生过病的医生才是好医生"，中国古代有"三折肱为良医"的民谚，它们都在表达同病相怜的朴素道理，这样的医生容易产生同理心与同情心，容易移情、共情和感同身受。如前所述，美国医学家刘易斯·托马斯感慨，说自己是在病床上更近距离地审视了医学和外科手术，更近地审视了自我。

医院的使命是治病救人，那么，发生在医院里的救助是怎样的一部生死大戏？

救助，作为一种基本的医疗行为，如今已经泛社会化了，医生与患者、集体与个体的关注点大不相同。首先，从医疗活动的技术、社会属性看，救助即干预（战争模型、替代模型，干预即风险），救助即消费（消耗原则、代价原则、利益交换原则）；其次，从医疗活动的人道、人性属性看，救助即呵护（人文姿态），救助即拯救（身心一体），救助即救赎（主客一体），救助即幸福（利他、利己的统一）。医者常常强调医疗活动的风险（不确定性）与代价，患者往往看重医疗的关怀与照顾指标，于是有"医生来自火星，患者来自土星"之说。相互指责是无益的，要换位思考，甚至换位体验才是解决心理纠结之道，从而让医生更关注人情与人性，患者更关注代价与风险。

临床救助的境遇千差万别，病人有时危在旦夕、救在旦夕，不容迟疑；有时气若游丝、命悬一线，需悉心呵护"丝""线"；有时病症如同"多米诺骨牌"，一触即溃，前程险峻，必须悉心保护扳机子；有时多器官危机，险象环生；面对这些境况，医者务必统筹兼顾，才有可能化险为夷。整个救治过程中，医生团队都在全力与死神掰手腕（拔河），不过病情有时仍处在十字路口，存在向好、恶化的两种转归，或守位待援、期待拐点，或挽危亡于既倒、绝处逢生，甚至置之死地而后生（起死回生），也可能终归"道高一尺，魔高一丈"：我们无法战胜死神，根绝疾病。适时顺应才能心安意静。

面对或亲历这惊心动魄的生命搏击大戏，不仅躯体反应莫测，情感、意志的顿挫也是气象万千。病者是痛苦的承担者，有人敏感，有人隐忍，有人恐惧，有人坦然。究竟接纳自然宿命、怀抱宗教敬畏，还是一味秉持技术崇拜、金钱崇拜做鲁莽的抗争，背后是疾苦观、生死观、医疗观的自我观照。正确的疾苦观就是对疾苦的降临给予理解、接纳与化解（苦尽甘来），豁达的生死观就是对死亡持正视、理解与接纳（悲欣交集）的姿态，合理的医疗观就是对医疗、医院、医生与疗效给予适度的期待与理解（医生可能妙手回春也可能回天乏力，或因于气数已尽，或止于寿终正寝）。家人是疾苦的情感共同体，面对意外难免惊慌、恐惧，或萌生求偿心理，或愤懑中行为失控，结果只能于事无补，甚至徒生事端，最好是理性应对，化忧伤为镇定、协同、信任。

救助活动中，患者感受至深的或许不是技术与技巧，而是医生的气与度、知与行、谋与断、行与言，尤其是面对医疗困境的心理、行为素质。同样是无计可施的局面或有技难施的困顿，甚或有技误施的尴尬，患者速生（胜）不能、速死（败）不甘，高明的医生会以缓兵之计去相持周旋，使游丝之气细而不断，多米诺骨牌倾而不倒，掰手腕（拔河）维持胶着状态，最终"以时间换空间，积小胜为大胜"，而不是慌乱、无序，大起大落。

现代医疗救助大凡有四种模型，可分为两队：战争与姑息，替代与顺应。它们互为张力，互为转圜。战争模型（单因、确切、有备型）多表现为你死我活、鱼死网破、绝地反击、背水一战；姑息（妥协）模型（多因、复杂、混沌、无备型）多表现为暂避锋芒、保存实力、度过危险；替代模型（单一器官衰竭或多器官衰竭早期）多表现为保存器官残存功能，度过危险；顺应模型（多器官衰竭晚期）遭逢医学干预回天无力，在生命质量和尊严严重低下时，放弃救助甚至协助死亡，尊重生命的自然归程。

临床医疗救助有三个境界：第一境界是救治，着眼于躯体存亡和技术干预；第二境界是拯救，着眼于身心兼备和倾情关怀；第三境界是救赎，着眼于主客一体、彻悟升华。医院是人生的最后课堂，在这里，我们共同彻悟生命的真谛。

——生命不过是一段旅程，肉身无法永恒；
——死亡是肉体生命的归途，精神（爱）永恒；
——向死而生，短暂的生命才有意义。

追溯医院的前世今生，会发现现代医院制度的历史其实很短。传统医疗模式中，医生在医院外（家中、村头、药房服务）。医院制度的创生大约始于公元 313 年，基督教在罗马成为合法宗教，救死扶伤成为基督教会慈善事业的重要组成部分。公元 325 年，基督教第一次大公会议（尼西亚会议）规定，凡建教会之处必须配备慈善场所，凡建教堂之处都要有医护馆舍。巴勒斯坦地区的凯撒利亚主教巴西里乌斯（Basilius von Caesaria）在凯撒利亚城门旁边建立了第一所基督教医护所（医院）；在欧洲，法碧奥拉（Fabiola）修女在罗马城、兰德里（Landry）主教在巴黎也相继建立起医疗护理所。进入中世纪，在欧洲大陆，凡教堂必有医护所。医院的拉丁词源是 hospes（外地客），host（主人），hospitality（款待），hotel（旅舍）。

在美国，早期医院仅仅作为宗教活动与贫民救助的场所，由慈善、宗教人士主持，提供非功利服务。战争中的战地救护强化了医生与医院的结合，也凸显了护理的职能。20 世纪以降，随着声光电磁等物理技术向医学和诊疗技术的渗透与转移，辅助诊疗设备、器械在医疗中的功能与地位增强，医院的技术强势地位强化，医生与医院的傲慢与偏见也增多。如今，医院已演变为医疗技术中心与商业、盈利中心，病人登门求医，医生集中服务，专科细分，人们生在医院也死在医院。随着老龄社会的逼近，安宁疗护的兴起，医院作为临终者（hospital 源自 hospice）之家的职能又开始复兴，医护职责从躯体照顾延伸到心理抚慰和灵性照顾。美国的第一批医院始建于 18 世纪，1713 费城建立了美国第一所慈善医院，主要的功能诉求是济贫，其次是照顾病人。以治疗诉求为主要功能的医院是 1751 年由本杰明·富兰克林和周边居民共同建立的宾夕法尼亚医院。1794 年之后的 50 年中，医院逐渐成为医学教育和研究的中心，也成为医学知识的温床，医院在医学职业机构中的地位大幅提升，继而成为医学权威的堡垒。

东方没有医院救疗的组织传统，中国历史上虽然有六疾馆、养病坊、安济坊（院）等机构，但都不是现代医院的格局。中文"医院"一词最早出现在 1830 年，专指传教士在商埠成立的医疗机构。日本历史上，明治维新之后出现"病院"一词，第一所病院可以追溯到 1557 年由耶稣会士阿尔梅达创立的"悲悯圣家"。

在医院的进化历程中，南丁格尔是一位重要的推手，同时也是一位清醒的思想者。众所周知，南丁格尔是现代护理学的开创者，其实她也是现代医院的管理者，现代医院制度的反思者、变革者，她对现代医院的反省与变革主要聚焦于"治疗与照顾"（Cure and Care）的关系上。她的不朽著作《护理札记》积极倡导以照顾为中心的专业化服务。在她看来，医院的核心价值是对人性和身心灵的呵护和照顾，是配合治疗的养护，是病中的温暖和舒适，是沉沉夜色中希望的星光，是残缺生命中有意义的圆满。而她的另一部重要著作《医院札记》则开启以舒适为中心的设施改造运动。因为她深知疾病不只是身心受损的结果，也是一个身心蒙难的痛苦历程，完整的治疗一定不只着眼于器质性损害的阻断与修复而漠视焦虑、忧伤、沮丧、失望甚至绝望等身心苦楚，更不能让病人生活在污浊、阴冷、肮脏、嘈杂的空间，食用不堪入口的糟糕饭菜。医院首先必须提供良好的"生活"境遇，然后才是良好的"治疗"环境。

当代医学史家查尔斯·卢森伯格是一位不平凡的智者，他系统考察了医院制度的源流。与当下技术为先（趋新、求尖）、效率为先（最大化、最优化）的医院文化迥然有别，卢森伯格的犀利之处是他洞悉了医院制度的致命弱点——为何伤病者、求助者必须依赖陌生人的帮助与照顾？毫无疑问，现代社会与现代服务业的基本关系是漂泊、随机、偶然的，医院里的服务大多由专业的"陌生人"（他者）来提供，医患关系的缔约双方也是陌生人。凭着小小一张挂号单，医生成为病人个人生活的"闯入者"。前文也谈过，为了自身医疗和保健的目的，患者要将个人的秘密告诉医生，让医生观看、触摸私密的部位，甚至冒着巨大的风险去迎击伤害性药物与手术干预，而他们对医生的德行技艺却知之甚少。更令人感到难解的是，人们在健康状态时生活在舒适的家庭氛围中，尽情地享受着亲人的眷顾与温情，而一旦躯体与心理遭受伤害时，却不得不暂别亲情，去往"陌生"的环境，去向"陌生人"倾诉并接受救助与照顾。

如果我们再往哲学深处潜游，从价值的高度去反思现代医院的困境，不难发现在一系列人类价值秋千上，医院里的价值诉求与境遇常常是趋恶而非趋善，趋劣而非趋优，譬如自由与管制、民主与专制、仁爱（博爱）与冷漠、帮助与自理、平等与等级、和谐与冲突。此外，医学的不确定性、职业水准的不确定性、执业个体人格修养的不确定性，都更使得医院场景中的伤害与救疗、刺激与安抚、胸有成竹与茫然无措变得迷离起来。一个鲜明的历史悖论是，低技术时代，患者普遍秉持低期待，病情有改善即满意，那时医院是救度生命的方舟。如今进入高技术、高消费时代，患者常常高于期待后迎来了低满意度，因此在媒体报道、患者群落的集体意识中，医院反而成了谋财害命的"黑店"。如今很难用一句话来说明白医院究竟是最安全还是最危险的地方。

现代医院制度的困境勾起人们对理想医院的遥望之情，人们期待医院救死扶伤的职能不断放大，迈向却病、扶伤、乐生、善终（追求生命质量与尊严，生命的意义与价值）的新境地，不仅实现拯救苦难（心理的抚慰、舒坦与平衡），还能抵达救赎（灵魂的安顿、救度）的境界。

很无奈，过去只听说过压榨工人劳动的血汗工厂，今日的医疗高需求滋生了压榨医护劳动的血汗医院。医护工作时间过长，劳动者身心压力巨大，过累过劳导致差错频发。由发生在中国台湾地区和日本的医疗服务资源困境（已经步入崩坏的环节，中国的情形也有许多危机的苗头）可以洞悉这样一个事实，即以低成本、低投入、高需求、高满足为诉求的健保效率追求，本质上是牺牲医生劳动价值、尊严和健康的无理"贱"保，医生与患者、医疗业与政府过度的商业博弈，必然带来医疗市场的崩坏。这一过程虽然呈现"温水煮青蛙"的渐进型三阶段式，但现况正急剧滑向第三阶段。其中，第一阶段为矛盾频发期，表现为医疗事故不断，医疗纠纷频发，医患冲突、医疗诉讼成为媒体热点；第二阶段为医院运营艰困期，医护骨干外流、逃逸，医院运营赤字，医护品质下滑，基础性医疗业务萎缩，诊疗科室业务停顿甚至关张，发生时段性、地区性医疗服务短缺；第三阶段为混乱危机爆发期，表现为医疗服务短缺，无力应对老龄化的照顾和医疗，逐渐发展为基础服务短缺，医疗难民涌现，健保破产，健保体制外的高代价自费医疗重新开放。

医院今日之困境，本质上是技术、财富高速行进中的精神眩晕、思想清贫、哲学贫困、智慧残缺，因此，更需要职业的大智慧。什么是职业的大智慧？老祖宗的箴言是"医者意也"，不靠学，靠悟。因为医学不只是知识体系，还是生命信仰；不仅面对患者的躯体，还面对患者的心灵。对科学与人学、技术与人性、工具与价值的思考应该伴随我们一生。临床中要处理好个体与群体、治疗与照顾、治疗与调养、主体与客体、观察与体验、偶然与必然、救助与拯救（救赎）、干预与顺应、消杀与共生的关系，力避片面与莽撞。在德行修养方面，要时时在心中拷问理性与良知、真相与真诚、真理与真谛、正确与正义的价值选择，防止迷失。总之，追求职业人生的慧根是一个漫长的精神之旅，最终在盲目与得见、傲慢与敬畏、偏见与正见之间找到精神驻足之地，大彻大悟——关于医学、疾苦、健康、生死。

留住"患者"

　　武汉同济医院陈孝平院士联名20位院士、专家，吁请以"病人"取代"患者"，先是给人民卫生出版社提议，随后给教育部上书，然后以学术通信发表在《中国实用外科杂志》上，网络媒体纷纷跟进报道，引起社会的广泛关注与热议。作为医学人文学者，我欲无言而不能，便不揣冒昧，在院士们的"战斗机"阵仗面前拉起几道"拦阻索"（航母上的拦阻索有阻止舰载机坠海的功能），并由衷欢迎反批评。

　　对此，笔者想从四个方面予以解读与阐发，总的意见是留住"患者"。

一、"患者"的词源寻踪

　　据陈孝平院士及其转述的各位外科老专家的意见，"患者"一词源自日本占领东三省时期（"九一八"事变之后的伪满洲国），带有强烈的民族歧视感、耻辱感，应断然剔除，尤其在安倍政权奉行敌视中国的军事外交政策、民族主义情绪高涨的今天，可谓当即停止使用"患者"一词而后快。无疑，日本侵华期间，伴随民族征服，日占区流行一些民族羞辱性词汇。但是，"患者"一词似乎没有特指相关的歧视性内涵，而且追根溯源，"患者"一词并不是日本原创，它最早出现在中国古代文献中，大约在唐代（中日文化交流的早期）传到日本。翻览手边现成的文献，"患者"一词首见于《妙法莲华经》"如来寿量品第十六"篇章，经文为："我亦为世父，救诸苦患者，为凡夫颠倒，实在而言灭。以常见我故，而生憍恣心，放逸着五欲，堕于恶道中。"意思是患者是苦难的承担者，体验是日常生活与生命境遇的颠倒（乐—苦，益—损，得—失，利—害，存—灭），其缘由依照佛学教义主要在心欲，不知持戒而堕入邪门恶道。《妙法莲华经》（简称《法华经》）是大乘佛教的重要经典，人们熟悉的观音崇拜就源于《法华经》，敦煌壁画中的许多画面也源自《法华经》经文。现存的《法华经》有三个版本，分别是公元286年的《正法华经》、公元406年的鸠摩罗什译本《妙法莲华经》和公元601年的《添品法华经》。中国和日本佛教界一直使用鸠摩罗什译本。在北京房山石经山的雷音洞内，嵌置着世界上现存最早的完整中文版《法华经》。雷音洞建成于隋炀帝大业十二年（616），至今已有1400多年的历史。佛教经中国东传日本，浙江天台（天台宗圣地，以国清寺为基地）是重要的中转地。据历史记载，隋代高僧智越在浙江天台山国清寺创立天台宗，影响波及国内外，鉴真东渡前曾朝拜国清寺。公元805年日本高僧最澄（767—822）来天台山取经，修习天台宗，从道邃大师学法，离开时带回佛学天台宗经典460卷和《史记》《汉书》等典籍。回国后，最澄大师得到天皇赏识，天皇令其在日本琵琶湖比睿山建延历寺，创立了日本天台宗，同时尊中国天台山国清寺为祖庭。为探明这一历史源流，笔者曾亲赴天台山国清寺，在后庭拍得一座报恩塔（图1，建于1985年9月，高约3米），塔体呈四方形，正前方为日文"南无妙法莲华经（日莲）"碑名，另三面各嵌有经文（恰好就有《法华经十六》"救诸苦患者"）。这座经幢由日本莲宗信徒捐资修建，以表"知恩报恩"的深意。天台山是最澄大师当年留过学的灵址，日莲僧人（山田是谛1982年曾率团回访天台山）坚信《法华经》的源流是天台国清寺。

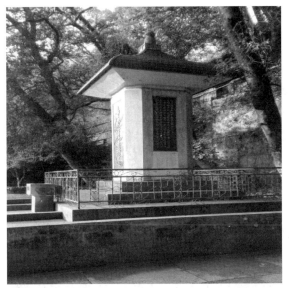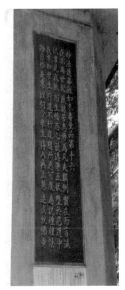

图1 天台山图清寺中嵌《法华经》经文"救诸苦患者"的经幢

陈孝平院士是中国外科泰斗裘法祖院士的高足，裘老有言："德不近佛者不可以为医。"此话不仅表明医者要以慈悲为怀、德高如佛祖，还要深明"苦谛"，普救含灵之苦。这段中日之间关涉"患者"内涵的佛经交流，也应该在良医的知识谱系之中。此外，从文化交流史角度看，近代中日之间名词术语相互借用、互通情形有其历史渊源，中日文化与文字存在着哺育与反哺的关系。日文中许多核心概念，尤其是天皇年号、名字均出自中国古典典籍，如"靖国"（出自《春秋·左传》）、"明治"（出自《周易》）、"维新"（出自《诗经》）、"厚生"（出自《尚书》）。日本至今还有年度汉字评选的习俗。文化的交流与双向渗透是东亚（儒家文化圈）文化建构的一大特点，应该客观、冷静地对待，不能轻易地贴上文化侵略的标签。唐代以降，以鉴真东渡为标志，日本大量引进中华文化（文字、典籍、建筑、医学），借用汉字形意，形成与中华文字学相近相通的日语语义学体系。但近代以来，明治维新的日本在西洋化（现代化）进程中领跑于大清帝国，晚清民初的大批留学生赴日学习科学与社会科学，现代化进程中形成一股"东洋化"热潮，也带来新名词的日译倾向，一些重要的概念均来自日文，如政治、经济、组织、干部、革命、管理、科学，医学中卫生、健康、防疫等词语，如今已融入中华词语库，不可因为源头为日译而排斥。

二、"患者"与"病人"的语义之差

患者，罹患疾苦的人。患，从"串"，从"心"，指怀揣一串心事的人，患者常常根据自身的不适体验与敏感（忍耐）度定义疼痛与痛苦。"患"的时间跨度比"病"要宽大，会有各种"患"的感受（如病前综合征，病后综合征，中医的"虚症"，各种不适的感受），而未必有"病"（各项生理指标并未偏离正常值），"病"必然伴随"患"的体验。病人（病员、病号、病家）指生病的人或人在病中，根据医生的观察与诊察，用专业知识＋现代诊断设备（影像、生化实验等）确认疾病的存在与程度。"患者""病人"这两个概念之间存在着客观性与主观性的差别，病人有指标（生理、心理指征），患者有感受（疼痛、难受、折磨）。因此，医生眼里有"病人"，诊疗目的是"医—病"关系；病家眼里有"患者"，求医的目的是解决"医—患"关系。

英文里"疾病"（disease）与"疾痛"（illness）有别。疾病（disease）是依据具体病因、特别的症状，以及实验室各种现代医疗仪器探测出来的阳性指征所做出的偏离正常（健康）态的临床判定。疾痛（illness）则是疾病个体诉说的痛苦经历和身心体验，包含社会文化投射。因此，在医生那里，同一个疾病的诊断就是一套指标体系（指南或共识），而患者的感受却千差万别，正如"一千个患者有一千种感冒"。在中文里，"者"与"人"有尊卑之别，人们常常在表达尊敬时呼"者"（日文中患者的"者"也有"君"之意），如老者、智者、行者、长者、为师者、讲者、学者、医者、患者、蒙难者、临终者、逝者；"人"则是不带情感的平常、平视之呼，如男人、女人、旅人、常人、凡人、健康人、病人、罪人、犯人、贱人、贼人、濒死之人、死人。

英文中病人为 patient，而非 diseas-er（or）或 illness-er（or），patient 与 passion 都源自拉丁词根"pati-"，意为遭受（患）、忍受折磨的内在体验、躯体感受与疾苦看法（主观体验与价值判断，更接近于"患"之意而非"病"之意），包含着疾病解释的文化维度，如患病说明、症状解释、病况解读（映衬出疾病观），对患病经验、体验、感受的描述，还包含与疾病相关的各种行为模式（强忍型、呻吟型）与体制规训（医疗观，生物医学模式，身心社灵模式），当然也包括病因分析和追索。源于种种文化差异性，疾病命名与分类的客观性、真理性发生动摇，单纯生物学的疾病观、医疗观遭到质疑。

三、"患者"与"病人"的语用之差

由于"患者"（不确定的主观体验的疾病感受，是尚未确诊的病人）与"病人"（对患者不确定性的澄清，是确切的疾病载体）称谓之间存在着主体性与客体性、主观性与客观性的内涵差别，似乎可以约定一下两者使用的合理范围：专业文献（教材、参考书）、诊疗场所与情境应该使用"病人"，非专业场合、大众语境（卫生科普）则使用"患者"。如果达成这样的共识，陈孝平院士呼吁人民卫生出版社在医学教材中统一使用"病人"替代"患者"的提议有一定道理。

然而，事情并没有那么简单，同样是医疗行为，其背后有医学模式的分野，如生物医学模式（聚焦躯体）的临床循证过程中比较适合使用"病人"，而生物—心理—社会医学模式（兼顾身心社灵）的临

床叙事过程中则呼唤"患者"的回归。21世纪新兴的叙事医学，其价值追求在于将"找证据"与"讲故事"结合起来，构成客观与主观、观察与体验、生物与生灵、技术与人道的有机统一。这又让"患者"这个词的语境选择复杂起来。医学哲学家图姆斯曾指出："医生，你只是观察，而我在体验。"这揭示了只有"病"没有"患"的医学观察的不完整性。思想家苏珊·桑塔格更是疾呼："苦难无法显影。"如前所述，哈佛大学医学心理学、社会学家凯博文教授认为"疾病"与"疾患"是两个不同的世界，一个是医生的世界，是被观察、记录的世界，是寻找病因与病理指标的客观世界；一个是患者的世界，是被体验、叙述的世界，是诉说心理与社会性痛苦经历的主观世界。他批评当下的临床路径只有病，没有人；只有公共指征，没有个别镜像；只有技术，没有关爱；只有证据，没有故事；只有干预，没有敬畏；只有告知，没有沟通；只有救助，没有拯救……叙事医学的首倡者、美国哥伦比亚大学的丽塔·卡伦教授认为，人类生命经验的构成中有客观事实与主观意义这两个层面的区分，疾病作为人类生命经验的一环也不例外。疾病客观呈现的生理症状与个人主观的生病、罹患体验意义是并存的。罹患突显疾病的生成意义与丰富的个性化体验，它不否定生理症状的事实，也不漠视医疗的功能，而是要唤醒人们去重视生理症状背后的心理与灵性意义。从这个意义上看，"患者"与"病人"的并用才是临床思维完整性的佳境。也就是说，对"患者"的认知不仅不能取消，还应该在新医学模式的语境中加强。

四、在医学术语规范化、标准化的背后

"患者"与"病人"的概念之争（内涵的弹性与刚性辨析），本质上是循证医学与叙事医学之争、医学技术与人文之争，也是对疾病、

健康征象与本质的认知分歧，哲学上更是实证主义与现象学之争。

无疑，当今的临床叙事的确存在各种词不达意、词不尽意的情形，常常陷于修辞的困境，加之临床医生大多敏于行、讷于言，语言（概念）或多或少呈现混沌、短拙，无法充分表达生命的意向与意象。适度的术语规范化、标准化是必需的，但是，也要意识到医学是人学，不是纯粹的科学，其哲学特质决定了临床语义的弹性与漂浮，以及认知、理解的分歧。其一，生命具有神圣性（神秘、神奇、神灵、神通、圣洁）、哲学上的超验性和精神性，不能只在物质（躯体）层级揭示生命的奥秘，必须从身—心—社—灵的递进关系中把握生命。无论健康还是疾病、死亡都具有不确定性（或然性）与偶然性（无常性），医学在不懈地追求确定性，但是无法彻底超越不确定性与偶然性的"无知之幕"（医学中存在"膏肓"之蔽）。奥斯勒说过，医学是不确定的科学与可能性的艺术，中医也有"医者，意也，易也，艺也"之言。其二，医患之间存在主客间性，流淌着不纯粹的客观性、不充分的主体性。其三，生物具有多样性，每个人都是别样的生命个体，只会相似，不会相同，可感性大于客观性。其四，医疗活动具有技术—人文的共轭性，一方面追求有理、有用、有效、有根（因果），另一方面又追求有德、有情（共情）、有趣、有灵。医生的职业生活既具有客观性、社会性，既对象化、群体化，又具有个体性、体验性（情感化），主客交集而在实践探索中逐步形成，同时在实践验证中得到表达、修正。

从深层次看，此次院士上书以"病人"替代"患者"，一个坚硬的驱动是客观性，以及普遍性、规范化的追求，这是当下流行的循证医学的认知与思维惯性。因此，应该认真清理循证医学对现代医学认知大厦的冲击，厘清临床中实证主义（表现为对象化思维、客观主义、证据主义）的认知偏失。要把握好对象化与主体化、外在化（指征）与内在化（感受）、客观与主观、普遍与特异、证据与故事、实证与现象的张力，还需要从医学哲学层面予以阐发与论证，这样才能令奉行理性主义的院士诸君心悦诚服。此项工作不是一日之功，还需从长计议。

创伤与干预的历史观念

很显然，思想是一种杜撰，医科大学的课程表上找不到，教授们的备课本中也不会写，它不过是一个理性批评向度的预设，一份建设性冲突的安排，本质在于推动医学的进步。对于成熟的医学与睿智的医生来说，职业生活中应该怀揣两把"柳叶刀"：一把在手中，游刃于生物学意义的生命躯体之上；一把在心中，游刃于思想史意义的医学体系之上，引入哲学审视，引出人文反思。这是医学在人类知性上拔高的标志，也是一种连环递进的学术生态的表现，有如山野中动物群落常见的险象，"螳螂捕蝉，黄雀在后"。可惜，在医学的原野上，难以见到"黄雀"的身影。当我们面对无所不在的医学创伤和医疗干预时，愈加体会到医学中的哲学贫困与人文失血。

我们完全可以用"天经地义"拒绝非技术批评与反思，驱赶思想的"黄雀"。一部医学史，就是人类学习、应用各种干预手段（包括创伤）应对疾病的历史。在漫长的历史长河里，生物、医学知识的缺乏、工程与技术水准的低下，导致医疗干预的盲目与野蛮，譬如消毒、麻醉术完善之前的外科学与手术操作，几乎与剃头匠的工序、境遇没有什么差别。同样，金鸡纳发现之前的疟疾治疗，抗生素发明之前的感染性、传染性疾病的处置，几乎都是盲人摸象。但是，晚近的100年，现代医学发生了翻天覆地的变化。

如果我们以伦琴发现 X 射线并将其运用于医学临床为新起点，

或者以诺贝尔生理学或医学奖的颁发作为医学新纪元的标志，现代医学过去的 100 年是硕果累累的 100 年，同时也是人类征服欲在胜利中过度高涨的 100 年——是医疗技术卓越提升，同时也是技术干预高度泛化的 100 年。如今，"征服疾病"已成为大众媒体的公共词汇，面对各种传染性疾病，人们常常以"征服病魔"来把各类病菌妖魔化，从而使得战争模型的医疗观大行其道。典型案例除了传染病的防治之外，还有恶性肿瘤的放疗与化疗。依照这种医疗观，医院是战场，诊疗室、手术台是战壕，药片、刀片（柳叶刀）是武器，战绩便是对躯体中"异己"的杀戮。随后，人工器官技术的成熟与外科技术的完美结合，丰富了人们的医疗选择，但也引出新的过度干预模型，即"替代模型"与"替代思维"，并由此改变着过去的"修复模型"与"修复思维"。面对机器，人们也许可以迅速做出价值判断，但面对人的躯体，价值判断就复杂得多。可以说，从"修复"到"替代"，它既是一份"进步"（逻辑递进），也是一份"颠覆"（过度干预）。也许，在许多坚持单向度的医学发展论的人看来，干预有理，创伤合理，而且永远有理，永远合理。在通常的医学技术词典里（它通常缺乏医学人文审视），疾病通过医生的医疗干预而痊愈、康复（无需计较程度），病人通过医生的干预而获得躯体的新生，人们应该对这些干预心存感激。医生通过技术干预而获得学术成就，获得发明与发现，推动医学的进步（干预越多，成绩越大，进步越大）。随着医学人文思想的逐步觉醒和人文解剖学的引入，人们的认识与思维方式开始发生变化，开始对医疗干预，尤其是创伤干预的定义、权利、边界进行反思。当然，有人批评就有人辩护，也许结论如何并不重要，我们应该庆幸，思想的"黄雀"飞回来了。

辩护一方的力量依然最为强大，其理论依据主要有以下几条：

（1）天然论：人类作为自然界的一部分，无时不在与环境中的其他物种发生关系，医疗干预就是一种环境给予的关系。因此，无论是有目的还是无目的的、有意识的还是无意识的，干预与被干预以及为干预所支付的代价都是人类的存在形式，是十分平常的医疗事件、技术事件，不应该把它转换成人文事件或媒介事件。

（2）代价论：有如佛学教义中宣讲的"舍得"，求其"得"，必有所"舍"。凡事都必须承担牺牲，支付代价。因此，病人求医，就要出让"干预权"，就要忍受创伤和痛苦。

（3）目的优越（高尚）论：医学干预通常出于崇高的科学与技术目的，比如"拯救"，比如"探索"，因此即使发生过度干预，甚或误伤，医者都应该被免于问责，也无需自责。

对相关临床问题的批评越来越尖锐，但大多处于低水平的被动式批评，缺乏主动的、全面的解决方案。有些问题属于"洋问题"，譬如生殖技术对人类生殖的过度干预，克隆技术的失控与克隆人的生物学地位、伦理学前景的负面评价。对于典型的"中国式问题"，似乎还缺乏系统调查和分析，当下聚焦的问题包括滥用抗生素、滥用机器与过度诊断、过度用药，手术安排上的"炫耀性"干预，如放弃内科疗法，滥用外科处置，小病大术。

反思的声音也主要来自人文领域，主要观点有：

（1）人本论：疾病是人的疾病，对于作为疾病主体的生命与人，不仅要关注其生物学属性的需求，还应该眷顾他们的社会、心理、文化属性的需求。从语义学角度看，征服的观点是错误的，我们可以抑制或杀灭某种病原体，但无法征服作为生存形式之一的疾病，更无法也无须征服作为疾病主体的生命与人。医学服务于人，人的尊严应该得到尊重，医疗干预作为一种对人的躯体与精神权利的侵犯，必须规定边界。

（2）适度论：在医疗过程中，技术干预、诊疗创伤是必需的，但绝不是必然的节目，它们是或然的、可控制的、可选择的、可协商的、可优化的、可评估的医疗行为。因此，完全可以设定技术干预的边界与优化方案。医疗中，人们应该坚持理性的选择，克服盲目性、随机性，力求以最小的干预和创伤，取得最优的疗效。

对过度干预的因果分析也归于反思的范畴，在当下的医疗体制中，推动医疗干预朝着过度化方向演进的引擎有二：一是技术驱动，二是消费驱动。在其背后，涌动着两股强大的社会思潮，一是技术崇拜（在医学领域里常常表现为机器崇拜），二是消费主义（以消费水准、程度来界定成功与价值），这两种思潮正在形成合流与合谋。而制约医疗干预过度化的"刹车"，如医学伦理学、病人权利运动、宗教因素等，还不强大。在西方，这些"刹车"起到了一些作用，能够相对有效地制约技术主义的盛行与消费主义的猖獗，使社会对医学的服务价值期盼朝着技术适宜、消费适宜的方向发展。但在我国，这套"刹车"还在研究开发之中，还没有发生系统效应。因此，技术与药物滥用、支付陷阱常现、卫生资源告急（一方面极度短缺，一方面极度浪费）、医患冲突频发、恶性事件增多，均已演化成较为严重的社会问题。

近年来兴起的微创医学，为医学生活中对"过度干预"与"过度创伤"命题的反思带来一股清风。其一，它把"微创"作为医疗干预的一个预设前提，同时也将"微创"作为医疗服务的一个预设标准，体现了对人的综合属性的全面关注，以及对技术主义与消费主义的自觉抵制。其二，在理论医学层面，微创医学的价值实现了病与人、主体与客体、医者与患者、征服与敬畏、拯救与危害、目的与手段、自由与束缚、贪婪与节制的平衡与张力。其三，微创医学在价值拓展方面表现出很大的开放性，体现了人文主义的医学关怀，打通了医学与人文学科的关系，使得历史、哲学、社会、心理、宗教、伦理、经济、法律更加贴近医学，成为医学发展的人文驱动，使得医学成为真正的"人学"。

由微创医学的启示，我们联想到现代医学的发展犹如巨轮起航，需要有高高的桅杆，在高高的桅杆上，应该高悬两盏"灯"：一盏是职业的、技术的明灯，另一盏是人文主义的明灯。也就是说，医学发展不仅要有不断攀升的技术目标，还应志存高远，树立崇高的人文理想（为社会提供全面的、人性的综合医学服务）。只有两盏灯都亮着，我们的航程才会更加壮阔。

饭桌上的中医与思想史上的中医

中医乃学、乃术，由学术文献、理论与临床实务两部分构成。要展开有品质的中医学术批评，一是要花气力研读文献，研习理论；二是亲自临症，体验辨证。不过，近代中国批评中医完全绕过了这两个环节，只顾放逐意气，观点越极端便越能吸引眼球。于是批评沦为讥讽、谩骂，论辩沦为声讨、罢黜，这一切似乎都与"饭桌"有关（此时胃肠充血，大脑处于缺氧状态）。民国时期，许多重大议题都在饭桌上商讨。夜读《张元济日记》，招饮宴宾是一等正事，一部民国文化史、出版史似乎就是一场场餐桌上的头脑风暴。部分留学生也有"饭后口舌运动"的癖好，他们于酒足饭饱之余都喜欢骂几句中医，以示新潮，据说丁文江就喜欢"吃肉、喝酒、骂中医"，得闲时，还会将这份痛快书写出来，投书同人报刊，换来共鸣，也顺便换来下顿饭的酒钱。然而，似乎并没有人撂下正业去系统研究中医。

现如今，中医又成为"饭桌绝交话题"，拥护派与废止派之间常常恶言相加，甚至有人拂袖而去，割袍断义。但这基本没有学理辨析的批评，只是一份情绪化的发泄与围观。然而，随着历史语境的淡去，"饭后运动"的激愤之辞成为"名流示范效应"，成为一些人认知中医和站队的标杆，继而被一些别有用心的人裹挟利用，演化成为废止中医的闹剧。在两军对垒的擂台上，新与旧、传统与现代、科学与迷信、进化与退化、激进与保守、真理的唯一性与相对论，似乎高下立判，但其实并没有那么简单，其背后隐含许多议题：现代化与现代性、开放与自主、文明互鉴与文化自信、民族主义与科学主义、文化的多样性与多元化、思想偏激与学术兼容、古为今用与洋为中用、传统文化中的精华与糟粕、哲学上的实在论与现象学、实证主义与存在主义、医学中的科学性与人文性、技术与人性张力等，都有坚深的学理基石和广泛的思想史论辩空间。对于坊间批评泛滥，也不应该只以"意气纷争"来解读，而应该努力发掘其中的价值失焦现象及背后的社会、文化、心理动因，重新开启聚焦于理性、开放、建设性的论辩之旅。

一

在"五四"以来百余年的时间轴上，重读当年"全盘西化"的檄文，分明是鸦片战争，尤其是甲午战败之后国民发奋图强，抛弃传统包袱的决绝心态的写照。盘点"五四"，有几大勋业，一是从思想上打倒"孔家店"，二是在日常生活中反中医，开启废止中医的序曲。陈独秀曾经抛出一个锋利的命题，即认为传统生活的存在必定会阻碍现代化的进程。1929 年余云岫提"废止旧医案"，特别昭示"扫除医事卫生之障碍"的宏旨。全盘西化肇始于此，同时文学上推广白话文成绩斐然，但后来逐渐发展到诋毁汉字，欲废除汉字，实行拉丁化的疯狂，瞿秋白声言："汉字真正是世界上最龌龊、最恶劣、最混蛋的中世纪茅坑。"钱玄同建议："废孔学，不可不先废汉字。"鲁迅也认为："方块字真是愚民政策的利器……汉字也是中国劳苦大众身上的一个结核，病菌都潜伏在里面，倘不首先除去它，结果只有自己死。"现今看来，恰恰是极端的科学主义、西方文化中心（优越）论导致历史认知的迷失与文化价值的断裂。这样一来，究竟是矫枉过正，还是玉石俱焚？激进时期，矫枉过正似乎在所难免。李泽厚曾感叹，如此激烈地否定传统，追求全盘西化，在近现代世界史上也是极为少见的。史书美在《现代的诱惑》一书中指出，"诱惑"一词暗含了服从和否定相互纠缠的双重过程。一方面，中国的现代主义者将现代性视为充满诱惑的、迷人的、值得向往的东西，他们自觉或不自觉地臣服于这一外来的范畴，也催生了"中国的世界主义者"，其逐渐失去文化主体性；另一种方向则是在黑格尔的否定过程中将现代性转化为内在的固有范畴，在一定范围内修订、重新思考，从而获得一份文化坚守，主体性被催生出来。

如果历史是一架巨大的钟摆，"五四运动"之后的前三十年基本上朝着丢失文化主体性的方向摆动，后七十年开始有了另一种意识的萌生。站在百年的历史节点上，理应获得一份正—反—合的清醒，这里的"反"是社会进步的必要步骤，但不仅是反叛（打倒孔家店）或翻盘（全盘西化），还应该包含反思如何面对传统的问题。事实上，"五四"前后对儒家文化、中医等传统的单向度挞伐是值得反刍的，譬如，以实在论的眼光看待阴阳五行是错误的，因为后者并不是一种实体，而是生命内稳态的平衡与关系模型。

反思"五四"，有两个理论命题需要破解。其一是"启蒙与救亡"的悖论。中国的启蒙运动与17、18世纪的欧洲启蒙运动不同，带有强烈的民族救亡色彩。李泽厚在《中国现代思想史论》中将"救亡与启蒙"联系起来考察，称之为复调式启蒙，并把它作为开启近现代史研究的钥匙。汉斯·约阿施在《欧洲的文化价值》一书中讨论了启蒙运动在德国历史中的地位，认为当作为"完成时"考察时，启蒙是革命、转型、进步、进化、净化的杠杆；当作为"进行时"考察时，启蒙也包含着许多盲动、鲁莽、投机、疯狂，以及对实用主义的崇拜，高举理性旗帜的启蒙正在迅速放弃自身的包容性特征，遁入话语霸权与价值偏锋。

在中国，启蒙主要表现为科学主义、技术主义盛行，这便是启蒙的辩证法。既然启蒙主要承担着推动时代进步的使命，那么人们不禁要问，以救亡为目的的启蒙究竟是要增加、重建民族自尊、文化自信，还是要减损、摧毁民族自尊、文化自信？如果启蒙运动旨在摧毁文化主体性，加速民族自尊、文化自信的丧失，它岂不加速了民族文化的危亡吗？

其二，中国的启蒙与现代化是否应该在日本模式之后亦步亦趋，值得考虑。1902年，陈独秀第一次东渡日本，入东京高等师范学校，随即表现出激进主义情绪，这与日本明治维新后人们对社会新风的感受不无关系。1914年，陈独秀第二次东渡，一年后回国创办《青年杂志》，将思想文化改造列为首要命题。他将中国社会与文化判定为"陈腐败朽"，相反，西方社会文化被他誉为"新鲜活泼"，取舍办法只有"利刃断铁，快刀斩麻，决不做迁就依违之想"，必须模仿日本脱亚入欧、全盘西化的选择，彻底舍弃中国文化，接纳西方文明。1923年"科玄之争"之后，废止中医被提上日程，其核心人物皆为留日学生。1896年第一批中国留学生有13人奔赴日本，其中未有学医者；1902年在日本留学生有272名，仅有3名习医者，同年，鲁迅有感于"日本维新是大半发端于西方医学的事实"而选择东渡日本，1904年赴仙台学习西医，后弃医从文。1904年留日医学生人数为23人；1905年起逐渐增加，1907年达到高峰，其中以千叶医专人数最多。据1907年底留日医学生创立的中国医药学会调查，在日本药科的留学生有95人。实藤惠秀调查了日本23所医学专门学校的中国留学生情况，截至1911年共有51位中国留学生毕业。他们归国后大部分行医、组织学会、办杂志、争取社会影响，这批留日学生对中国传统文化、前现代人格（国民性）及传统医学大多持激进、决绝态度。

相形之下，欧美留学生对待传统文化有贬有褒，既有持激进主义立场的学人与刊物，如胡适、傅斯年、丁文江与《独立评论》《努力周刊》；也有持保守立场的学人与刊物，如梅光迪、吴宓、胡先骕与《学衡》《东方杂志》。胡适对此有所觉悟。1926 年 9 月 5 日，正在巴黎的博物馆里悉心端详敦煌经卷的胡适给远在大西洋彼岸的红颜知己韦莲司写了一封短信，信中胡适不无感慨地写道："我必须承认，我已经远离了东方文明。有时，我发现自己竟比欧美的思想家更西方。"他也曾批评过老友丁文江对中医的偏激，认为西医也有高下之别，也有人、设备、性情、道德等的区别。如北平法国医院、德国医院，始终没有受过训练的护士，设备也远不如协和医院。"又如在君（丁文江字）煤气中毒时，衡阳铁路局的医生岂不是西医，而他们都未见过煤气中毒的病人。"

废止中医的思想源自日本废止汉医的政策选择，属于"照葫芦画瓢"。在东亚现代化的进程中，日本的确值得关注，其在很短的时间内告别农耕、幕府分封，迅速走向工业化，一度领先东亚，由世界文明的差等生成为优等生。然而，狂妄的征服欲导致其军国主义、霸权主义的肆意泛滥，于是遭到世界和平阵营的抵制与打击，在政治上、军事上沦为受制于他国的二流国家。"五四"时期，留日学生心中盘桓着日本的文化选择与中国的文化选择，抛弃中医理论与抛弃孔子学说有着相似性：儒学（中医）与现代生活（民主政治、市场经济、科学技术）不相适应；思想行为模式是国民性的细胞，儒学（中医）思维不除，国民性不易，科学思维不立，现代化难成；民族救亡的激愤转化为文化批判的激情，难以冷静分析与取舍，往往偏激者占据辩论的制高点；社会达尔文主义思潮强化了新旧价值的断裂与对立，崇新贬旧、喜新厌旧成为认知惯性。

事过境迁，时势巨变，救亡危局下的激愤归因、决绝选择与中华民族伟大复兴进程中的民族自信、稳健选择格格不入。现如今《中医药法》颁行，中医发展步入从容稳健期，但是，我们依然要反思崇日派的所思所想。在今天，部分"精神日本人"不仅在我国台湾地区宣扬"去中国化""重返日治时代"，还在大陆利用一切中药毒性事件向中医发难，因此，从理论上清理日本对于中医的态度十分必要。明治年间，日本废止汉医、奉行兰医是以一种外来医学替代另一种外来医学（当时日本学界并未完全中止汉医的文献研究，在中医学术源流经典研究、人物研究及临床腹诊、体质学说的继承与创新方面仍有诸多建树），而中国废止中医则是要根除本土文化的医学传统、健保资源，其代价不可轻估。要具体分析中医与国民性的关系，不能将所有的陋俗、迷信全都归结于中医。医者易（意、艺）恰恰是对医学偶然性与不确定性的表述，也是医学人学传统、叙事医学、灵性照顾的思维基础。传统医学与现代生活的关系不能全盘割裂，有不适应的地方（如传染病的群体防控、基础医学研究），需要改进，但也有需要适应的地方（疑难症、老年疾病的调养与调治）。也就是说，传染病时代、公共卫生时代，中医丢失了制高点，但慢病时代、老龄化这个回合才刚刚开启，中医有重新占据制高点的机会。如果中西医携手，慢病时代的全人医疗会催生出许多新的思路与办法。

二

丁文江、傅斯年当年讥讽、批评中医的基本点是中医不科学，包括病因、病理、药理解读不客观，诊疗路径不标准，疗效评价不统一等，可惜，这两位都不是医学家（无论中西医），更没有临床的体验，他们眼中的医学是标准（物理学范式）的科学推理与技术干预。由余云岫发起的废止中医的闹剧以夭折而收场，但作为妥协，中医界也承诺创立国医馆，逐步走上科学化（实验研究）的道路，包括病名规范化、诊断指标、疗效判定标准化，药理的生化分析，剂型改革等。时至今日，中医依旧在科学化的隧道里蹒跚前行，令人尴尬的是，无论中医界如何卖力地科学化，都不被持有科学主义"有色眼镜"的裁判认可，甚至被讥讽为伪科学，或者当科学化初见端倪之时，却蓦然发现中医的精髓神韵（医者意也）丢失了。于是有人发牢骚：不科学化是等死，科学化是找死。出路在哪里？许多受过系统科学训练的中医学人苦苦探索。有两个价值向度值得深究，一是科学化与科学性的辨析，二是科学与文化的通约性分析。先说第一个，医学在西方知识谱系中就不是纯正的科学，因此，医学常常与科学技术并称为 STM（Science Technology Medicine），背后是物理学范式与生物学范式之别。薛定谔认为有一个高于普通物理学的生命物理学（新物理学）存在，并用以解读生命的本质规律。医学不仅是生物科学，更是生命之学（人学），既有科学性，也有人文性、社会性，还有灵性的空间（生命终末期就有灵性照顾的需求）。科学化的本质是实证主义（证据主义、对象化、客体化）宰治下的规范化、数学化、标准化，而医学很长一段时期内是实用主义（救死扶伤，疗效大于原理阐释）与人文主义（有德、有情、有灵）交相辉映之下的理解与干预生命的技艺。大师奥斯勒的经典表述是："医学是不确定的科学与可能性的艺术。"这与传统中医的"医者易也""医者艺也"的认知有哲学洞察与意趣上的类同。如今，尽管基因组学、细胞组学、蛋白组学，以及循证医学、转化医学、精准医学的研究如火如荼，但许多临床难题（疑难疾病、罕见病，甚至常见病）依然无解，令人无奈、无力。于是，医者还在怀念一百多年前去世的特鲁多医生，"有时去治愈，常常去帮助，总是去抚慰"（与中医的"膏肓之境"隐喻相近）依然是临床医生敬佑生命、敬畏疾病的座右铭。协和医院张孝骞医生奉劝中青年医生的至理名言是"如履薄冰，如临深渊"，而非"哥哥／妹妹你大胆地往前走"。

此外，医学的地域文化特征是近年来研究的热点，包括两个方面，一是医学全球化语境中的在地化问题，二是对本土医学资源的尊重。医学不是物理学、化学、数学，后者没有地域差别，德国几何学与法国几何学没有显著差别，但疾病谱一定有地域差别，如形态、功能、代谢层面的民族体质之差，人类学家还挖掘出心理、行为、思维类型的民族差异。所谓全球化的现代医学，就势必忽视传统的本土医学，或者"中国医学"必须彻底融入"世界医学"（现代医学）的宏论，而这不过是幼稚的科学主义者的一厢情愿。人类学开启了医学的文化向度，生老病死、苦难、残障都不仅仅是科学与技术问题，还是文化心理的映射问题，国人怕死不怕苦，认定好死不如赖活，穷生富死，大量财富用于无谓、无效的临终救治，永不言弃，苦熬、硬撑、死扛，认为一切死亡都是非正常死亡……这些都无法在科学与技术层面得到合情合理的解决，而更需一份有关生命的觉悟。电影《刮痧》里，怀揣美国梦的中国工程师李大同，因为老父亲采用中医传统疗法——刮痧处置孙子感冒事件被扣上"虐待儿童"罪名，失去监护权（类似的还有中国产妇"坐月子"的习俗，被科学主义者大加挞伐，视为陋俗）。深究起来，美国的幼儿教师、社工、法官都对刮痧茫然无知，仅凭儿童背部瘀斑就认定虐待行为成立。随着中美文化交流的深入，相信美国的幼师、法官和普通国民会逐渐接受这一来自中国的自然疗法。前些年，美国泳坛名将菲尔普斯使用中医的针灸、拔火罐快速疗伤，不误训练比赛的报道震惊美国舆论界，想必也会刺激那些对中医持有成见的科学主义信徒。

三

中医的类型意义与思想资源的价值不限于开启新知，如屠呦呦从《肘后方》里引出青蒿素发现的原点意念，针麻的类麻醉效应的使用，经络护理（刮痧、点刺、儿童指端按摩）对症状学处理技能的丰富。

不仅如此，中医作为现代医学的一个坚实的"他者"（理论体系与实践体系迥异），富有拯救现代医学迷失的社会文化价值的意义。第二次世界大战以后，医学陷入深深的现代性魔咒，表现为：机器诊断工具、治疗手段越来越多，医患情感越来越冷；医生做得越多，社会抱怨越多，甚至导致医学的污名化、医生的妖魔化；医生越忙越乱，越忙越苦，幸福感缺失，职业倦怠加剧；患者懂得越多，误解越深；医学占据众多技术制高点，却失去了道德制高点；医患之间，医学、医院与社会大众之间，理应缔结情感—道德共同体，继而成为价值—命运共同体，却沦为相互搏杀的利益共同体，医患关系恶化；战争模型下病越治越多，病魔越治越刁，超级细菌、难治性感染死灰复燃；人类在传染病回合固守的阵地不保，由老龄化所导致的慢病回合又不期而至；在慢病时代，战争模型（杀戮、控制）失灵，替代模型（人工心肺、叶克膜、人工肝、人工肾、肠外营养）太贵，同时造就了一大批"不死不活"的植物人生存境遇，消耗大量社会医疗资源和有限的家庭资财，人类在死亡面前恋生恶死的巨大黑洞无法用技术与财富填充。我们该怎么办？

现代医学的人文拯救历程中，有许多可以向传统中医学习、借鉴的地方，古为今用、古慧今悟是一个不错的选项。传统中医富含生命与救疗的智慧，如阴平阳秘、德全不危，蓄德—涵气—养性—养生的健康意识，生命历程的稳态平衡思维（阴阳学说），医患中大医精诚的道德自律，人情人理、合情合理、情理交融的人际交往，疾病中超越抗争（战争模型）的共生思维与和合意识（稳态维护的带病延年），疾苦中富有民间信仰特色的生死辅导及灵性空间的开启（得神—失神说，孟婆汤与奈何桥的隐喻，厥汗与回光返照阶段的灵然独照与灵性关怀，这些曾经被指责为迷信），未雨绸缪的先手棋

（治未病），疾病关注之外的身体素质调摄（将息养生、体质维护）。我们不必事事拘泥传统、在价值上彻底回归传统，但在前行的道路上，回望传统，与传统对话，继而发扬传统，不失为生命探索者的明智选择。

"人文牌"医学

——我所见证、感知的医学人文 20 年

　　在 21 世纪初叶的 20 年里，科学文化运动可谓惊涛四起，但在这片片潮声起伏中，医学人文算不上主流，这是因为医学的人学本色根本算不上纯粹意义上的科学，医疗的进步也全仰仗对理化、生物技术成果的借鉴与移植。医学"顶天立地"的特征使其一方面抵近生命科学的前沿地带，呈现强烈的先锋性；另一方面也贴近百姓的医疗保健生活，表现出强烈的世俗性。生老病死之思铸造每一个人的疾苦观、死亡观、救疗观、健康观，"要么在医院，要么在去医院的路上"，没有人躲得开。从传播学的意义上看，医学人文对于科学人文进程的高下、开阖、进退，具有普适性、经验性的默会影响与具身领悟的思想价值。

　　21 世纪前 20 年，无论是科学文化，还是医学人文，都面临着双重使命，任务之一是盘点、反思 20 世纪下半叶（战后）的医学价值理性，彰显学科批评意识的崛起与系统批评的胸怀、格局。其标志性事件有五：一是勒内·杜博斯等对"医学良知"的呼吁（1960），二是芝加哥大学等十所院校对"医学与人类价值"的系统开掘（1969），三是保罗·伯格（Paul Berg）为质疑"应然—必然"逻辑召开的"阿西洛马会议"（Asilomar Conference，1972），四是乔治·恩格尔（George Engel）倡导躯体—心理—社会三元一体的"新医学模式"

（1977），五是丹尼尔·卡拉汉（Daniel Callahan）重新叩问"医学目的"（1994），还有关于反思的反思（反批评），如循证医学对于证据主义的重振，精准医学计划对还原论的复活，以及叙事医学对循证医学的挑战。任务之二则是重启 21 世纪的新征程，开启新的话题谱系，提升原有话题的精神与价值海拔，开启亦开阖，提升即提撕。这整个历程不仅是探索性的，也是自我断舍式的学术蜕变和思想淬火。

一

21 世纪初始的 20 年，笔者的职业生涯可以分为两个阶段：前十年，笔者以出版人、专栏作家、电视嘉宾的身份参与医学人文主题及相关前沿话题的图书策划与写作。2004 年，受吴明江先生（时任中华医学会秘书长）邀请，笔者为中华医学会会刊《中华医学信息导报》撰写了三年的"医学人文"专栏，主题自定，话题常常源自医学人文新书或媒介事件，后结集为《人的医学》。21 世纪初叶，中国最大的医学媒介事件莫过于非典的突袭，这一事件对于医学人文运动具有强力的挤压与托举效应。2003 年 2—5 月间，笔者的名字与身影频繁出现在《健康报》《光明日报》、北京电视台、凤凰卫视，编辑给定的角色都是"从医学人文角度审视非典事件"。笔者想，在当时，为数不多的医学人文学者都有相同的经历与体验。后十年，笔者则以北京大学医学人文教育者、研究者、传播者的身份参与医学人文谱系的建构与拓展，不仅与同事一起开设了受学生欢迎的医学人文课程，还为近 600 所医院进行了医学人文巡回培训，策划主编了一系列"医学人文丛书"——有些挤入了超级畅销书的排行榜（如阿图·葛文德的《最好的告别》），并为 50 余种医学人文主题图书撰写了序言与评论。除此之外，为撬开医院人文静闭的门扉，笔者接连在《中国医院院长》

杂志开设了"画布上的医学"、"电影屏幕上的医学人文"（后结集为《白色巨塔：电影中的生死、疾苦与救疗》）、"医学的哲思"三组专栏；在《医学与哲学》开辟"医学思想史"专栏；在《读书》杂志上连续刊发关于医学现代性反思的主题随笔（后结集为《该死，拉锁卡住了》）；对众多突发医学媒介事件做"近距离观察、远距离思考"的医学社会学透视（后结集为《中国人的病与药：来自北大医学部的沉思》）；策划举办了"北京大学健康中国论坛""医疗影视剧创作座谈会"，还组织了以死亡教育为主题的"北京大学清明论坛"，唤起全社会对生死问题的讨论，曾经连续引起媒介的热烈关注。凭栏回望，壮年笔健，挥斥方遒；如今鬓须斑白，心有所戚。无疑，出版（媒体）机构、大学讲坛，可以说是两个绝好的传播平台，让笔者深度见证和参与了新世纪医学人文的曲折前行历程。尽管人轻言薄，但我也收获了个人在医学人文蝶变中从自发到自觉、自然到必然的精神发育，出版了医学人文三部曲《医学是什么》《医学人文十五讲》《临床医学人文纲要》。难得自知之明，这些作品在中国医学人文 20 年的演进长河里，不过是星星点点的思想火花。从传播学看，它们的确是留下了一些雁声，但从思想史积淀角度考量，则还十分浅薄。

说起医学人文，它在人们印象中只不过是一种朴素的非技术旨向的朦胧反思意识，给人空洞、模糊的印象。它在西方是一件"空雨衣"，在中国是叶公眼中的"龙"，是客厅里供观赏的花瓶，是人人都觉得应该读却都不读的名著，是百无一用的屠龙之术，是医院中什么都有的杂物筐……医学人文是揣着明白装糊涂，身居边缘，仍然怀抱不屈不挠的呆气负重前行。

从历史角度看，医学人文脱胎于近代人文主义、人本主义思潮，是现代人道主义的拓展，尤其是对二战的"恶行反省"。于是，医学人文运动有两个旨归，一是回归传统的仁慈、优雅，二是穿越时代的价值风洞，调适好技术与人文的张力，在技术化的医学飙升之时，凸显医学的人本特质，在诊疗活动中唤醒和打捞人性、人道、人伦，创造和谐的医学生态。一般来说，它可以被理解为一个教育主题或学术研究方向，也可以被理解为一个学术范畴或学科群，"大医学人文"（相对于文史哲、语言、艺术、宗教的经典人文学科界定）是一个学科集合体，包含医学史、医学哲学／辩证法、生物／医学伦理学、医学心理学、医学社会学、医学人类学、卫生法学、医学与文学、健康传播、医学教育学、医学美学／美育等人文学科以及社会科学。很长一段时间里，它既没有建制化的学术机构、学会社团的支撑，也没有严格规范的学科谱系。面对这众多的学科，谁也不敢自诩是通家，能知晓其中奥秘。人们各自为念，信马由缰，有人把医学伦理或医学史作为医学人文的主旨与龙头，还有人把医患关系／沟通作为主要抓手。虽然剑走偏锋，其中也或隐或现地展现出医学人文的突围，传统的医学史、医学伦理学、医学哲学三剑客再磨锋出鞘，新的认知与批评（反思）范式，如以传播学为特征的思想史、现代性批评（循证医学批评），以文学叙事、现象学哲学、人类学田野研究为特征的叙事医学纷纷涌现。科学不是独步天下的命运之神，必须深入思考自身的境遇，科学与人文互掐与互洽。

二

2000 年，北京大学与北京医科大学分序办学近 50 年后重新合并，组建包含医科的新北大，新北大基本尊重北京医科大学的原建制，但将原北京医科大学的社会人文部（简称社文部）扩大整编为"公共教学部"，强化以"博雅"为诉求的医学人文教育。经过一段时间的沉淀，尤其是 2003 年非典的洗礼，疫病中的人文因素一度被媒介放大（如罪与罚、辜与伐、征服与敬畏、管制与自由、歧视与欺瞒、医患同感染），引发诸多思辨与争论，全社会的医学人文意识有了空前的觉醒。2008 年 4 月，北京大学在公共教学部基础上组建了医学人文研究院（下设医学人文学系，张大庆教授出任首任院长），每年还出版一期《中国医学人文评论》（丛刊）。该院学科齐全、研究人员众多，学术成果斐然，成为全国医学人文的重镇。自此，"医学人文"成为有建制化支撑的学术主题，也开启了波及全国的易名风潮。随后，全国大部分医科大学相继效仿，成立医学人文中心（学院）；2007 年，北京大学出版社的品牌丛书"名家通识讲座书系"（十五讲系列）中增列《医学人文十五讲》（王一方著），以讲座体的散点透视模式，回答了医学人文的核心主题及关注谱系；2013 年，科学出版社出版了张大庆教授的《医学人文导论》，该书回顾了医学人文学科的兴起与发展历程，分析了医学人文学科在医学教育、研究、临床以及卫生政策领域的作用与价值，探讨了解决当代医学技术和医疗卫生服务面临的社会伦理难题的可能路径；2016 年，北京大学医学出版社出版了"医学人文译丛"四种，包括后来在临床医学人文领域里产生巨大影响的《叙事医学：尊重疾病的故事》（丽塔·卡伦著）；2015 年，中国医师协会组建医学人文专业委员会（高金声出任首任主委），并推出了《中国医学人文》（月刊，张雁灵主编，王德执行主编），原来的学科性的医学人文期刊《医学与哲学》《中国医学伦理杂志》《医学与社会》也纷纷开辟"医学人文"专栏；2018 年，北京大学医学人文研究院更名为"北京大学医学人文学院"（周程教授出任首任院长）。

医学人文学科集束之后，产生了自己的学术版图与分化逻辑，包括学术范式的医学人文（人文医学）、临床医学人文（人文医疗）、医院管理中的医学人文（医院人文 / 人文医管）、医学教育中的医学人文（人文医教）、医改中的医学人文（人文医改）、中西医比较（对话）语境中的跨文化医学人文。

医学人文概念的背后是人文学术的交叉、集成。在医学人文的旗帜下，学科还是那些学科，集聚起来，就产生了人文连线、人文学科阵营的规模效应、边际效应，同时也开启了医学人文的母题思考（公众理解／误解医学的二元性）：一是医学的学科审视，如医学究竟是什么，医学是科学还是人学，对奥斯勒命题／医学二元性的再审视；二是医学的现代性危机（现代性魔咒）探源，运用多学科视角回应医学的现代性危机，尤其是医患关系的恶质化命题；三是患者主体与平权意识的崛起，塑造患者至上文化；四是健康命运共同体的递进，由利益共同体逐渐演变为情感共同体（共情）、道德共同体（共担）、价值共同体（共荣），最后抵达命运与共（共享、共生）的互洽关系。

中国特色的医学人文无法割舍马克思科学观、技术观的精神脐带，与自然辩证法的课程建制化有着不解之缘，因为从事医学人文教学的老师许多都是原来的"医学辩证法"专任教师，且该课程至今依然是必修课程。马克思的启示有二，一是异化理论与现代性批判，二是人的全面解放、全面发展诉求对医学人文愿景的牵引。马克思非凡的历史洞察力、尖锐的社会批判眼光，尤其是异化理论为医学的现代性反思提供了思想武器和分析途径，他的全面解放／发展的诉求为医学的现代性超越提供了思维坐标。现代医学中人的地位、人性的复归是现代性反思的核心，也是理想医学的原点。对待他人，尤其是对待弱者，马克思具有强烈的平等意识，他认为："一个人不可以俯视他人，除非你俯身去帮助他。"

众所周知，现代性迷失的基本特征就是漠视人、轻慢人。医学的现代性反思要求重新定位医学中的四对基本关系：一是人与病（公共性与个别性、生物学与社会学、躯体与灵魂、观察与体验），二是人与机器（工具与理性），三是人与金钱（生命价值、神圣的确认），四是人与人（医患关系、尊严与选择）。

在《1844 年经济学—哲学手稿》中，马克思提出四种异化类型：其一，劳动产品的异化（人与机器、人与金钱），技术理性的惯性与滥用，如计算机对于人的奴役，将生香的活法变成刻板的算法，拉美特利的"人是机器"命题（可以通过机器放大、延伸人的功能）也意味着逆命题"机器是人"的成立（机器将全面取代人的功能，继而取代人的地位，剥夺人的价值）；其二，人的生命活动的异化（人与身体的冲突），如癌细胞的畸变，个体从成长、成熟过渡到衰老过程的负熵特征；其三，人同他的类本质相异化（人与本我、自我），如手术医生发展到"嗜血"，见到血就兴奋，就要安排手术；支架医生发展到"嗜支架"，认为人人都是支架的适宜对象，都可以通过装支架改善心脏供血功能；其四，人与人相异化（人与人），形成一种相爱相杀的畸形之爱，如恋人之间的爱恨情仇，医患之间的"以怨报德"。1845 年之后，马克思逐渐形成历史唯物主义的异化概念，异化指主体活动及其产物成为独立于主体的客观力量，这种力量不但不受主体的控制，反过来还控制着主体。犹如技术的双刃剑效应，物化具有两面性，在马克思眼里，有两种物化，一是自然境遇的（适宜）物化，一是被异化的（过度）物化。物化与异化关系的揭示，为破译、破解消费主义（商品拜物教）与技术主义（技术拜物教）的合流，带来有益的启示。

对医学人文概念的反刍，还导致了第二个传播学意义上的溢出效应。既然非正常状态的疾苦、衰弱、失能、失智、死亡、救疗（救赎）离不开人文的眷顾，那么，正常境遇的健康、和谐、平衡中是否也有人文介入的问题，医学人文是否覆盖了健康人文的内涵？也就是说，医学人文与健康人文的半径是否一样？段志光教授领导的山西医科大学医学人文团队率先如此诘问，并开启了"健康人文"的新谱系探究，推出"健康人文丛书"，并提出"大健康人文：医学人文和健康人文的共同未来"的新观点。医学人文作为一个多学科和跨学科领域，越来越复杂，也越来越显得鞭长屋窄。大健康人文则有更自主、立体的理论建构和观念自洽，是对人的健康境域和生命过程，给予个体或群体的全方位、全流程、全要素的健康促进，以凸显人性的关怀。它更能从全人、全社会和全球角度引领健康，是一个比医学人文和健康人文从严格意义上来说更好的概念阐释，更富有包容性、开放性、实践性和时代性，有望成为"健康中国"和全球健康治理中的纲领性概念。

无疑，医学人文的初心是激发源自人性的职业关怀，而传播学的一个鲜明特质是贴近公众关切，尤其是终极关切。于是乎，传播学语境中的医学人文的使命发生巨大变化，那就是从关怀原则走向关怀境遇，回应人们对苦难、死亡、诱惑（求生欲、爱欲与求而不得困境）的呼告，从而将医学人文对关怀理念的宣导变为对生命境遇的共感、共情、共鸣，更加接地气（俗世化、生活化）。抵近人生的终极困境，深度拓展医学与健康的价值内涵，应不仅执着于救死扶伤，还应该回应人类苦难和人们内心无边的欲念张扬（不病、不痛、不老、不死）。有节奏、有意识地完成生命教育、疾苦挫折教育、安宁疗护、死亡辅导、哀伤抚慰、灵性照顾等人生必备技能，就是为技术时代也是消费时代、长寿时代也是慢病时代里的纤弱灵魂，补上人生哲学、苦难哲学、死亡哲学、宗教哲学的精神钙片。

三

医学人文的集束效应投射在医学教育上，从而产生巨大的价值与行为变迁。人文教育的基本诉求在于弥合技能提升与价值塑造、智商与情商、智慧与德慧、学历与阅历的剪刀差，最大限度地解放学生，调动他们的主动性、主导性。学生变从属为主导，变被动为主动，成为教与学的主人。医学人文主题与案例的导入，也有助于改善单纯的知识和技能教育的沉寂。美国哈佛大学医学院的"新路径"教改，以改进医患交往作为主要目标，努力提升临床人文胜任力；哥伦比亚人学在医学教育中引入叙事医学理念，帮助医学生建构叙事能力，使其更好地走近患者的苦难，实现共情、反思，继而缔结和谐的医患关系；近年来教育部"新医科"理念（倡导使命感的学习，问题导向与实践体验的学习）的提出，都在试图强化这一进程。而人文课程的饱和度、亲和度、课程黏性都有待提升，技术与人文融合的双优课程模式更有待探索。

医学教育具有很强的层递效应：在学历教育阶段，从预科到基础课程、专业课程，再到技能操练，从大纲、教材的知识版图更新，到教法、教案的课堂效果优化，都隐含着教育观念的嬗变与突围，都是教师学术积淀与人文素养的自然流淌。北大、协和、复旦、中山等名校的选修课谱系中大量开设人文主题课程，如医学与人文价值、叙事医学、医学与文学、医学名著精读、医学与绘画、医学（伦理、法律）与电影、医学与美学、医学人类学等。这些课程隐含着思想的开放性、精神的丰富性、教养的广泛性，凝聚着医学人文的价值引领，必然直抵医学高等教育的基本范畴：物理（无机）与生理（有机），生物（躯体）视野与生命（身心社灵）视野，问题与方法，前沿关注与母题凝视，知识增长与精神发育，专业教育（教练—教学）与博雅教育（教育—教化），工具理性与价值理性，循证教育与叙事教育，实验室境遇与临床境遇，知识生产力与职业体验，技术与人格，等等。究其真谛，它们无时不在撞击着从医的动机，叩问着职业的初心。

近十年来，医者人文素养的自我发现（职业神圣、行为自省、伦理自觉、道德自律）、临床人文胜任力的系统培训（导入、考核、评价），已成为毕业后人文医教的两大任务，纳入了住院医师与专科医师规范化培训的课程模块。在郎景和、裘法祖、凌锋、胡大一等临床大师的倡导下，通过积极摸索，派生出肿瘤人文、安宁疗护人文、护理人文、麻醉人文、双心人文、消化科人文、神经外科人文、儿科人文、妇科人文、口腔科人文等专科人文模式与路径，疗愈与陪伴、见证、抚慰、安顿并行，贯穿于临床细节之中，医患沟通已经从技能提升为人格养成，共情、关怀、反思、精神阅读、生命教育成为新的临床技能。应该指出，一方面，医学人文具有系统性、整合性、渐进性、学以致用等规律；另一方面，医学人文又不同于临床"三基"培养模式与训练路径，具有杂合（技术＋人文）性、阅历性、默会性、横断性、隐匿性、模糊（混沌）性、哲理性等人文学科养成的特征。人文素养的测评、认证具有很高的难度，尤其是默会知识与技能的养成，模式化、标准化不容易达成，而且成本很高（多对一）。目前，与西方相比，我们在源头治理、问题医生提前预警与适时处置方面还缺乏有效的经验与途径。

四

医学人文的深水区是临床医学人文，伦理与道德、法律与人性冲突也集中爆发于医院。近些年来扎眼、扎心的恶性医患冲突案不少，"天价药品""弑医伤护""谋财害命""恩将仇报"是其中的热门词。除此以外，伦理悬空的高技术疗法（如跨种类基因植入，基因编辑，从换角膜、换肾、换心、换肝到危险动机的换脸、换头术，人工代孕）也引发社会舆论。无疑，医患关系是世界上最复杂的人际关系之一，萍水相逢却性命相托，利益博弈又命运与共，代理决策与不充分的知情同意，注定烧成一锅"夹生饭"。医患斗眼、斗气、斗嘴、斗力、斗法的背后是生死观、疾苦观、医疗观、健康观的分歧与角力。20 年来，笔者应约对许多恶性伤医案进行评述，但事后总觉得一事一议的评说难以解开医患关系的死结。

很长一段时间里，临床医学人文的发力点集中在医患沟通技巧的改进上，不能说没有效果，但境界不高，是叙事医学的兴起带来了医患关系的新气象。叙事医学源自丽塔·卡伦的精神发育与临床彻悟。她将虚拟、虚构的价值引入医学，挑战了实证主义传统，拓展了求真务实的基本诉求之外的医学价值，叙事医学构成与循证医学的对垒、互补情势。它给临床医生带来种种新境遇，将临床技术生活与文学阅读（精读）、反思性写作、人类学路径、哲学洞识等套叠起来。丽塔·卡伦这位消化科资深大夫从脑肠轴的现象中，悟出胃肠不只是消化器官还是情绪器官，也深感临床大夫困于事务性工作，在医患交往中常常表达、聆听无能，继而共情无能。她在医学教育之后，系统进修了文学课程（获得文学博士），最早在美国哥伦比亚大学医学院把文学叙事纳入医学教育，引导医学生倾听病患的故事，更敏锐地共情和反思疾苦。她大胆地重新定义了医学的目的，它不只要救死扶伤，还要回应他人的痛苦，继而解除疾病带给患者的伤痛，通过照护让患者重新获得尊严。叙事医学十分重视医患之间的相遇，通过相遇，医者更加全面深入地认识患者，尊重并见证（在场、陪伴、共情、抚慰）痛苦。医学无法承诺治愈、康复，但可以承诺倾听、尊重、见证与照护。她致力于弥合循证医学的缺损配置，打捞真实世界的情—理（故事—证据）关系，借助文学（生活）、人类学（质性）路径来补充实验室（量性）路径，以现象学哲学补充实证主义哲学，从而推动临床医学转身：医学思维从一元到多元（全人），从事实描述、证据采集到疾病意义诠释、建构，从追求科学、崇尚技术到彰显人文、人性，研究者从客观性到主体间性，临床医生从价值中立到参与、对话、体验、移情。

叙事医学完全是新世纪的医学突围，丽塔·卡伦的两篇核心文献都发表于 2000 年。经过十年的积累，2011 年 11 月，韩启德院士在北京大学召开了第一次叙事医学座谈会，拉开了叙事医学在中国普及与发展的序幕。如今，临床叙事的谱系围绕以下范畴大大拓展：躯体（形态、功能、代谢）失序与全人（心理、社会、灵性）诉求，标准（技术化）病理与平行（人文化）病历，疾病与疾苦，观察与体验，证据与故事，技术干预与共情、关怀，因果必然性与因果偶然性，客观性与主观性（主客间性），医生时间与患者时间（度日如年），癌症叙事、安宁疗护叙事、ICU 叙事、志愿者叙事、护理叙事、生殖叙事，以及颐和善寿叙事、疫病叙事、医护职业化（菜鸟成长记）叙事……不一而足。

叙事医学的中国化进程离不开对丽塔·卡伦原创理论体系的系统温习与深刻领会。在译介丽塔·卡伦专著与邀请她来华参访、演讲方面，郭莉萍教授功不可没。她领衔翻译了《叙事医学：尊重疾病的故事》（北京医科大学出版社，2015）、《叙事医学的原则与实践》（北京大学医学出版社，2021）两部经典著作。2017 年，郭莉萍率团赴哥伦比亚大学参访，拜会了丽塔·卡伦教授；2018 年 11 月，受郭的邀请，丽塔·卡伦来京参加"北京大学医学人文国际会议"，许多中国叙事医学研究者与之有了直接交流。同时，郭丽萍还大力推动叙事医学教学与研究的建制化，在北京大学医学部成立"叙事医学研究中心"，不仅有理论工作者主导，还吸收了北医三院、北京积水潭医院、北京首钢医院的医护人员参与，在叙事医学理论、叙事医学实践、中国叙事医学、国际叙事医学、比较叙事医学五大领域深入开掘，努力建构叙事医学的中国学派。南方医科大学的杨晓霖教授率先在顺德医院创立"叙事医学分享中心"，她不仅是当前发表叙事医学论著最多的学者，还在全国推动"叙事医学分享中心"模式的建制化，推动其融入临床。首都医科大学宣武医院从院长到主任，从教授到住院医生，全员参与撰写平行病历，还萃集失治病历，出版反思性专著《用心：神经外科医生沉思录》（商务印书馆，2019）；海军军医大学的姜安丽教授、河北中国石油中心医院的李春在叙事护理的理论与教育、培训方面都有非凡建树。

叙事医学在中国的传播路程，昭示了临床医学的本质特征是技术—人文的并包，做到循证—叙事一体化、观察—体验（目视—心悟）一体化。临床上仅有证据是不够的，故事也是证据；仅有技术也是不够的，人文也是技术。叙事医学将走向复调叙事：一是疾苦叙事的内在化，即通过平行病历等叙事形式解决苦难、还原问题，实现技术、人文双轨临床；二是职业精神（职业幸福）的叙事赋能，即通过医者共情、反思叙事，解决道德与学术、智慧与德慧的价值断裂问题，打造德艺双馨、利他的医护团队；三是助推医院新文化建设，即通过医生职业精进叙事、科室同舟共进叙事、医院场所精神叙事，解决作风—科风—院风的同频共振问题。

五

医学人文兴起的 20 年带来了医患和谐的新局面，如果说医患和谐 1.0 版本局限于个体医生—患者之间，那么 2.0 版本就是医院—社会、医学—公众认知的高度和谐。无疑，医院人文近 20 年来逐渐成为显学，成为院长圈子里热议的话题，推动这一进程的是"一会一刊"（"一会"是中国医院协会，其中具体发力者为"医院文化委员会"；"一刊"是《中国医院院长》杂志，灵魂人物为单书健先生）。《中国医院院长》不仅每一期都有医院人文的专栏，封面文章还不断推出医院人文的焦点话题（如职业真谛探寻、职业精神锻造、职业幸福品味、服务至上文化、科室文化建设、医院志愿者和患者组织、医院场所精神等）与领军人物的医院人文观。一年一度的院长年会上，医院人文分论坛都是热门场所，人们持续地聚焦于医院人文话题而不断开启新思路，迎来了 2020 年"医院新文化建设"的高峰时刻。

要深入认识医院人文，还必须从医院的特殊地位说起。人类卫生健康事业离不开医学、医院、医生三个核心要素，其中，医院是价值枢纽——医学需要通过医院展示功能，医生需要在医院的服务平台上展露风采。可以说，现代医学就是医院医学为主导，家庭医学、个体保健为补充的医学体系。如果说医学是医生以健康文化为画布绘出的健康生命图景，医院文化就是生命文化、疾苦文化、死亡文化、救疗文化的综合大舞台，它崇尚人道主义的职业精神、场所精神、志愿者精神，弥漫着利他主义的道德与人格魅力，也充斥着技术主义的傲慢与偏见。今天，医院也是医改的主战场，医疗服务模式、水准，医疗费用的消耗与控制都发生在医院里，医患关系的紧张与和谐也通过医院来显露。医院还总是暴露在新闻的聚光灯下，生老病死是人们关注的热点，也是媒体永恒的主题。褒扬也好，针砭也罢，它们总是带着价值与道德的锋芒，而非只是技术与金钱的考量。

医院人文建设基于医院人文认知、人文境遇与组织运作的独特性，富有原则性、实操性，集科学因素、企业因素、机关因素、学院因素、宗教情怀因素、人性因素于一炉。如前所述，医院文化是有根的（厚重、厚实、厚道）管理，有丰富、扎实的理论基础。它讲求文化与科学的互洽，可以借鉴科学管理中的 Z 理论、组织行为理论、马斯洛的需求层次理论、企业文化管理学说。

医院人文具有横断性、哲理性两大特点，它牵系医院的办院宗旨、精神气象，是旗帜和纲领。急火猛烧无法解决好医院人文建设的使命，需要久久为功的韧劲，这对领导力、管理艺术也是一个测试。众所周知，医院管理头绪多而繁，管理者们的核心关注有很多，如医疗安全、学科建设、团队建设、品牌建设、美誉度和患者口碑，其背后都需要医院文化的软支撑。譬如，北京协和医院的安全文化就是提供一整套"容易做对，不容易做错"的长效制度和文化、心理、行为选择，包括部门安全环境的内部评估机制、药品入场遴选的廉政长效机制、药品安全使用的路径约定、手术安全的避险纠错网络、不良事故第一时间（主动—免责）通报—处置制度、医院感染防范的多学科诊疗会商机制。

领导力的标志在于具备非凡的洞察力，能把握务虚与务实的张力。面对高新技术的不断涌现，医院文化也遭遇认知上的遮蔽和认知偏狭，表现为重技术轻人文、重项目轻文化，其根源是管理者重物化而忽视人的价值，久而久之，就会迷失人道主义的终极目标。成熟的医院管理者必须直面管理中文化建设的难点、痛点，以新文化建设为引领，以价值工程为抓手，纾解当下办院的各种压力：包括医院运营的经济压力，如财政公益性不足的情形下的医院创收、盈亏、费用问题；办院的学术压力，如实力排名；办院的社会（体制、机制）压力，如医改的诉求与标尺、医患共同体的认同与认可、各种满意度考核；办院的媒体压力，如在自媒体环境下如何弘扬正能量，减少负面报道与针对医生的妖魔化、针对医学的污名化抹黑；办院的道德压力，如道德旗帜的树立、典型人物的甄选、服务楷模的宣传；办院的名誉压力，如美誉度、口碑传播；办院的制度压力，如管理水准、员工的顺应性；办院的队伍稳定性压力，如人员去留和晋升，提升集体凝聚力。从这个意义上看，医院文化就是统筹、平衡、驾驭各种复杂局面的智慧。

医院文化是领导人和管理者文化性格的呈现，一个医院的精气神折射出领军人员的价值取向、精神追求、人格魅力、管理艺术。无疑，医院的文化定位与领军人物的立场、姿态、魅力息息相关，考量他们以怎样的价值追求来创办、管理医院，是价值观办院，还是唯技术路线办院？其实，实践中并不是单一的"优先论"，而是多元、多路径的叠加，兼容并包。其一，必须倡导政治家办院，把"健康中国"使命扛在肩上，最大限度满足人民群众的健康、医疗需求；其二，应该倡导经济学家办院，把探索与驾驭医院经济规律作为中心任务，将探索各种保险思维、特色运营机制作为中心任务；其三，应该倡导管理学家办院，把医院运营、管理的最优化作为中心任务，提升医院品牌、品质、品位；其四，作为专业性很强的服务机构，应该倡导临床、技术专家办院，把占领医学前沿、培育特色技术、发展优势学科作为中心工作；其五，应该尊重医院的历史传统，倡导慈善家办院，把眷顾患者苦难以及建设医护的慈悲、悲悯、关怀能力作为工作重心。我们应该呼唤并造就一批优秀的管理高人，只因医院里聚集了一群特别有魅力（技术魅力、人格魅力、道德魅力）的人，领头雁尤其重要。

在现代医院管理的谱系与流程中，无疑要重点强化制度规范（责罚杠杆），但过分强调规则、过于刚性，会缺乏人情味。同样，医院管理者运用好手中的物质激励（奖金杠杆）很重要，但过分强调则流于物欲化，会使人缺少精神动力。因此，医院文化的核心是价值领航（精神感召、典范引路），但当下还缺乏润物细无声的内化机制，未能做好以柔克刚。好的医院文化境遇中，价值引领能促进个体道德自律（行为内省—规训），如果这些隐性修养缺位，就不算是"有根"的管理。卓越的领导人都追求有根的管理，其真谛是立规—树德、立威—布德，如果把管理比喻成一棵大树，那么，立规使其枝叶繁茂，树德才能根脉深广。在医院管理的实践中，立规快、树德慢、立规易、树德难。管理的根是德行、德性，是职业信仰—职业精神—职业信任，是对国家—医院的忠诚，是信念的坚定、向善的执着，从而能够培育耐性与耐心，抵制立竿见影的功利观。因此，医院文化建设可以具体理解为学风、院风、科风、作风的全面升华，要创造风清气正的良好氛围，其中领军人的率先垂范十分关键。

医院人文，抑或是人文医院，有两个基本内涵：一是服务中的以人为本，无论是以患者为中心，还是以员工为主体，都更加重视人的顺应性（依从性）、能动性；二是管理流程中与人为善，多以关爱、关怀、支持为手段，管少理多，使员工心悦诚服地接纳管理并延伸管理。患者是身心蒙难的弱者，不仅需要躯体层面的关怀、疗愈，更需要心理、社会、精神层面的眷顾、支持、照护、抚慰、安顿。医院的主体是医护人员，作为知识型员工，其精神和情感层面的需求更丰富，其岗位工作有更严格的规范化、标准化要求。简单的行政命令、粗暴的支配式管理、生硬的规章制度、纯粹以经济杠杆衡量的目标责任制，都不是最好的管理形式。

20年，对于一个人来说，可能是他事业或职业生涯中的浓墨重彩，但对于一个时代来说，只是惊鸿一瞥。因此，大众传播学的"连台折子戏"（竞争—征服—加冕—狂欢）模式如果不加入哲学的反衬（竞合—敬畏—反思—宁静），人们似乎并不能参透其内在的精神脉络与价值理路，而再鲜活的见闻也只是惊艳一时。唯有思想史的加持，见闻才能嵌入历史、化作永恒，作为传播学的新信条：传播即思想，似乎可以成立。传播是绚烂的花朵，思想才是沉甸甸的果实，无花果会显得沉寂，有花无果更是人生落寞。从这个意义上看，笔者亲历、见证、感知的医学人文20年，也是笔者个人医学思想史演进的20年。

跋：现代性反思与好医学的建构

　　没有哪一门学科像医学这样迷恋进步主义，轻视学科自身的现代性反思与批评问题，这是现代医学陷入价值困惑与精神迷茫的泥沼的根本原因。从现代化的追逐到现代性的反思，需要思想史的精神引领，不然很难理解医学的现代性正在经历从举起启蒙大旗到话题危机，由高歌猛进到驻足反思，从世俗功利到终极价值，从叩问传统医学命运到审视现代医学困顿的精神转身。很显然，当代医学并没有完成这一连串的思想史转身。

　　在当代，技术化的医学被命名为"现代—医学"，词义里透出对传统医学的优越感。现代意味着进步、先进、与时俱进，占据技术制高点，自满情绪弥漫。人们醉心于现代化的五彩霓虹之中，一切成功与业绩都归于现代化，于是医学的理想图景就是更加现代化，以及现代科学与技术的线性与惯性抵达（如同下一个停靠的车站），以此来否定医学的哲学化建构与灵魂（精神化）约束。无疑，"现代医学"隐含着不容置疑的知识霸权，分明是最后的、最好的、可及的医学系统与形态。理性主义的逻辑是，科学、技术的进步带来不竭的效能与效率（最优化与最大化），效能与效率带来人类欲望（包括无痛、无疾、不老、不死）的满足，满足带来人类幸福。这是对功利主义、孤立主义的幸福感与幸福观的强化。人们不仅梦耽（极度讴歌、迷恋）于科学、技术所创造的速度与效率奇迹，还迷信科学的天然纯洁、自我净化，以及技术的自我纠错能力，认为今天的一切缺失与遗憾都是科技效能不全的结果，都将随着科学的发展与技术的进步被最终解决。然而，现实却是严酷的，医学的现代性危机（技术愈发达、愈短缺，人性愈贪婪、愈荒芜；医学做得越多，人们抱怨越多；占据技术制高点，失去道德制高点）击碎了技术主义的玫瑰梦，也戳破了现代性的无瑕面具。

当下，伴随着社会财富的倍增与技术的无穷涌现，生命的图景、医疗的过程都日益技术化、工程化（非人化），人们对健康、无疾、不老、不死欲望的企盼与生命无常的矛盾日益突出，造就了特有的现代性迷茫与迷失，学术繁荣、技术飙升无法制止对医学的污名化、对医生形象的妖魔化以及医患关系的恶质化，也使得理想医学的图景黯然失色。社会情绪聚焦于医界的道德批判与重建，对其职业傲慢、冷漠、贪婪的检讨首当其冲。很显然，医学的现代性困境远不只是道德滑落，因此仅有道德清扫与清算不足以制止现代性危机的蔓延。毫无疑问，今天的医患失语是技术性失语，医生的冷漠是技术中立原则庇护的冷漠，医生的傲慢更是技术辉煌的自满所催生的傲慢，医患冲突是医学技术统治与垄断文化（漠视人的存在与价值）的根本特征。同时，技术的神奇魔力还带来生死意识的迷茫与迷失，似乎一切死亡都是技术应用或介入不充分的结果，都有可能通过提高技术标准予以终止；技术的泛化还带来医学的生活化、社会的医学化，人们视一切生存、生命与社会问题为医学问题，认为可以通过医学技术干预来实现最优化，致使医学的边界泛化，目的歧化。从财富效应到消费主义，从技术崇拜到技术统治，医学的现代性不断凸显。毫无疑问，技术是现代性的象征和标志，它有着最漫长的历史与最深刻的人性根源，规定着自由的实现与丧失，人们不可能粗率地放弃技术。现代性的价值错乱在于技术专制与非人化（纳粹德国的奥斯威辛集中营与日军731部队的"医学科学研究"，使这一人性的沦丧走向极端），将正确置于正义（正道）之上，让真理超越真谛，使工具理性压倒人性价值与人类良知。

现代性危机的凸显，令医学界为之迷茫、躁乱。然而，困顿之余，医学界未必能萌生一份文化自觉来重新审视现代性问题。因此，问题不在医学的现代性困境没有得到认真的反思与清理，而在于许多人心中根本没有现代性批判的意识。唤起这份职业自省与自觉，是医学思想史学者的重要使命。21 世纪上半叶的医学思想版图中，对现代性的反思和对理想医学的建构（超越现代性诉求，好医学只是理想医学的经验表达），是两个相互交织的基本命题。建构理想医学需要先清理现代性困境，也只有完成对现代性危机的彻底反思才能抵达理想医学的彼岸。

马克思的政治批判学说与异化理论为医学的现代性反思提供了思想武器和分析途径，马克思人的全面发展的诉求又为医学的现代性超越提供了思维坐标。现代医学中人的地位、人性的复归是现代性反思的核心，也是理想医学建构的出发点。而现代性迷失的基本特征就是漠视人、轻慢人。好医学的基本任务就是重新定位医学中的四对基本关系——人与病，人与机器，人与金钱，人与人。

无论是好医学，还是理想医学，都意在将医学与理想捆绑在一起，反叛、违拗现代性，揭示医学与人类价值的关系；借理想的名义，重新审视、改写当代医学的思想与历史，重新安排医学的价值谱系，安放职业精神的座架；希望构筑有价值、有德性的人类医学，而不只是有用、有效的人类医学。叩问医学与理想的关系是一个哲学化的认知阶梯，可以通过词语的咀嚼完成一系列新范畴的开掘，如生命（聚焦于基因的生物）与生灵（有灵魂的生命），真理与真谛，正确与正当，疾病与痛苦，救治与救赎，镜像与境界，进步与异化，等等。其实，遥望理想的彼岸，并非完全为了抵达，而是为了进取的过程，理想的企及是灵魂煎熬和升华的历程，也是宗教情怀（殉道、救赎）

的生发历程，能使心智在人性攀缘中更加丰满。无论是遥望理想、追随理想、叩问理想，还是与理想对话，都是把理想铸造成一把神圣、纯粹的标尺，一面澄澈的明镜。在这把尺子和这面镜子面前，现实是残缺的，需要自觉批判与反思；灵魂也是残缺的，需要不断修炼与修补。无疑，理想的张扬就是对现实和灵魂残缺性的反省与修补，以重建医学生活中价值召唤的满意度（顺应性），而不只是技术与服务的满意度。

总之，在医学前行的路上，不仅应该关注是与非、真与假、利与害等实证命题，还应该关注善与恶、清与浊、知识与信仰、理想与现实等价值命题。追随好医学的理想境界，本质上是一种职业信仰，一份神圣的祈望与守望，它是医生生命彼岸的灯塔、灵魂之舟的桅杆，引领医学群体永不迷航。

参考文献

阿瑟·克莱曼著，方筱丽译：《疾痛的故事：苦难、治愈与人的境况》，上海译文出版社，2010。

拜伦·古德著，吕文江等译：《医学、理性与经验：一个人类学的视角》，北京大学出版社，2009。

保罗·布兰德、菲利浦·扬西著，肖立辉译：《疼痛：无人想要的礼物》，东方出版社，1998。

贝尔特朗·维尔热里著，李元华译：《论痛苦——追寻失去的意义》，浙江人民出版社，2003。

曹一绘：《病历，有了人的故事（聚焦·关注叙事医学）》，《人民网—人民日报》2013 年 09 月 06 日，http://www.people.com.cn/24hour/n/2013/0906/c25408-22824509.html，2013-9-6。

查尔斯·科尔等著，榕励译：《死亡课：关于死亡、临终和丧亲之痛》，中国人民大学出版社，2011。

大卫·艾尔金斯著，顾肃等译：《超越宗教：在传统宗教之外构建个人精神生活》，上海人民出版社，2007。

大卫·伊格曼著，李婷燕译：《死亡的故事》，北京联合出版社，2019。

丹尼尔·韦格纳、库尔特·格雷著，黄珏苹译：《人心的本质》，浙江教育出版社，2020。

杜治政：《关于理论医学、整体医学及其它》，《中国社会医学》1989 年第 2 期。

费侠莉著，甄橙主译：《繁盛之阴——中国医学史中的性（960—1665）》，江苏人民出版社，2006。

傅伟勋：《死亡的尊严与生命的尊严》，北京大学出版社，2006。

郭莉萍：《"文学与医学"在美国医学教育中的历史研究》，北京大学博士论文，2011。

郭莉萍：《叙事医学在中国：现状与未来》，《医学与哲学》2020 年第 10 期。

郭莉萍主编：《叙事医学》，人民卫生出版社，2020。

韩启德：《调整医患关系，试试叙事医学》，https://bynews.bjmu.edu.cn/mtby1/94776.htm，2011-11-20。

胡塞尔著，李幼蒸译：《欧洲科学的危机与先验现象学》，商务印书馆，1992。

胡塞尔著，倪梁康译：《纯粹现象学通论：纯粹现象学和现象学哲学的观念》第一卷，商务印书馆，1997。

胡西宛：《先锋作家的死亡叙事》，湖南人民出版社，2010。

黄蓉、方洪鑫、袁海燕等：《生命、衰老与死亡问题的叙述与探讨——第二届北大医学人文国际会议综述》，《中国医学伦理学》2019 年第 2 期。

凯博文著，郭金华译：《苦痛和疾病的社会根源：现代中国的抑郁、神经衰弱和病痛》，上海三联书店，2008。

凯博文著，姚灏译：《照护：哈佛医师和阿尔茨海默病妻子的十年》，中信出版社，2020。

凯瑟琳·辛格著，彭荣邦、廖婉如译：《陪伴生命：我从临终病人眼中看到的幸福》，中信出版社，2012。

李丽明、李英芬、林惠如：《老年癌症病人灵性困扰》，《肿瘤护理杂志》2019 年 19 卷增订Ⅱ。

李清志：《灵魂的场所：一个人的独处空间读本》，大块文化出版有限公司，2016。

丽塔·卡伦等著，郭莉萍主译：《叙事医学的原则与实践》，北京大学医学出版社，2021。

丽塔·卡伦著，郭莉萍主译：《叙事医学：尊重疾病的故事》，北京大学医学出版社，2015。

廖育群：《医者意也：认识中医》，广西师范大学出版社，2006。

林恩·德斯佩尔德、艾伯特·斯特里克兰著，夏侯炳、陈瑾译：《最后的舞蹈：关于死亡》，中国人民大学出版社，2009。

刘北成：《本雅明思想肖像》，上海人民出版社，1998。

刘虹、姜海婷：《迈开人文医学学科建设的步伐——全国首届人文医学学科建设研讨会侧记》，《医学与哲学》2016 年第 11 期。

刘亚光：《用叙事重构新医疗观：北京大学医学部叙事医学研究中心成立》，《新京报》2021 年 4 月 19 日。

陆扬：《死亡美学》，北京大学出版社，2006。

罗点点等：《我的死亡谁做主》，作家出版社，2011。

罗塞林·雷伊著，孙畅译：《疼痛的历史》，中信出版社，2005。

罗斯著，邱谨译：《论死亡和濒临死亡》，广东经济出版社，2005。

马克斯·舍勒著，李伯杰译：《人在宇宙中的地位》，贵州人民出版社，1989。

梅洛－庞蒂著，罗国祥译：《可见的与不可见的》，商务印书馆，2021。

孟小捷：《叙事医学，让医学更有温度》，《健康报》2018 年 9 月 7 日。

米尔德丽德·布拉克斯特著，王一方、徐凌云译：《健康是什么》，当代中国出版社，2011。

莫里斯·梅洛－庞蒂著，姜志辉译：《知觉现象学》，商务印书馆，2001。

南方医院新闻中心：《南方医院生命健康叙事分享中心揭牌》，《澎湃新闻》2021 年 2 月 10 日，https://www.thepaper.cn/newsDetail_forward_11313157，2021-2-10。

倪梁康：《现象学及其效应：胡塞尔与当代德国哲学》，生活·读书·新知三联书店，1994。

日本建筑学会编，徐苏宁等译：《建筑论与大师思想》，中国建筑工业出版社，2012。

斯蒂芬·罗斯曼著，李创同、王策译：《还原论的局限：来自活细胞的训诫》，上海译文出版社，2006。

苏承武、唐东平、郭钦源等：《亚健康的医学哲学思考》，《广西医科大学学报》2008 年第 S1 期。

苏珊·朗格著，刘大基等译：《情感与形式》，中国社会科学出版社，1986。

田松：《科学史的起跳板》，生活·读书·新知三联书店，2019。

万旭：《佩里格里诺医学人文思想研究》，北京大学博士学位论文，2010。

王宁、何裕民：《人道与科技失范的实例剖析——兼评〈全球视野下美国健康情况：寿命更短，健康状况更差〉》，《医学与哲学》2014 年第 1 期。

王一方：《临床医学人文纲要》，湖北科学技术出版社，2019。

王一方：《谈谈医疗的公益性问题》，《中国医学人文》2021 年第 8 期。

王一方：《中国人的病与药：来自北大医学部的沉思》，当代中国出版社，2013。

威廉·奥斯勒著，邓伯宸译：《生活之道》，广西师范大学出版社，2007。

吴国盛：《自然本体化之误》，湖南科学技术出版社，1993。

吴家睿：《后基因组时代的思考》，上海科学技术出版社，2007。

席修明、王一方：《对话 ICU：生死两茫茫》，《读书》2011 年第 3 期。

新华社：《中共中央政治局 2021 年 2 月 26 日就完善覆盖全民的社会保障体系进行
第二十八次集体学习报道》，2021 年 2 月 26 日。

徐斌：《从 WHO 的健康定义到安康（wellness）运动——健康维度的发展》，《医
学与哲学》2001 年第 6 期。

杨晓霖主编：《叙事医学人文读本》，人民卫生出版社，2019。

约翰·V. 皮克斯通著，陈朝勇译：《认识方式：一种新的科学、技术和医学史》，
上海科技教育出版社，2008。

赵可式：《精神卫生护理与灵性照护》，《护理杂志》1998 年第 1 期。

赵可式：《医师与生死》，宝瓶文化事业有限公司，2007。

邹明明：《关注中国慢病时代、全面反思慢病防控——"医学与人文高峰论坛"
学术综述》，《医学与哲学》2017 年第 1 期。

Bain D., Brady M. and Corns J., *Philosophy of Suffering: Metaphysics, Value and Normativity*, New York: Routledge Press, 2020.

Brady M., *Suffering and Virtue*, New York: Oxford University Press, 2018.

Charon R., *Narrative Medicine: Honoring the Stories of Illness*, New York: Oxford University Press, 2006.

Corns J., *The Routledge Handbook of Philosophy of Pain*, New York: Routledge Press, 2017.

Levy M., Dignan M. and Shirreffs J., *Targeting Wellness: The Core*, New York: McGraw-Hill, 1992.

Naidoo J. and Wills J., *Health Studies: An Introduction*, London: Palgrave Macmillan, 2015.

"What is the WHO definition of health", http://www.who.int/suggestions/faq/en/index.html, 2021-12-20.

作者简介
....

王一方　北京大学科学技术与医学史系教授，科学文化研究院研究员，医学人文学院教授。长期专注于医学现代性及技术哲学、生死哲学研究，著有《医学人文十五讲》《医学是什么》《该死，拉锁卡住了》等书。

北大科学文化丛书　主编：韩启德　副主编：张藜